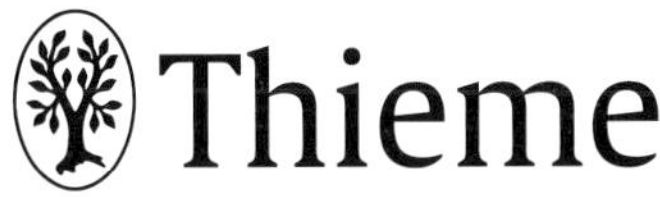
Thieme

Übungen in der Physiotherapie

Renate Wiesner

4. unveränderte Auflage

290 Abbildungen

Georg Thieme Verlag
Stuttgart · New York

Bibliografische Information der Deutschen Nationalbibliothek

Die Deutsche Nationalbibliothek verzeichnet diese Publikation in der Deutschen Nationalbibliografie; detaillierte bibliografische Daten sind im Internet über https://www.dnb.de abrufbar.

Ihre Meinung ist uns wichtig! Bitte schreiben Sie uns unter: https://www.thieme.com/de-de/kontakt/kundenservice

1. Auflage 2009
2. Auflage 2012
3. Auflage 2017

Wichtiger Hinweis: Wie jede Wissenschaft ist die Medizin ständigen Entwicklungen unterworfen. Forschung und klinische Erfahrung erweitern unsere Erkenntnisse, insbesondere was Behandlung und medikamentöse Therapie anbelangt. Soweit in diesem Werk eine Dosierung oder eine Applikation erwähnt wird, darf der Leser zwar darauf vertrauen, dass Autoren, Herausgeber und Verlag große Sorgfalt darauf verwandt haben, dass diese Angabe dem Wissensstand bei Fertigstellung des Werkes entspricht. Für Angaben über Dosierungsanweisungen und Applikationsformen kann vom Verlag jedoch keine Gewähr übernommen werden. Jeder Benutzer ist angehalten, durch sorgfältige Prüfung der Beipackzettel der verwendeten Präparate und gegebenenfalls nach Konsultation eines Spezialisten festzustellen, ob die dort gegebene Empfehlung für Dosierungen oder die Beachtung von Kontraindikationen gegenüber der Angabe in diesem Buch abweicht. Eine solche Prüfung ist besonders wichtig bei selten verwendeten Präparaten oder solchen, die neu auf den Markt gebracht worden sind. Jede Dosierung oder Applikation erfolgt auf eigene Gefahr des Benutzers. Autoren und Verlag appellieren an jeden Benutzer, ihm etwa auffallende Ungenauigkeiten dem Verlag mitzuteilen.

Marken, geschäftliche Bezeichnungen oder Handelsnamen werden nicht in jedem Fall besonders kenntlich gemacht. Aus dem Fehlen eines solchen Hinweises kann nicht geschlossen werden, dass es sich um einen freien Handelsnamen handelt.

Georg Thieme Verlag KG
Rüdigerstraße 14
70469 Stuttgart
www.thieme.de

Printed in Germany

Zeichnungen: Holger Vanselow, Stuttgart
Covergestaltung: © Thieme
Umschlagfoto: Christian Knospe, Schwerte
Fotos: Christian Knospe, Schwerte und Oskar Vogl, Affalterbach
Satz: medionet Publishing Services Ltd, Berlin
gesetzt in Adobe InDesign CS3
Druck: Westermann Druck Zwickau GmbH, Zwickau

DOI 10.1055/b000000831

ISBN 978-3-13-245273-2 1 2 3 4 5 6

Auch erhältlich als E-Book:
eISBN (PDF) 978-3-13-245274-9
eISBN (epub) 978-3-13-245276-3

Wo datenschutzrechtlich erforderlich, wurden die Namen und weitere Daten von Personen redaktionell verändert (Tarnnamen). Dies ist grundsätzlich der Fall bei Patienten, ihren Angehörigen und Freunden, z. T. auch bei weiteren Personen, die z. B. in die Behandlung von Patienten eingebunden sind.

Thieme Publikationen streben nach einer fachlich korrekten und unmissverständlichen Sprache. Dabei lehnt Thieme jeden Sprachgebrauch ab, der Menschen beleidigt oder diskriminiert, beispielsweise aufgrund einer Herkunft, Behinderung oder eines Geschlechts. Thieme wendet sich zudem gleichermaßen an Menschen jeder Geschlechtsidentität. Die Thieme Rechtschreibkonvention nennt Autor*innen mittlerweile konkrete Beispiele, wie sie alle Lesenden gleichberechtigt ansprechen können. Die Ansprache aller Menschen ist ausdrücklich auch dort intendiert, wo im Text (etwa aus Gründen der Leseleichtigkeit, des Text-Umfangs oder des situativen Stil-Empfindens) z. B. nur ein generisches Maskulinum verwendet wird.

Übungsblätter

Alle Übungen stehen als PDF zum Download bereit:
https://extras.thieme.de/medizinische-fachberufe/physiotherapie/uebungen-in-der-physiotherapie-9783132452732.htm

Geben Sie Ihren Patient*innen die Übungsblätter mit nach Hause!

Vorwort zur 4. Auflage

Es ist mir eine Freude, dass mein Buch „Übungen in der Physiotherapie“ in der 4. Auflage erscheint.

Seit der Idee zu diesem Buch sind ca. 15 Jahre vergangen. Es ist eine lange Zeit, wenn man bedenkt, was sich in diesen Jahren in der Physiotherapie alles bewegt hat. Dies betrifft auch die Art und Weise, wie ich heute meinen Patient*innen Übungen vermittle. Durch das Smartphone mit ausgezeichneten Kameras, die fast jede*r Patient*in besitzt, sind neue Möglichkeiten entstanden.

Wenn möglich benutze ich die Kamera der Patient*innen und nehme sie auf, wenn sie ihre Übungen machen. Während ich das kurze Video aufnehme, spreche ich die wichtigsten Informationen dazu. Ich mache auch kurze Videoclips, auf denen ich Patient*innen weitere Erklärungen und Informationen zu ihrem Problem gebe.

Zur Unterstützung schicke ich den Patient*innen die Informationen auch per E-Mail, oder ich drucke die Übungen und Erklärungen aus. Jeder Mensch lernt bekanntlich anders und ich versuche möglichst viele Kanäle abzudecken. Einigen Patient*innen erstelle ich auch eine Mappe, in die ich nach und nach Informationen dazufüge. Ich bin immer mehr der festen Überzeugung, dass physiotherapeutische Behandlungen ein Lernprozess für Patient*innen sind. Es geht darum, ihr gesundheitsspezifisches Wissen zu ergänzen, zu verbessern oder zu korrigieren.

Neues Verhalten und neue Bewegungen zu vermitteln ist eine Kunst. Je länger ich mich mit Bewegung und der Vermittlung von neuen Bewegungen befasse, desto mehr wird mir klar, wie komplex dieses Problem ist. Deswegen ist jede*r Patient*in eine neue Herausforderung und ich freue mich, wenn ich dadurch eine Verbesserung der Lebensqualität des*r Patient*in erreichen kann.

Ich hoffe und ich würde mich freuen, wenn mein Buch für viele Therapeut*innen eine Unterstützung in diesem Prozess ist.

Bremen, Januar 2023 Renate Wiesner

Vorwort zur 2. Auflage

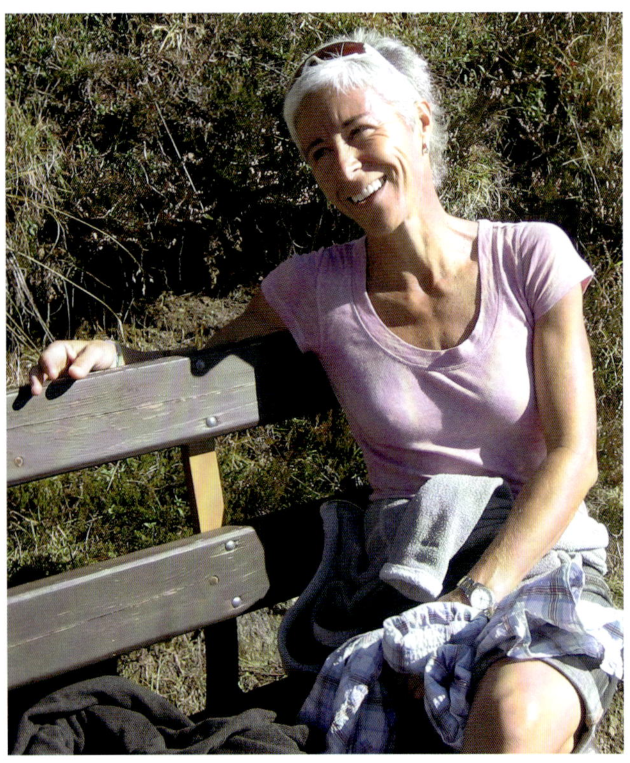

Nach dem Erscheinen der ersten Auflage dieses Buches erreichten mich zahlreiche persönliche Rückmeldungen und sehr nette Briefe von Kolleginnen und Kollegen. Ich habe mich über jeden einzelnen sehr gefreut. Vor allem darüber, dass das Buch tatsächlich in der Praxis eingesetzt wird, was ich mir sehr gewünscht habe.

Es ist ein gutes Zeichen, dass die erste Auflage schnell ausverkauft war. Vielen Physiotherapeut(inn)en ist es ein großes Anliegen, ihren Patienten Wege aufzuzeigen, wie sie selbst Einfluss auf ihre Bewegungsprobleme nehmen können.

Für die zweiten Auflage haben wir zahlreiche Fotos neu gemacht und so eine deutlich bessere Darstellung der Übungen erreichen können. Durch 10 weitere Übungen umfasst das Buch nun eine Auswahl von 60 Übungen, die einen großen Teil der Probleme abdecken, die wir im klinischen Alltag antreffen.

Das Buch ist ein Spiegel meiner eigenen Arbeit und Erfahrung am Patienten. Über die Jahre sind viele Patienten immer wieder zu mir zurückgekehrt mit der Bitte, die Übungen zu überprüfen oder auch an eine aktuelle Situation anzupassen. Ich bin immer mehr davon überzeugt, dass Patienten, die verstehen, warum sie etwas tun müssen, eine sehr gute Compliance zeigen, wenn sie gut informiert und unterstützt werden. Wir haben es in der Hand, unseren Patienten das nötige Wissen, die Übungen und die Verhaltensweisen im Alltag an die Hand zu geben.

Bremen, Juni 2012 Renate Wiesner

Vorwort

Patienten so motivieren zu können, dass sie ihr Bewegungsverhalten im Alltag verändern, ist für mich eine der großen Herausforderungen in der Physiotherapie.

Während meiner 25-jährigen Berufserfahrung bin ich in dieser Hinsicht nicht immer den direkten Weg gegangen.

Geprägt durch eine Ausbildung auf der Grundlage der Funktionellen Bewegungslehre, konnte ich es danach kaum erwarten einen Kurs in Manueller Therapie zu besuchen. Ich war fasziniert von dem Gedanken, dass ich endlich direkt anfassen konnte, um das gewünschte Gelenk oder Segment zu bewegen. Viele Jahre stand für mich die Manuelle Therapie im Vordergrund.

Ein Ereignis mit einem neuen Patienten machte mich nachdenklich:

Gleich zu Beginn der ersten Behandlung richtete er mir Grüße aus von seiner Frau. Sie war vor ca. 10 Jahren bei mir in Behandlung gewesen. Die Übungen, die ich ihr damals gezeigt hatte, würde sie heute noch machen, und selbst wenn sie wieder mal Rückenschmerzen hatte, konnte sie sich durch die Übungen selber helfen.

Natürlich freute ich mich über diese Rückmeldung, aber sie machte mir auch deutlich, was der bleibende Effekt der Behandlung war. Es war das, was die Patientin danach selber gemacht hat und wie sie sich bei Rückfällen verhalten hat.

Was sich auf den ersten Blick wie ein Idealfall anhört, entwickelte sich für mich zu einer Zielvorstellung für meine Patienten.

Es war mir schnell klar, dass es nicht reicht, dem Patienten so nebenbei am Schluss ein paar Übungen zu zeigen, wie ich das oft gemacht hatte. Ich begann mich auch mit Literatur zu diesem Thema auseinanderzusetzen.

Mit der Zeit wurde mein Vorgehen, wie und wann ich Übungen vermittelte, immer strukturierter, und auch die Art und Weise wann ich welche Informationen an den Patienten weitergebe.

Ich versuchte alle Übungen so zu gestalten, dass der Patient sie problemlos in seinem Alltag integrieren und sie mehrmals täglich wiederholen kann. Das bedeutet auch, nur sehr einfache und wenige Übungen zu vermitteln und diese auch noch dem Patienten schriftlich mitzugeben. Mit diesen Anpassungen verbesserte sich die Compliance meiner Patienten eindeutig.

Ich zeichnete und ließ Übungen von Patienten zeichnen, ich fotografierte die Patienten und druckte ihnen die Fotos aus, ich verteilte Informationsblätter zu unterschiedlichen Themen, und immer häufiger geriet ich unter Zeitdruck während der Behandlung.

Dies veranlasste mich, einige Übungen für die Patienten aufzuschreiben, ergänzt durch Fotos und Informationen zur Übung. Diese Blätter gab ich den Patienten mit, und ich konnte dadurch Zeit in der Behandlung gewinnen. Die Patienten waren sehr dankbar für diese Unterstützung, und immer häufiger fragten mich Kollegen nach meinen Übungsblättern. Dies war einer der Gründe, die mich veranlasst haben, dieses Buch mit der Sammlung der Übungen zu publizieren.

Die dargestellten Übungen sind ganz unterschiedlicher Herkunft. Alle erheben den Anspruch, dass sie alltagstauglich und möglichst einfach sind. Viele sind geprägt durch die Funktionelle Bewegungslehre nach Klein-Vogelbach, welche mir durch meine Schulleiterin und FBL-Lehrerin Ortrud Bronner auf unvergessliche Weise vermittelt worden ist.

Zahlreiche Automobilisationen stammen aus meinen Maitland-Kursen. Besonders dankbar bin ich Gisela Rolf und natürlich Geoff Maitland für alles, was ich von ihnen lernen konnte.

Während meiner Ausbildung zur Maitland-Instruktorin erhielt ich wertvollen Input durch die Dozenten, bei denen ich assistiert habe. Hier möchte ich mich vor allem bei Elly Hengeveld und Hugo Stam bedanken. Ganz besonders erwähnen möchte ich aber Pieter Westerhuis, mit ihm gemeinsam zu unterrichten ist für mich eine große Bereicherung und bedeutet mir sehr viel.

Ein Dankeschön geht an Dr. Willi Schwier von der Universität Bremen, der mir beim Kapitel ergonomisches Verhalten wichtige Hinweise gegeben hat.

Als mir fast die Luft ausgegangen ist bei der Zusammenstellung der Übungen, kam mir meine Arbeitskollegin und Freundin Nicola Rexhäuser genau im richtigen Moment zur Hilfe.

Nicht zuletzt lerne ich immer wieder von meinen Kursteilnehmern, die mir manchmal mit ganz anderen Ansichten wieder neue Ideen geben.

Die Arbeit mit dem Thieme Verlag war von Beginn bis zum Ende geprägt durch positive und motivierende Unterstützung. Herzlichen Dank an Fritz Koller, der mir vor allem am Anfang half, meine Ideen überhaupt in ein Buch umzusetzen. Ganz herzlichen Dank an Eva Grünewald, sie hat sich für mein Buchprojekt so engagiert, als wäre es ihr eigenes. Und nicht zuletzt möchte ich mich bei Rosi Haarer-Becker bedanken: ihre Professionalität und ihr Weitblick haben mich in der Endphase maßgeblich unterstützt.

Ein Buch lebt durch seine bildlichen Darstellungen. Herzlichen Dank an die Fotografen Christian Knospe und Oskar Vogl und an meine Fotomodelle. Sie haben alle ohne Zögern zugesagt und mich in jeder Beziehung unterstützt.

Vielen Dank an alle nicht erwähnten Mitarbeiter des Thieme Verlages, die bei diesem Buch mitgearbeitet haben.

Ich möchte dieses Buch meiner Familie widmen:

Meinem Mann Mathias, der alle meine beruflichen Tätigkeiten von Anfang an unterstützt und gefördert hat. Du machst alles möglich für mich, ich danke Dir.

Unseren Kindern Stella und Mark, Ihr habt so viel Verständnis gehabt für mich.

Meinem Bruder Markus, ohne Dich hätte ich wahrscheinlich weder Internet noch einen Computer.

Ganz besonders aber verbinde ich dieses Buch mit meinem Vater, der leider gestorben ist, bevor das Buch herausgekommen ist.

Ich wünsche mir, dass dieses Buch wirklich in der Praxis gebraucht werden kann und dass viele Patienten profitieren können von einem effektiven und umfassenden Selbstmanagement.

Bremen, Mai 2009 Renate Wiesner

Die Autorin Renate Wiesner

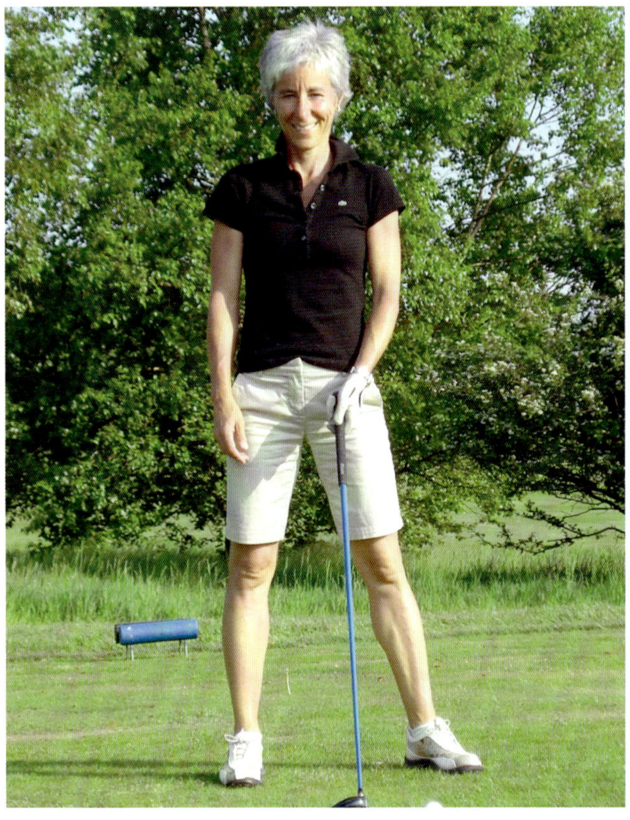

renate.wiesner@imta.ch

Ich bin 1961 in Luzern, Schweiz geboren. Die Ausbildung zur diplomierten Physiotherapeutin absolvierte ich am Kantonsspital Basel. Physiotherapeutin zu werden bedeutete für mich, meine Leidenschaft für Sport und Bewegung mit meinem Interesse an Medizin zu kombinieren. Auf jeden Fall habe ich richtig gewählt, es ist mein Traumberuf.

Seit 20 Jahren lebe und arbeite ich in Bremen. Durch meinen Mann Mathias bin ich nach Norddeutschland gekommen und fühle mich trotz der fehlenden Berge sehr wohl. Als freiberufliche Physiotherapeutin war ich 15 Jahre lang bei Sporthep „Werder“, dem Reha-Zentrum des Fußballbundesligavereins, tätig. Seit 3 Jahren arbeite ich nun in der Praxis, die mit dem Fobize Bremen verbunden ist.

Seit 1996 bin ich Mitglied der IMTA und unterrichte Maitland-Kurse in Europa und im Mittleren Osten. Neben den Kursen bin ich in der OMT-Ausbildung des DVMT als Supervisorin tätig.

Die Kombination von eigener Arbeit an Patienten, Supervisionen und Kursen hat zur Folge, dass meine berufliche Tätigkeit eigentlich jede Woche etwas anders aussieht und so sehr abwechslungsreich ist.

Meine ersten Kontakte zum Thieme Verlag entstanden durch die Buchreihe Therapie-Konzepte in der Physiotherapie. Zusammen mit meiner Kollegin Gerti Bucher-Dollenz war ich verantwortlich für die Darstellung des Maitland-Konzepts innerhalb dieser Buchreihe. Als die erste Schwelle, ein Buch zu schreiben, überwunden war, fasste ich den Mut, um endlich meine Ideen und Übungen zum Selbstmanagement auch in einem Buch festzuhalten. In der Zwischenzeit ist noch ein weiteres Buch dazugekommen: Das Buch „Klinische Muster in der Manuellen Therapie“, das ich zusammen mit Pieter Westerhuis herausgegeben habe.

Mein Leben ist Bewegung, am liebsten zusammen mit meiner Familie oder Freunden in der Natur beim Joggen, Bergwandern, Mountainbiken oder mit Schläger und Golfball. Außerdem liebe ich Latte macchiato, Bücher und Fremdsprachen.

Inhaltsverzeichnis

1 Einführung Selbstmanagement

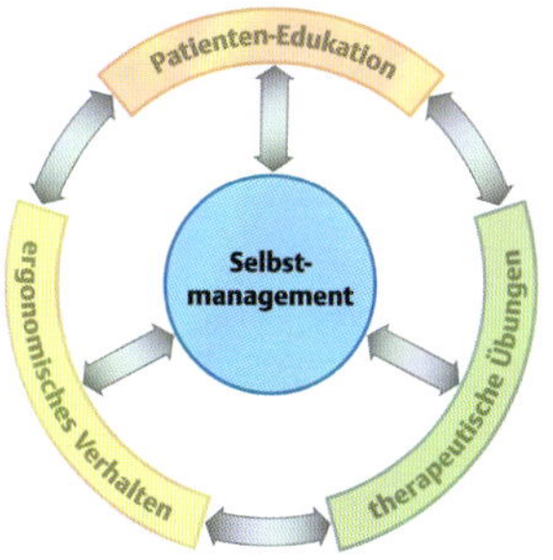

1.1 Komponenten des Selbstmanagements

Im Bereich der Physiotherapie gibt es noch keine einheitliche Definition von Selbstmanagement. Unter diesem Begriff werden sehr unterschiedliche Aspekte beschrieben, es herrscht jedoch Einigkeit bei dem Gedanken, dass damit ein wesentlicher Teil des Gesamtmanagements jedes Patienten gemeint ist. Welcher Teil der Behandlung soll also abgedeckt werden? Es geht beim Selbstmanagement um weit mehr als um das alleinige Vermitteln von Heimübungen. Im weiteren Sinne umfasst es alles, was dem Patienten angeboten wird, um selbst auf sein Problem Einfluss zu nehmen. Dieses Angebot schließt die kognitiv-emotionale Ebene, die Alltagsbewegungen und die körperliche Ebene mit ein. Selbstmanagement kann somit in folgende Themen unterteilt werden:

- Patienten-Edukation (kognitiv-emotionale Ebene)
- ergonomisches Verhalten (Alltagsbewegungen)
- therapeutische Übungen (körperliche Ebene)

Im klinischen Alltag gehen diese drei Komponenten fließend ineinander über und ergänzen und unterstützen sich gegenseitig (**Abb. 1.1**).

Zum besseren Verständnis gibt dieses Kapitel einen ersten Überblick über die drei Komponenten des Selbstmanagements, die dann in den Kapiteln 2, 3 und 4 ausführlicher betrachtet werden.

1.1.1 Patienten-Edukation

Dieser Begriff, der in Kap. 2 näher betrachtet wird, ist vom englischen „Patient Education" abgeleitet und beinhaltet alles, was an Informationen von der Therapeutin an den Patienten vermittelt wird. Das Ziel der Informationen ist es, dem Patienten ein Verständnis für sein Bewegungsproblem zu geben und ihm zu erklären, welche Möglichkeiten er hat, selbst Einfluss darauf zu nehmen. Das beinhaltet einerseits reine Informationsvermittlung und anderseits auch Beratung.

Nur wenn der Patient versteht, warum die Übungen und Haltungskorrekturen sinnvoll sind und dass er dadurch Verbesserung erfährt, wird er motiviert sein, regelmäßig zu üben. Dabei sollen die Informationen mit einem positiven Grundton vermittelt werden. Der vielleicht noch zweifelnde Patient soll durch positive Argumente überzeugt werden.

Die Informationen können aus unterschiedlichen Bereichen kommen:

- Informationen und Erklärungen über die individuellen Befunde des Patienten,
- Informationen über die Pathologie und Entstehungsmechanismen des Problems und darüber, welche Rolle Bewegung dabei spielt,
- Informationen über Schmerzen (neurophysiologische Schmerzmechanismen) und darüber, welche Rolle Bewegungen dabei spielen,
- Informationen über mögliche Therapieziele, die im Gespräch mit dem Patienten gemeinsam definiert werden,
- Erklärungen anhand von Gelenk- und Wirbelsäulenmodellen, Abbildungen,
- Vertrauensförderung des Patienten in die eigene Person und die eigenen Handlungsmöglichkeiten, dadurch Abbau von Barrieren,
- Informationen über wissenschaftliche Untersuchungen zu Heimprogrammen,
- Informationen zu den einzelnen Übungen.

> *Gute kommunikative Fähigkeiten sind eine wichtige Grundlage, um die Informationen auf geeignete Weise an den Patienten weitergeben zu können.*

1.1.2 Ergonomisches Verhalten

Im Bereich der Physiotherapie beschäftigen wir uns hauptsächlich mit ergonomischen Verhaltensweisen, wie Kap. 3 ausführlicher darstellt. Betrachtet wird also die Frage, wie sich der Patient mit seinen körperlichen Voraussetzungen am besten an die Gegebenheiten des Arbeitsplatzes anpassen kann. Die Gestaltung des Arbeitsplatzes sollte sich nach gewissen Regeln richten. Es ist von Vorteil, wenn die Physiotherapeutin auch in diesem Bereich ein Basiswissen hat, um dem Patienten Hinweise geben zu können, welche Veränderungen er vielleicht vornehmen kann. Häufig werden wir mit diesem Problem konfrontiert, wenn wir es mit Patienten zu tun haben, die Beschwerden im Zusammenhang mit der Arbeit am Computer entwickeln.

In der physiotherapeutischen Behandlung kann der Begriff ergonomisches Verhalten aber viel weiter gefasst werden. Am Anfang kann zum Beispiel eine Entlastungsstellung bei einem akuten Schmerzproblem stehen. Ebenso gehören alle Haltungsinstruktionen und kleine Hilfsmittel wie z. B. ein Keilkissen in diesen Bereich. Wir beziehen also den Begriff ergonomisches Verhalten auf alle Aktivitäten des Alltags, nicht nur auf die Arbeit.

Auch alle Hinweise und Beratungen zu sportlichen Aktivitäten gehören zum ergonomischen Verhalten, also z. B. die Beratung für die idealen Laufschuhe oder Tipps zum Gebrauch der Stöcke beim Nordic Walking.

> *Im Prozess des Clinical Reasoning (klinisch orientiertes logisches Denken) werden diese Überlegungen und Entscheidungen der Kategorie „beitragende Faktoren" zugeordnet. Im Modell der ICF (Internationale Klassifikation der Funktionsfähigkeit, Behinderung und Gesundheit) befinden wir uns auf der Aktivitätsebene.*

1.1.3 Therapeutische Übungen

Durch geeignete Übungen soll der Patient eine Möglichkeit erhalten, die Techniken, welche die Therapeutin in der Behandlung mit Erfolg durchgeführt hat, in ähnlicher Weise selbst auszuführen (Automobilisationen der Gelenke und der neuralen Strukturen). Neben der Automobilisation können die therapeutischen Übungen natürlich auch dem Ziel dienen, das muskuläre Gleichgewicht wieder herzustellen.

Therapeutische Übungen sind vorwiegend Arbeit auf Körperebene nach dem ICF-Modell.

Im Kap. 4 sind alle Grundlagen zur Instruktion von therapeutischen Übungen sowie eine Auswahl von praktischen Beispielen aufgeführt. Die Übungen erheben keinen Anspruch auf Vollständigkeit, sie stellen vielmehr eine Auswahl von Basisübungen dar, die durch individuelle Veränderungen an zahlreiche Patientensituationen angepasst werden kann.

Zusammenfassung

Der Kostendruck im Gesundheitswesen hat zu kürzeren Behandlungszeiten und zu einer Reduktion der Anzahl der Behandlungen geführt. Dadurch wird der Stellenwert des Selbstmanagements immer höher.

Selbstmanagement ist ein Teil der Gesamtbehandlung und beinhaltet die Wissensvermittlung und Beratung von der Therapeutin an den Patienten (Patienten-Edukation), alle ergonomischen Verhaltenshinweise und die therapeutischen Übungen. Im klinischen Alltag gehen diese drei Komponenten fließend ineinander über.

Diese Übersicht bildet eine Grundlage zum Verständnis, was Selbstmanagement nach dieser Definition in der Praxis bedeutet.

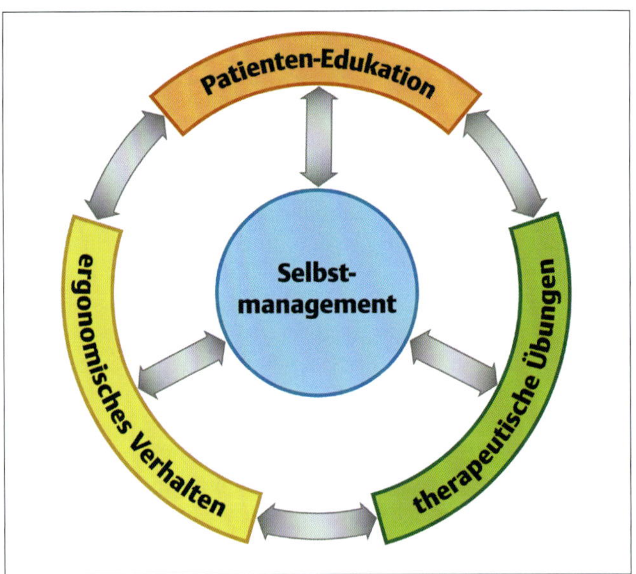

Abb. 1.1 Komponenten des Selbstmanagements.

1.2 5 Ziele des Selbstmanagements

Eine physiotherapeutische Behandlung ist ein komplexes Gebilde und besteht aus mehreren Facetten. Trotz guter Planung und Zielsetzung ist der Verlauf einer Behandlung nicht bis ins letzte Detail vorhersehbar. Jegliches Vorgehen muss an die aktuelle Situation des Patienten angepasst werden, viele Nuancen ergeben sich aus der situationsbezogenen Kommunikation und dem Verstehen zwischen Patient und Therapeutin.

Ein wesentlicher Anteil einer physiotherapeutischen Behandlung sollte aus dem Aspekt „Hilfe zur Selbsthilfe" bestehen. Dieser Anteil der Gesamtbehandlung wird mit dem Begriff Selbstmanagement beschrieben.

Dieses Kapitel zeigt, welche Ziele mit dem Selbstmanagement verfolgt werden.

Das Selbstmanagement ist ein Teil der Gesamtbehandlung des Patienten. Aus welchen Maßnahmen das Selbstmanagement besteht und welche Wichtigkeit es hat, unterliegt dem Clinical-Reasoning-Prozess.

Das Selbstmanagement verfolgt fünf Hauptziele:

- Therapieergebnisse erhalten und möglichst weiter verbessern,
- Rückfällen vorbeugen,
- Selbstverantwortung des Patienten stimulieren und Unabhängigkeit schaffen,
- Zutrauen zu Bewegung fördern und Angst davor abbauen,
- Zeit und Kosten sparen.

1.2.1 Therapieergebnisse erhalten und möglichst weiter verbessern

Physiotherapeutische Behandlungen sind in der Zeitdauer und Anzahl begrenzt. Häufig kann während einer Behandlung eine Verbesserung von Mobilität, Kraft oder auch koordinativen Fähigkeiten beobachtet werden. Die Zeitdauer einer Mobilisation oder die Anzahl der Wiederholungen einer Übung reichen aber in der Regel nicht aus, um eine bleibende Verbesserung zu erzielen.

Zu Beginn einer neuen Behandlung stellen wir häufig fest, dass die Verbesserung, die wir mit der letzten Behandlung erreicht hatten, zum Teil wieder rückläufig oder ganz ausgeblieben ist. Dies wird deutlich, wenn während einer Behandlung und auch zu Beginn jeder neuen Sitzung regelmäßig Wiederbefunde gemacht werden. Dieses Vorgehen ist nicht nur für die Therapeutin wichtig, es zeigt auch dem Patienten den Verlauf seines Problems.

Der Patient muss instruiert werden, wie er die erfolgreiche Behandlung zuhause weiterführen kann.

1.2.2 Rückfällen vorbeugen

Im Idealfall bekommt der Patient durch das Selbstmanagement ein Verständnis für sein Problem, er realisiert die verschiedenen Faktoren, die zu dem Problem beigetragen haben, er weiß, worauf er im Alltag, am Arbeitsplatz und beim Sport achten soll und er kennt die Maßnahmen, mit denen er sich selbst helfen kann. Mit diesem Wissen ist er vorbereitet, selbst wenn wieder ähnliche Problem auftreten.

Selbstmanagement leistet einen wesentlichen Beitrag zur Prävention und Gesundheitsförderung.

1.2.3 Selbstverantwortung des Patienten stimulieren und Unabhängigkeit schaffen

Gesundheit ist ein dynamischer Zustand, der bei verschiedenen Menschen unterschiedlich aussehen kann (Bircher u. Wehkamp 2006). Sie ist nicht einfach ein passiver Zustand, der gegeben ist, vielmehr trägt der Patient aktiv einen Teil dazu bei.

Dieser Aspekt kann genauso auf Probleme des neuromuskuloskelettalen Systems angewandt werden. Ein wesentlicher Teil des Prozesses, wieder gesund zu werden, liegt in den Händen des Patienten.

Oft fühlen sich Therapeuten zu sehr verantwortlich für das Befinden des Patienten und für den Erfolg der Therapie. Auch die hohe Erwartungshaltung eines Patienten an die Therapeuten-Fähigkeiten kann diese Haltung begünstigen. Der Patient legt sein

Problem im wörtlichen Sinne in die Hände der Therapeutin. Ihre Aufgabe besteht darin, Patienten so zu motivieren, dass diese ihr eigenes Potenzial optimal ausschöpfen. Selbstverantwortung kann zwar den Druck auf den Patienten erhöhen, es verleiht ihm aber auf der anderen Seite auch eine gewisse Macht über seinen Zustand.

Der Teufelskreis der Abhängigkeit von der Therapeutin und von passiven Therapieformen kann durch ein früh initialisiertes Selbstmanagement rechtzeitig in die richtige Bahn gelenkt werden.

1.2.4 Zutrauen zu Bewegung fördern und Angst davor abbauen

Der Patient macht sich seine eigenen Gedanken über sein Problem, er durchläuft also genauso wie die Therapeutin einen Clinical-Reasoning-Prozess (**Abb. 1.2**).

Die Gedanken und Vorstellungen des Patienten werden durch mehrere Quellen beeinflusst und entsprechen häufig nicht den korrekten medizinischen Erkenntnissen. Dies kann dazu führen, dass der Patient sich unnötig schont und gewisse Bewegungen und Tätigkeiten nicht mehr ausführt. Nur entsprechende kommunikative Fähigkeiten der Therapeutin können die falschen Vorstellungen des Patienten korrigieren und ihm ein Verständnis vermitteln, dass Bewegung die Heilungsprozesse meistens positiv unterstützt. Genaue Informationen über die Art der Bewegungen und wie sie ausgeführt werden können, werden dem Patienten helfen, seine Angst zu überwinden.

Der Patient soll so früh wie möglich eigene positive Erfahrungen mit Bewegung machen können. Diese Erfahrungen werden maßgeblich dazu beitragen, seine Angst vor Bewegung abzubauen.

1.2.5 Zeit und Kosten sparen

Die aktuellen Veränderungen im Gesundheitssystem zwingen uns, effizienter zu arbeiten. In der Regel steht uns nur noch eine begrenzte Anzahl von Behandlungen zur Verfügung – und die gilt es optimal zu nutzen.

Die Art und Weise, wie Physiotherapeuten das Selbstmanagement in der Behandlung einsetzen, hängt zum Teil auch von der Art des Gesundheitssystems und den Kostenträgern ab. Ist der Patient ein Selbstzahler, so kann das auch seine Erwartungen an die Therapie verändern. Diese Rahmenbedingungen sind ebenfalls ein Teil des Clinical-Reasoning-Prozesses und so kann dem Selbstmanagement ein sehr hoher Stellenwert zukommen.

Ein anderer Faktor kann die Tatsache sein, dass der Patient wenig Zeit hat, um Behandlungen wahrzunehmen. Sein Hauptinteresse kann daher darin liegen zu lernen, was er selbst tun kann. Kommt der Patient mit dieser Erwartung zur Behandlung, kann das Selbstmanagement zum Hauptaspekt der Behandlung werden.

Effizientes Vorgehen in der Physiotherapie bedeutet, das Behandlungsziel durch möglichst wenige Sitzungen zu erreichen. Gutes Selbstmanagement wird diesen Prozess maßgeblich unterstützen.

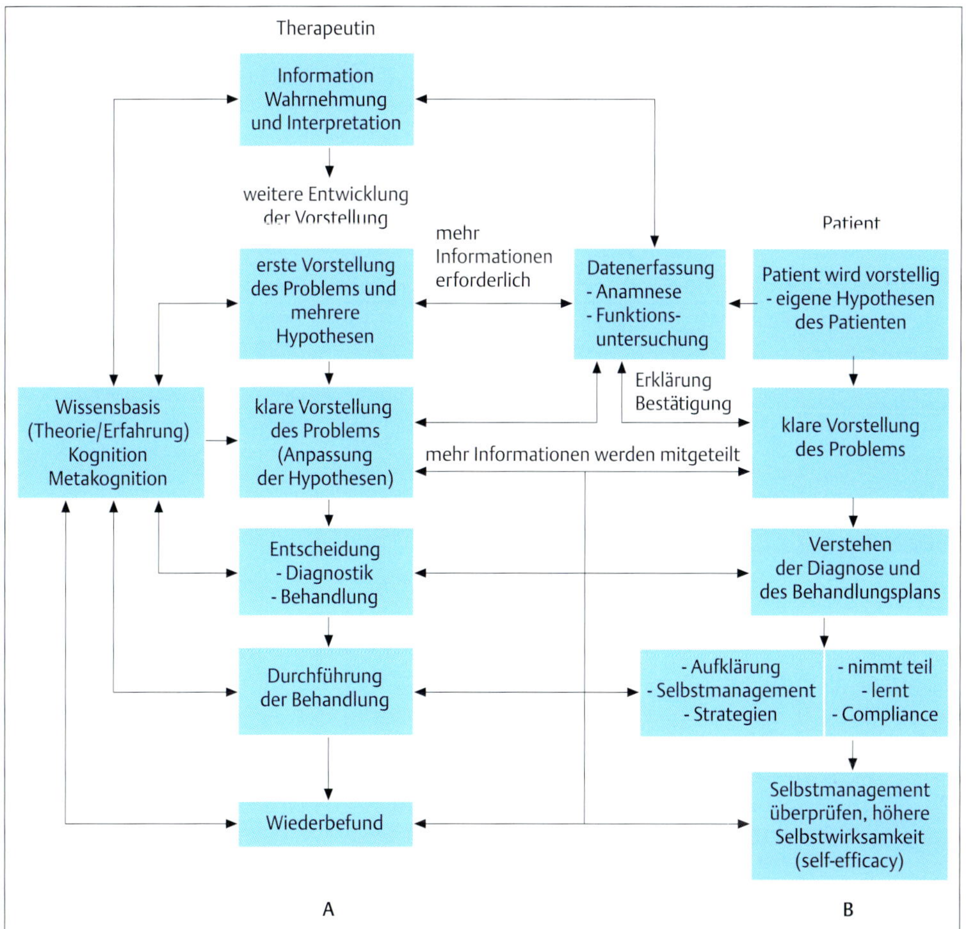

Abb. 1.2 Therapeutin (A) und Patient (B) durchlaufen einen Clinical-Reasoning-Prozess.

Zusammenfassung
Die Ansprüche an eine physiotherapeutische Behandlung haben sich durch externe Bedingungen des Gesundheitswesens verändert. Auch seitens des Patienten stehen die Therapeuten unter dem Druck, effiziente Behandlungsstrukturen zu präsentieren. Indem wir die Patienten früh aktiv in die Behandlung einbeziehen, ihnen Verantwortung übergeben und sie möglichst schnell unabhängig von Therapeuten und passiven Behandlungstechniken machen, können wir diese Ziele erreichen. Selbstmanagement muss somit möglichst früh eingesetzt und während der Behandlungsdauer verfeinert und erweitert werden.

1.3 Stellenwert in der Gesamtbehandlung

Obwohl zahlreiche Studien zeigen, dass Patienten, die ein Heimprogramm durchführen oder Informationen zu ihrer Krankheit erhalten, sehr gute Resultate erzielen, ist die Dimension des Selbstmanagements noch ein Stiefkind in der Physiotherapie. Vermittelt wird dies auch dem Patienten, denn häufig wird zum Ende einer Behandlung noch schnell unter Zeitdruck eine Übung gezeigt.

Der Stellenwert kann sich bereits ändern, wenn die Informationen und Übungen zum Beginn einer Behandlung erfolgen und ohne zeitliche Bedrängnis vermittelt werden.

Das folgende Kapitel beleuchtet, wie sich der Stellenwert im Behandlungsverlauf verändert und welche Mittel die Förderung des Selbstmanagements unterstützen.

1.3.1 Stellenwert des Selbstmanagements im Behandlungsverlauf

Eine physiotherapeutische Gesamtbehandlung setzt sich immer aus unterschiedlichen Komponenten zusammen. Im Verlauf einer Behandlungsserie wird sich diese Zusammensetzung immer wieder verändern. Es gibt keine vorgegebenen Raster, vielmehr entscheidet hier wieder die individuelle Situation jedes Patienten.

Hauptaspekt der ersten Behandlung ist die Befundaufnahme. Am Ende der Funktionsuntersuchung kann bereits eine erste Behandlungstechnik mit einem anschließenden Wiederbefund stehen (**Abb. 1.3 a**).

Die restliche Zeit sollte genutzt werden, um dem Patienten bereits die für ihn wichtigen Tipps zu vermitteln, zum Beispiel worauf er beim Sitzen achten soll, wie er sich das Kissen falten kann um die Halswirbelsäule gut zu unterstützen oder in welcher Stellung er die schmerzhafte Schulter am besten entlasten kann.

In einem kurzen Abschlussgespräch werden dem Patienten die Ergebnisse der physiotherapeutischen Untersuchung erklärt und die Behandlungsplanung erörtert. Ich betone in diesem Gespräch, dass ein Teil der Behandlung durch mich als Therapeutin vorgenommen werden kann (z. B. durch manuelle Therapie) und dass ein wichtiger Anteil der Behandlung darin bestehen wird, dass ich dem Patienten zeige, was er selbst dazu beitragen kann.

> *Die erste Behandlung ist wie ein Türöffner. Der Patient soll die Behandlung mit einem positiven Gefühl verlassen. Kommunikation spielt eine Hauptrolle, um bereits zu Beginn eine Basis des Vertrauens zu schaffen.*

Während der ersten Behandlungen geht der Prozess des kontinuierlichen Analysierens (Maitland 1986, 1987, 2005) weiter, bei dem alle umliegenden Gelenke und Strukturen auf ihre mögliche Beteiligung untersucht werden. An den bereits untersuchten Strukturen werden die Techniken weiter angewandt, die im Wiederbefund ein positives Resultat gezeigt haben (**Abb. 1.3 b**).

Die andere Hälfte der Zeit ist dem Selbstmanagement gewidmet. Zu Beginn braucht der Patient vielleicht vorwiegend Informationen über die Entstehungsmechanismen oder auch über die Pathologie seines Problems (siehe auch Kap. 2.1.4 und 2.2). Dies sind

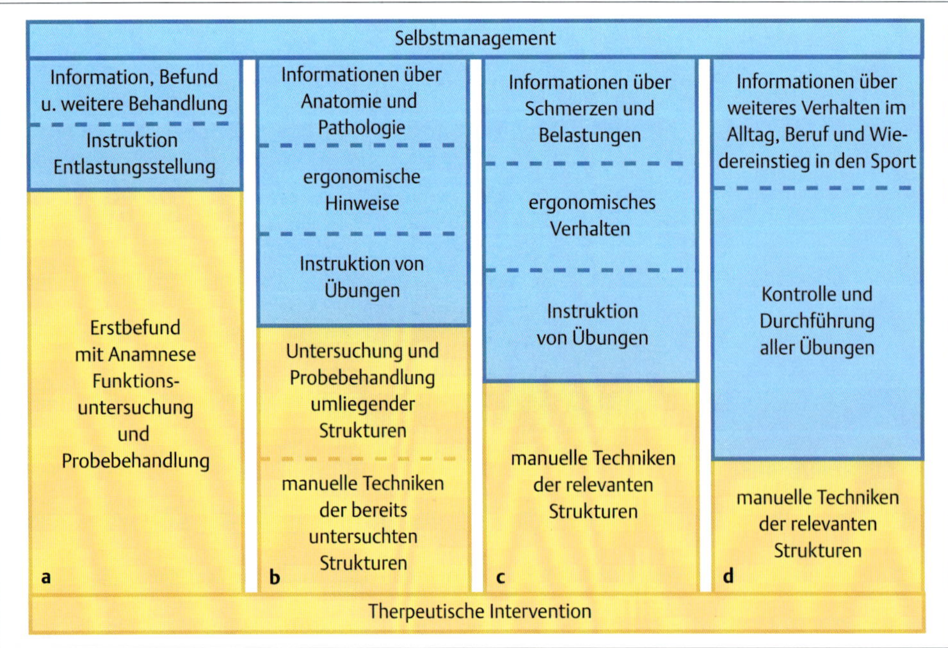

Abb. 1.3 a-d Stellenwert des Selbstmanagements in den verschiedenen Behandlungsphasen. **a** Zusammensetzung der ersten Behandlung, **b** Zusammensetzung der Behandlung in der Anfangsphase, **c** Zusammensetzung der Behandlung in einer fortgeschrittenen Phase, **d** Zusammensetzung der letzten Behandlung.

vor allem Informationen auf kognitiver Basis, um dem Patienten ein Verständnis für seinen Bewegungsapparat und sein Problem zu vermitteln.

Daraus folgend ergeben sich meist ergonomische Konsequenzen. Diese gilt es zu verstehen und dann auch praktisch zu üben. Der dritte Anteil des Selbstmanagements beschäftigt sich mit der Instruktion der therapeutischen Übungen.

Jede Patientensituation ist unterschiedlich, es gibt demzufolge keine allgemeingültigen Vorschläge, sondern nur Ideen und Hinweise, wie sich eine Behandlung in dieser Phase zusammensetzen könnte.

Der Anteil der passiven Maßnahmen sollte sich immer weiter reduzieren, während der aktive Anteil größer wird. An manuellen Techniken sollte nur noch das eingesetzt werden, was gute Resultate bringt und was der Patient selbst nicht machen kann. Diese Gewichtung zeigt dem Patienten auch, dass er zusehends mehr Verantwortung und Kontrolle über sein Problem erhalten wird (**Abb. 1.3 c**). In dieser Phase können zum Beispiel auch Erklärungen über Schmerzen (siehe auch Kap. 2.1.4 und 2.4) vermittelt werden.

Zudem braucht der Patient jetzt Unterstützung auf emotionaler Ebene. Es ist ja kaum zu erwarten, dass sich die Erfolge immer sofort einstellen, aus diesem Grund braucht er Zuwendung und er muss motiviert werden, mit den Übungen trotzdem nicht aufzuhören (siehe auch Kap. 1.5.3).

Die ergonomischen Hinweise können jetzt vielleicht aus dem Bereich der sportlichen oder einer anderen Freizeitaktivität kommen (siehe auch Kap. 3.6).

Zu diesem Zeitpunkt kennt der Patient eventuell schon 3 verschiedene therapeutische Übungen, die er im Alltag durchführt. Es ist sehr wichtig, dass in jeder Behandlung nachgefragt wird, wie es mit der Umsetzung klappt und welche Wirkung die Übungen haben. Dann werden die Übungen kontrolliert und verfeinert, wenn nötig auch gesteigert. Erst wenn der Patient alle Übungen sicher durchführen kann, kann das Selbstmanagement um eine neue Übung erweitert werden.

Es ist selbstverständlich, einen Plan einer Untersuchung oder einer Behandlung zu machen, aber meistens planen wir nicht voraus, wie wir dem Patienten die nötigen Informationen vermitteln. Es ist sehr hilfreich, auch in diesem Bereich einen Plan aufzustellen, der genau enthält, was wir vermitteln wollen und zu welchem Zeitpunkt.

In der Abschlussbehandlung (**Abb. 1.3 d**) wird meist nur noch eine geringe Anzahl von passiven Techniken durchgeführt. Der Hauptanteil besteht aus der Kontrolle und Wiederholung aller therapeutischen Übungen und der Wiederholung aller Haltungsinformationen. Der Patient soll Gelegenheit haben, sämtliche Unsicherheiten zu klären.

Im Abschlussgespräch muss der Patient aufgeklärt werden über das weitere Verhalten im Alltag, im Beruf und auch beim Wiedereinstieg in seine sportliche Aktivität. Er muss über Ressourcen verfügen, falls das Problem wieder auftauchen oder sein Zustand sich wieder verschlechtern sollte.

Unser Ziel ist es, das Bewegungsverhalten des Patienten zu verändern. In den ersten sechs Monaten einer Verhaltensänderung ist die Rückfallquote hoch (Prochaska et al. 1992). Wenn möglich, sollten dem Patienten Kontrolltermine in längeren Abständen gegeben werden.

1.3.2 Möglichkeiten, die Bedeutung des Selbstmanagements hervorzuheben

Um dem Selbstmanagement den nötigen Stellenwert zu geben, ist der Zeitpunkt entscheidend, zu dem es in den Ablauf der Behandlung integriert wird.

Am Beginn jeder Behandlung steht in der Regel eine Standortbestimmung. Die wichtigsten Vergleichsparameter aus der Anamnese werden gezielt nachgefragt und alle relevanten physischen Tests werden wiederholt.

Werden nun in der Behandlung neue Techniken angewandt, ist es essenziell, dass sie am Beginn der Behandlung stehen, damit die Wirkung durch den Wiederbefund genau geprüft werden kann. Sind bereits mehrere wirksame Techniken eingesetzt worden, hat sich die Ausgangsituation schon verändert und ein Effekt der neuen Technik ist nicht mehr zu erwarten.

Das bedeutet, dass jede neue therapeutische Übung auch zu Beginn einer Behandlung instruiert werden soll. Anschließend wird ein Wiederbefund durchgeführt. So kann die Therapeutin prüfen, ob die gewünschte Wirkung eintritt und der Patient erkennt, dass sich zum Beispiel die Beweglichkeit nach einer Eigenmobilisation verbessern kann. Wird die Übung zu Beginn der Sitzung instruiert, besteht auch die Möglichkeit, am Ende der Behandlung nochmals kurz auf die Übung zurückzukommen.

In der nächsten Behandlung wird die Übung gleich zu Beginn in der Standortbestimmung überprüft, zusammen mit den anderen relevanten Tests.

Auch das wiederholte Kontrollieren der Übungen zeigt dem Patienten, welchen Stellenwert diese Maßnahmen haben.

1.4 Wissenschaftliche Untersuchungen

Im Jahr 2004 erschien im British Medical Journal eine randomisierte kontrollierte Studie mit nachhaltiger Wirkung. Die britische Forscherin Helen Frost und ihr Team von der Universität Warwick untersuchten zwei verschiedene Behandlungsansätze bei Patienten mit LWS-Beschwerden, die länger als 6 Wochen anhielten.

Die eine Patientengruppe erhielt durchschnittlich eine Beratungsstunde, in der sie ein Übungsprogramm zusammengestellt bekam. Die zweite Patientengruppe bekam dieselbe Beratung und zusätzlich durchschnittlich fünf Behandlungen mit Gelenksmobilisationen, Weichteiltechniken, physikalischen Maßnahmen, Dehnungen und Kräftigungen.

Das Resultat war verblüffend, denn die Gruppe mit nur einer Beratungsstunde hatte nach 6 Wochen nur ganz geringe Nachteile, während nach 12 Monaten kein Unterschied mehr zwischen den Gruppen bestand.

Dieses Kapitel informiert über weitere Studien zum Selbstmanagement und zeigt, welche Konsequenzen daraus für die praktische Tätigkeit gezogen werden können.

1.4.1 Integration von wissenschaftlicher Evidenz in die tägliche Arbeit

„Evidence-based Practice ist der gewissenhafte, ausdrückliche und vernünftige Gebrauch der gegenwärtig besten externen, wissenschaftlichen Evidenz für Entscheidungen bei individuellen Patienten“ (Sackett et al. 1996, S.71).

Der englische Begriff „Evidence" bedeutet „es manifestiert sich". Das heißt, was wissenschaftlich erwiesen ist, was sich als positiv manifestiert hat, müssen wir in unsere Entscheidungsprozesse miteinbeziehen. Ein fundiertes Wissen über wissenschaftliche Untersuchungen ist unerlässlich, um Entscheidungen im Sinne des Patienten fällen zu können.

Auf der anderen Seite muss die individuelle Situation des Patienten beurteilt werden. Dazu gehören die Ergebnisse seiner körperlichen Untersuchung, seine allgemeine körperliche Verfassung, seine Rahmenbedingungen im Alltag und seine Persönlichkeit. Die Entscheidung, welche Behandlung angewandt wird, soll alle Faktoren optimal berücksichtigen, um für diesen Patienten die beste Lösung zu finden.

In den letzen Jahren sind zahlreiche Studien erschienen, die unterschiedliche Aspekte des Selbstmanagements untersucht haben. Es lohnt sich auf jeden Fall, diese Studien genauer zu betrachten, um Hinweise darauf zu erhalten, welche Maßnahmen sich bei welcher Art von Patienten als nützlich erweisen.

1.4.2 In Studien untersuchte Aspekte des Selbstmanagements

Die Vorstellung, woraus Selbstmanagement besteht, ist nicht einheitlich definiert. Das bedeutet, dass in den Studien zum Teil unterschiedliche Komponenten des Selbstmanagements untersucht werden.

In der Studie von Helen Frost, die in der Einleitung beschrieben ist, bestand das Selbstmanagement aus einem Übungsprogramm, Hinweisen zum Verhalten im Alltag und Hintergrundwissen über Rückenprobleme, um eventuell falsche Vorstellungen zu korrigieren. Zusätzlich erhielten die Patienten schriftliche Informationen anhand eines Büchleins.

Eine interessante Studie zum Selbstmanagement wurde von Heuts et al. (2005) bei 297 Patienten mit radiologisch diagnostizierter Gonarthrose gemacht. Hier erhielt die Interventionsgruppe, bestehend aus 149 Personen, 6 Sitzungen zum Erlernen von Selbstmanagement-Techniken zum Umgang mit Gonarthrose. Die Schulung umfasste die Aufklärung über die Krankheit, den Nutzen von Bewegung, Entspannung, Problemlösungsstrategien und Behandlungsoptionen. Auch bei dieser Studie wurde also der Wert auf die Information gelegt. Im Mittelpunkt stand eher ein verhaltenstherapeutischer Ansatz, das Selbstmanagement beinhaltete in diesem Fall keine spezifischen physiotherapeutischen Übungen zur Kräftigung oder Mobilisation.

Eine andere Studie bei Gonarthrosepatienten von Baker et al. (2001) untersuchte hingegen ein Selbstmanagement, das nur aus Krafttraining bestand. Das Training wurde während 4 Monaten durchgeführt, bestand aus 7 Übungen und musste 3-mal pro Woche wiederholt werden.

Besonders erwähnenswert ist eine schon ältere Studie von McKinney et al. (1989). In dieser Untersuchung ging es um 247 Patienten nach akuten Schleudertraumata der Halswirbelsäule. Die 66 Personen umfassende Interventionsgruppe erhielt ein einfaches Informationsblatt in einer einmaligen Physiotherapiesitzung. Das Informationsblatt enthielt ergonomische Hinweise, eine einfache Mobilisationsübung und allgemeine Informationen über die Wichtigkeit von Bewegung, die Verwendung von Medikamenten und den Gebrauch eines Kragens. Der Text war kurz, die Übungen und Ergonomie waren mit einfachen Zeichnungen dargestellt und es wurde das Gefühl vermittelt, dass das Problem durch richtiges Verhalten gut in den Griff zu bekommen wäre.

Eine aktuelle Studie aus 2009 untersuchte die Therapietreue der Patienten bei einem Heimprogramm an der Lendenwirbelsäule. Der Glaube an die Selbstwirksamkeit erwies sich als Hauptfaktor (Mannion et al. 2009)

Hier ging es also um eine ideale Kombination mehrer Aspekte von Selbstmanagement.

> *Die Studien untersuchen ganz unterschiedliche Aspekte des Selbstmanagements. Während einige Studien auf verhaltenstherapeutischen und kognitiven Aspekten basieren, wird bei anderen vor allem die Körperebene betont und sie bestehen primär aus Übungen.*

1.4.3 Ausgewählte Studien

Es gibt einige interessante Studien zu unterschiedlichen Körperbereichen, die wertvolle Erkenntnisse zur erfolgreichen Behandlung eines Patienten liefern. Sie werden im folgenden Abschnitt vorgestellt.

Bereich Halswirbelsäule

Eine der vielen Untersuchungen der tiefen Nackenflexoren finde ich besonders wichtig. Es ist die Studie von Falla et al. (2007). Bei dieser Studie ging man der Frage nach, ob eine spezifische therapeutisch angeleitete Haltungskorrektur die Rekrutierung der tiefen Nackenflexoren verbessern kann. Die Untersuchungen wurden an 10 Frauen durchgeführt, die seit mindestens einem Jahr Nackenschmerzen hatten. Die Muskelaktivität wurde mit EMG-Elektroden gemessen.

Zuerst sollten die Patientinnen so sitzen, dass sie selbst das Gefühl hatten, sie hätten eine aufrechte Haltung. Anschließend lernten sie eine korrekte Sitzhaltung einzunehmen, und zwar durch eine neutrale Stellung des Beckens, den leicht nach vorn oben gehobenen Thorax und das angehobene Okziput.

Die EMG-Aktivitäten der beiden Sitzstellungen wurden verglichen. Die Ergebnisse zeigten, dass die Aktivität der tiefen zervikalen Flexoren und der lumbalen Mm. multifidi in der korrekten Sitzhaltung signifikant größer war.

Die Schlussfolgerungen müssen mit gewissen Einschränkungen gezogen werden, da nur Frauen in die Studie einbezogen wurden. Auch kann keine Aussage über die Beeinflussung von Symptomen gemacht werden.

> *Haltungsinstruktionen im Alltag (ergonomische Hinweise) können bereits ein funktionelles Training für die tiefen Nackenflexoren und die Mm. multifidi im Lendenbereich sein.*

Eine andere Studie im Bereich der Halswirbelsäule untersuchte nicht nur den Effekt eines Selbstmanagement-Programms, sondern auch, ob der Patientenwunsch für eine bestimmte Behandlung das Resultat beeinflusst (Moffet et al. 2005). Um dies herauszufinden, untersuchten britische Forscher 221 Patienten. Es wurden zwei verschiedene Behandlungen verglichen: Die erste Gruppe erhielt normale Physiotherapie, die zweite Gruppe nur eine kurze Intervention, um Selbstmanagement zu erlernen.

Die Gruppe mit normaler Physiotherapie erzielte nur geringfügig bessere Resultate. Die Patienten allerdings, die selbst gewünscht hatten, der Gruppe des Selbstmanagements zugeteilt zu werden, erzielten gleich gute Resultate wie Patienten, die 5 individuelle Behandlungen bekommen hatten.

> *Die Berücksichtigung des Patientenwunsches beeinflusst die Wirksamkeit. Das heißt, wenn ein Patient mit dem Wunsch für ein Heimprogramm in die Therapie kommt, muss dies als Hauptaspekt der Behandlung betrachtet werden.*

Bereich Lendenwirbelsäule

Aufgrund der hohen Wichtigkeit von chronischen LWS-Beschwerden sind die Studien in diesem Bereich besonders zahlreich. Auch hier werde ich nur auf Studien eingehen, die Konsequenzen in der täglichen physiotherapeutischen Arbeit haben können.

Die Studie von Descarreaux et al. (2002) untersuchte ein kleine Gruppe von 20 Patienten. Kontroll- wie Interventionsgruppe erhielten ein Heimprogramm, das sie 6 Wochen lang jeweils 2-mal täglich zuhause durchführen sollten. Das Programm der Interventionsgruppe basierte auf dem individuellen Befund der Lendenwirbelsäule, in der Kontrollgruppe erhielten alle Patienten das gleiche Standardprogramm. Die Resultate wurden leider nur nach 6 Wochen untersucht. Hier zeigten die Patienten mit dem individuell abgestimmten Programm signifikant bessere Ergebnisse gegenüber der Kontrollgruppe.

> *Die Heimübungen müssen auf das funktionelle Defizit des Patienten abgestimmt werden. Deswegen muss dies einhergehen mit einer physiotherapeutischen Befunderhebung. Merkblätter mit allgemeinen Rückenübungen haben nicht die gleiche Wirkung.*

Wiederum ein anderer Aspekt wurde in der Studie von Burton et al. (1999) untersucht. Zwei unterschiedliche Informationshefte über Rückenprobleme wurden an 162 Patienten verteilt. Die Kontrollgruppe erhielt ein Heft mit eher traditionellen Informationen über Rückenschmerzen mit biomedizinischen Daten (Anatomie, Biomechanik, Pathologie etc.). Bei den Verhaltenshinweisen wurde Wert auf Ruhephasen gelegt und auf den Ratschlag, dass der Schmerz immer beachtet werden sollte. Weiter wurde auf mögliche Operationen hingewiesen und betont, dass mit einem wirklichen Training erst begonnen werden könne, wenn der Schmerz weg sei.

Die Interventionsgruppe erhielt ein Heft mit aktuelleren Erkenntnissen bezüglich des Verhaltens bei Rückenproblemen. Darin stand, dass die meisten Rückenprobleme gutartig seien, der Rücken sehr stark sei und in der Regel nicht dauerhaft verletzt werden könne. Die Ursache von Rückenschmerzen sei oft ein Bewegungsmangel und es sei sehr wichtig, sich möglichst schnell wieder normal zu bewegen. Ein weiterer wichtiger Hinweis war, dass das Problem eher durch das eigene Verhalten zu beeinflussen sei als durch verschiedene Behandlungen.

Jeweils nach 2 Wochen, 3 Monaten und einem Jahr wurden die Resultate der beiden Gruppen miteinander verglichen. Die gemessenen Parameter waren Gedanken über Angstvermeidungsverhalten und die Einschränkung bei Alltagsaktivitäten. Bereits nach 2 Wochen bestand ein erheblicher Unterschied zwischen beiden Gruppen. Auch nach einem Jahr konnte der signifikant bessere Wert in der Interventionsgruppe nachgewiesen werden.

> *Informationen, die an die Patienten weitergegeben werden, beeinflussen das Verhalten und die Gedanken des Patienten. Aus diesem Grund ist es sehr wichtig, dass die Informationen einen positiven Grundton haben und dem Patienten ein Gefühl der Sicherheit und Kontrollierbarkeit seines Problems geben.*

Die Tatsache, dass schriftliche Informationen die Compliance verbessern, ein Übungsprogramm zuhause durchzuführen, wurde durch die Studie von Schneiders et al. (1998) bestätigt. 96 Patienten wurden geschult, die für sie wichtigsten 4 Heimübungen durchzuführen. Alle Patienten wurden mündlich detailliert darüber informiert, wie sie die Übungen durchführen sollten.

Die Compliance wird mit einer Formel errechnet. Soll ein Patient zum Beispiel 2-mal pro Tag 4 Übungen durchführen, bedeutet dies, dass er pro Woche 56 Übungen machen soll. Aus unterschiedlichen Gründen macht er aber nur 18 Übungen. Die Rechnung lautet nun 18:56=0,32143. Diese Zahl wird mit 100 multipliziert. Das ergibt eine Compliance von ca. 32 % und entspricht ungefähr dem Durchschnitt.

Bei dieser Studie erreichte die Kontrollgruppe eine Compliance von 38,1 %. Die Interventionsgruppe erhielt zusätzlich eine schriftliche Unterstützung. Ihre persönlichen Übungen wurden mittels eines Computerprogramms ausgedruckt (Text und Bilder). Diese Gruppe erreichte eine Compliance von 77,4 %.

> *Übungsprogramme, die dem Patienten schriftlich mitgegeben werden, erhöhen die Compliance. Im Idealfall soll die schriftliche Unterstützung in Worten und Bildern dargestellt sein.*

Bereich Schulter

Eine Studie von Andersen et al. (1999) untersuchte Patienten nach einer arthroskopischen Dekompression des subacromialen Raumes. Für die Nachbehandlung wurden die 43 Patienten in zwei Gruppen eingeteilt. Während die Kontrollgruppe eine normale Nachbehandlung mit individueller Physiotherapie erhielt (6 Wochen lang eine Sitzung à 60 Minuten), trainierte die Interventionsgruppe nach einer einmaligen Sitzung allein. Letztere Patienten erhielten auch schriftliche Informationen.

Die Resultate wurden nach 3, 6 und 12 Monaten geprüft. Zwischen den beiden Gruppen konnte kein Unterschied festgestellt werden. Da es keine Kontrollgruppe ohne Behandlung gab, ist nicht nachvollziehbar, welche Verbesserung durch den natürlichen Heilungsverlauf sowieso eingetreten wäre.

> *Ein gut instruiertes und schriftlich unterstütztes Heimprogramm kann nach arthroskopischen Dekompressionseingriffen an der Schulter die gleiche Wirkung erreichen, wie eine klassische Nachbehandlung durch Einzelsitzungen.*

Eine andere Studie (Brox et al. 1993) im Bereich der Schulter untersuchte 3 verschiedene Therapieansätze bei 125 Patienten mit Impingement.

45 Patienten wurden operiert und anschließend mit ambulanter Physiotherapie behandelt.

50 Patienten absolvierten ein aktives Übungsprogramm mit progressiver Kräftigung.

30 Patienten erhielten 12 Sitzungen Placebo-Laserbehandlung.

Die Patienten des Übungsprogramms mussten täglich eine Stunde zuhause trainieren. 2-mal pro Woche wurden ihre Programme während einer Therapiesitzung kontrolliert. Das Training wurde während 3–6 Monaten durchgeführt.

Nach 6 Monaten waren die operierte Gruppe und die Trainingsgruppe deutlich besser als die Placebogruppe. Allerdings bestand kein Unterschied zwischen Operation und Training.

> *Gute Resultate können durch konsequentes tägliches Training über einen längeren Zeitraum erreicht werden. Es ist wichtig, dass auch Patienten wissen, dass sie Geduld und Durchhaltevermögen brauchen.*

Bereich Knie

Einen ganz anderen Aspekt untersuchten McCarthy et al. (2004), indem sie ein Heimprogramm mit begleitender Physiotherapie mit einem Heimprogramm ohne Therapiebegleitung verglichen. Alle 214 Patienten erfüllten die Kriterien einer Kniearthrose und absolvierten 8 Wochen lang ein Heimprogramm. Das Programm umfasste Dehnungen, Kräftigung, Ausdauer und Balance. Die Interventionsgruppe erhielt zusätzlich 2-mal pro Woche Gruppentherapie. Hier wurden die gleichen Übungen unter Anleitung eines

Physiotherapeuten wiederholt. Nach einem Jahr war das Resultat dieser Kombinationsgruppe signifikant besser.

Ein gutes Heimübungsprogramm, das regelmäßig durch eine Therapeutin kontrolliert wird, unterscheidet sich deutlich von Heimübungen ohne Kontrolle.

Eine große Studie von Thomas et al. (2002) untersuchte insgesamt 786 Patienten in 4 verschiedenen Gruppen. Hier ging es unter anderem darum, herauszufinden, ob Patienten, die ein Heimprogramm absolvieren und zusätzlich noch einmal im Monat telefonischen Kontakt mit dem Wissenschaftler der Studie bekommen, ein besseres Resultat erzielen. Der Wissenschaftler gab den Patienten einfache Ratschläge.

Das Resultat bei den Patienten mit dem zusätzlichen telefonischen Kontakt war das gleiche wie das der Gruppe, bei der nur das Heimprogramm instruiert wurde.

Ein Heimprogramm kann durch einen zusätzlichen Telefonkontakt im Moment nicht verbessert werden. Hingegen scheint der persönliche Kontakt in einer Gruppentherapie bereits einen Unterschied zu machen.

1.4.4 Interne und externe Validität

Ich möchte darauf verzichten, jede Studie einzeln auf ihre interne Validität zu kommentieren. Ich möchte jedoch einige Anmerkungen zur externen Validität machen. Haben die Resultate dieser Studien auch Gültigkeit auf unsere Patientensituationen? Hier bestehen verschiedene Probleme:

- Die Outcome-Parameter, die angewandt werden, um den Erfolg einer Intervention darzustellen, sind sehr unterschiedlich.
- Bei vielen Studien sind die Zulassungskriterien sehr eng. Meistens werden Patienten mit schwerwiegenderen Pathologien oder Patienten, die vorher bereits ähnliche Probleme hatten, ausgeschlossen. Dies sind aber genau die Patienten, die wir im klinischen Alltag häufig behandeln.
- Einige Studien haben eine sehr geringe Patientenzahl.
- Bei einigen Studien ist die Dauer der Nachkontrollen zu kurz, somit können keine langfristigen Schlüsse gezogen werden. Dazu muss gesagt werden, dass viele Patienten bei Heimübungen gerade zu Beginn eine gute Compliance haben.

1.4.5 Zusammenfassung und praktische Konsequenzen

Trotz Einschränkungen der externen Validität einiger Studien können wir viele interessante Hinweise in unsere klinische Tätigkeit einfließen lassen.

Folgende Punkte können die praktische Anwendung des Selbstmanagements verbessern:

- Informationen sind ein wesentlicher Anteil des Selbstmanagements.
- Die Informationen sollen im Grundton positiv sein und motivierend wirken.
- Die Informationen sollen mündlich und schriftlich erfolgen.
- Haltungsinformationen und Ergonomie dienen nicht nur der Entlastung gewisser Strukturen, sie können vielmehr ein funktionelles Training darstellen.
- Der Patientenwunsch nach einem Heimprogramm soll maximal berücksichtigt werden.
- Die Übungen müssen auf den individuellen Befund des Patienten abgestimmt werden.
- Die Compliance wird erhöht, wenn der Patient nicht nur die Informationen schriftlich erhält, sondern die Übungen auch bebildert sind.
- Die Heimübungen müssen häufig, mit Konsequenz und Geduld durchgeführt werden.
- Der persönliche Kontakt und die regelmäßige Kontrolle erhöhen die Wirksamkeit der Heimübungen.
- Ein konsequentes Heimübungsprogramm, das durch schriftliche Informationen und ergonomische Hinweise unterstützt und mit individuellen Physiotherapie-Sitzungen kombiniert wird, scheint die ideale Zusammenstellung zu sein.

1.5 Beeinflussung des Bewegungsverhaltens im Alltag

Unser Ziel ist es, den Patienten ein effektives Selbstmanagement zu vermitteln. Wir sind als Physiotherapeuten primär dafür ausgebildet, dies auf einer Ebene des neuromuskoloskelettalen Systems zu tun. Wir sind darauf spezialisiert, Bewegung zu analysieren und zu normalisieren. Durch die Integration des biopsychosozialen Modells sind wir uns auch bewusst, dass die Funktionsebene und der psychosoziale Rahmen in die Beurteilung der Bewegung miteinbezogen werden müssen.

Unser übergeordnetes Ziel heißt aber auch, das Bewegungsverhalten unseres Patienten auf Dauer im Alltag zu verändern. Häufig können wir nur dadurch bleibenden Einfluss auf seinen Bewegungsapparat nehmen. Damit begeben wir uns in eine ganz andere Dimension, nämlich die der Verhaltensänderung.

Wie wir diese äußerst interessante Dimension in unsere physiotherapeutische Arbeit integrieren können und welche Rolle das Selbstmanagement dabei spielt, soll das folgende Kapitel aufzeigen.

1.5.1 Transtheoretisches Modell (TTM)

Der Patient benötigt eine verhaltensorientierte Beratung. Die Physiotherapeutin hilft dem Patienten, sein Bewegungsverhalten positiv so zu verändern, dass es zu einer Gesundheitsverbesserung kommt.

Damit solche Beratungsstrategien gelingen, muss man zuerst verstehen, wie Menschen ihr Verhalten im Allgemeinen ändern. In der Literatur werden mehrere Modelle beschrieben, von denen das Transtheoretische Modell der Verhaltensänderung von Prochaska et al. (1992) eine wesentliche Grundlage für die Ableitung verhaltensorientierter Beratungsstrategien bildet. Das Modell beruht auf der Annahme, dass eine Verhaltensänderung ein langwieriger Prozess ist, der aus fünf Stufen besteht.

Das Transtheoretische Modell (TTM, „Transtheoretical Model") ist ein Konzept zur Beschreibung, Erklärung, Vorhersage und Beeinflussung von intentionalen Verhaltensänderungen. Es kombiniert unterschiedliche Theorien der Psychotherapie und Verhaltenswissenschaften.
Ursprünglich wurde das Modell in den 1980er-Jahren in den USA im Zusammenhang mit der Raucherentwöhnung entwickelt. Es kann problemlos an andere Gesundheitsverhaltensweisen angepasst werden (Alkoholkonsum, Ernährung, Bewegung etc.).

Im Kern postuliert das Modell fünf ***Stadien der Verhaltensänderung*** *(„Stages of Change"):*
1. *Im Absichtslosigkeitsstadium („Precontemplation") haben Personen keine Absicht, ein problematisches Verhalten zu ändern.*
2. *Im Absichtsbildungsstadium („Contemplation") haben Personen die Absicht, irgendwann das problematische Verhalten zu ändern.*
3. *Im Vorbereitungsstadium („Preparation") planen Personen konkret, demnächst ihr problematisches Verhalten zu ändern und unternehmen erste Schritte in Richtung einer Verhaltensänderung.*
4. *Im Handlungsstadium („Action") vollziehen Personen eine Verhaltensänderung.*
5. *Im Aufrechterhaltungsstadium („Maintenance") haben Personen seit einem längeren Zeitraum das problematische Verhalten aufgegeben (Prochaska u. DiClemente 1983).*

Der Prozess der Verhaltensänderung ist zyklisch und wird vom Patienten im Sinn einer Spirale oft mehrmals durchlaufen. Es sind sowohl Fortschritte wie Rückschritte möglich (**Abb. 1.4**).

Wichtige Variablen für das Fortschreiten durch die Motivationsstufen sind die Entscheidungsbalance und die Selbstwirksamkeit. Die Entscheidungsbalance spiegelt die vom Patienten wahrgenommenen Vor- und Nachteile einer Verhaltensänderung wider. Die Selbstwirksamkeit beschreibt die Zuversicht des Patienten, das Verhalten ändern zu können, und das Vertrauen in die eigenen Fähigkeiten.

In den Anfangsphasen der Verhaltensänderung (Absichtslosigkeit und Absichtsbildung) spielt die Gesprächsführung eine entscheidende Rolle.

1.5.2 Motivational Interviewing (MI)

Die motivierende Gesprächsführung (MI, „Motivational Interviewing") ist eine ideale Ergänzung zum Transtheoretischen Modell.

„Motivational Interviewing" (MI) nach Miller u. Rollnick (1995) ist ein direktives, klientenzentriertes Beratungskonzept zur Lösung ambivalenter Einstellungen gegenüber Verhaltensänderungen.
Motivierende Gesprächsführung ist eine praxisorientierte, gut evaluierte, außertherapeutische Methode, die gewinnbringend in unterschiedlichen Arbeitsfeldern eingesetzt werden kann und somit Berücksichtigung in den Curricula zur Ausbildung von Lehrern, Sozialarbeitern etc. finden sollte.

Die Beratung in den Anfangsphasen der Verhaltensänderung darf auf keinen Fall die Abwehr des Patienten hervorrufen. Das heißt, die Beratung sollte in einer kooperativen, empathischen und nicht verurteilenden Form stattfinden. Ein respektvoller, individualisierter Ansatz, der das Interesse des Patienten weckt, ist sinnvoller als eine appellierende Haltung.

Das Ziel der Gesprächsführung ist eine Art Spiegeln der Gedanken und Emotionen des Patienten. Er soll dadurch erkennen, wie sein Verhalten das Problem beeinflusst.

Die motivierende Gesprächsführung basiert auf den folgenden 5 Punkten:

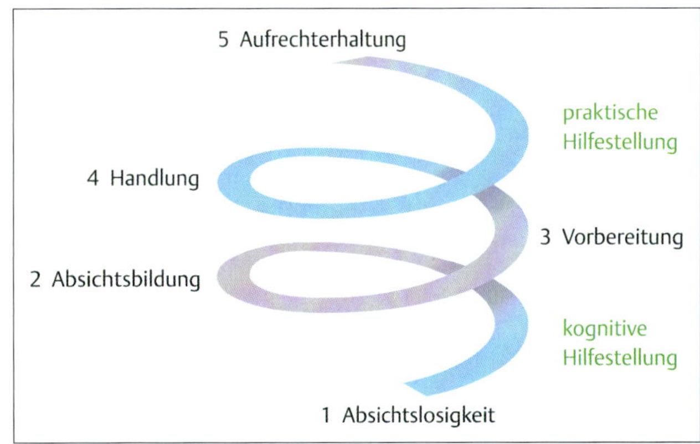

Abb. 1.4 Spiralmodell der Verhaltensänderung.

- Ausdruck von Empathie durch aktives Zuhören und Paraphrasieren,
- Vermeidung von Auseinandersetzung,
- Stärkung der Selbstwirksamkeit,
- Aufzeigen von Dissonanz zwischen Lebenszielen und aktuellem Verhalten,
- Erarbeitung individueller Wege zur Bewältigung der Verhaltensänderung.

1.5.3 Selbstmanagement in den unterschiedlichen Stadien der Verhaltensänderung

Für uns als Physiotherapeuten gilt es zuerst zu erkennen, in welcher Phase sich der Patient am Behandlungsbeginn befindet. Nicht jeder Patient durchläuft zwangsweise alle Stufen. Erkennt die Physiotherapeutin, in welcher Motivationsphase sich der Patient befindet, kann sie gezielt die richtigen Strategien anwenden (**Abb. 1.5**).

Befindet sich der Patient in der *Phase der Absichtslosigkeit*, hat er keine Intention, sein Verhalten in den nächsten 6 Monaten zu ändern. Dies kann unterschiedliche Gründe haben:
- Der Patient hat sich vorgestellt, sein Problem wird durch die Therapeutin gelöst und er hat dabei nur eine passive Rolle.
- Dem Patienten fehlt das nötige Wissen, um zu verstehen, warum er sein Bewegungsverhalten ändern sollte.
- Er hat keine Lust, selbst etwas zu tun.
- Er denkt, er hat keine Zeit, etwas zu tun.
- Er hat negative Erfahrungen mit Bewegung oder Übungen gemacht.

Zusammengefasst heißt das, der Patient hat mehr Gründe, die dagegen sprechen etwas zu tun, also solche, die dafür sprechen. In dieser Phase braucht er vor allem Informationen, um seine Gegenwehr abzubauen und vielleicht auch falsche Vorstellungen zu korrigieren. Positive Unterstützung auf emotionaler Ebene kann vermittelt werden durch Aussagen wie: „Sie werden sich ganz anders fühlen, wenn Sie gelernt haben, mit welchen Übungen Sie selbst Einfluss auf Ihre Schmerzen nehmen können." Würde die Therapeutin bereits jetzt mit dem Instruieren der Übungen beginnen, könnten Barrieren aufgebaut werden.

In dieser Phase sind die Aspekte der „Motivierenden Gesprächsführung" besonders wichtig.

In der *Phase der Absichtsbildung* befindet sich der Patient in einer großen Ambivalenz. Er ist unentschieden, wie er sich weiter verhalten soll, denn einige Informationen beginnen ihn zu überzeu-

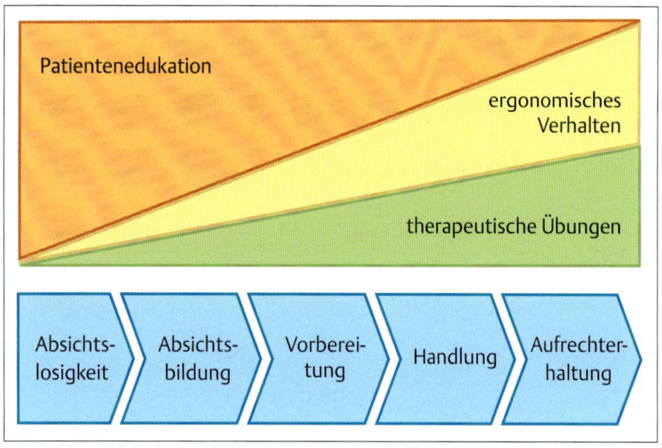

Abb. 1.5 Selbstmanagement angepasst an die Motivationsstufen des Patienten.

gen. Man kann davon ausgehen, dass der Patient in den nächsten 6 Monaten sein Verhalten ändern wird (Prochaska et al. 1992).

Kleine ergonomische Hinweise, die eine gute Wirkung zeigen, können helfen, die Entscheidung zu beeinflussen, zum Beispiel:

- „Benutzen Sie doch einen Rucksack anstelle einer Schultertasche."
- „Versuchen Sie mal mit einem Headset zu telefonieren, anstatt den Telefonhörer einzuklemmen."
- „Wenn Sie einen Sitzkeil benutzen, erreichen Sie sofort eine bessere Beckenstellung."

Wenn möglich, sollten die kognitiven und emotionalen Prozesse bereits mit einfachen ergonomischen Hilfen unterstützt werden.

Im *Vorbereitungsstadium* hat der Patient die feste Absicht, sein Verhalten zu ändern. Er ist davon überzeugt und braucht jetzt praktische Hilfe und Unterstützung, dass er dazu fähig ist.

Jetzt ist er auch offen für das Erlernen von Übungen, die er ohne Aufwand in den Alltag integrieren kann. Die Erfahrung, die er mit den Übungen macht, ist entscheidend. Je besser er über die Übungen und deren Wirkungen informiert ist, desto mehr Sicherheit hat er.

Auch während der Instruktion von therapeutischen Übungen braucht der Patient weiter Unterstützung durch Informationen. Jetzt beziehen sich die Informationen aber auf die Übung und deren Wirkung selbst.

Im *Handlungsstadium* besteht das Selbstmanagement immer mehr aus therapeutischen Übungen, ihrer Kontrolle und ihrer eventuellen Steigerung. Jetzt dominieren die verhaltensorientierten Prozesse, die sich auch in der Weiterführung der Ergonomie zeigen.

Fortschritte anhand von Wiederbefunden unterstützen die Motivation weiterzumachen. Trotzdem wird es immer wieder zu Rückschritten kommen, und auch darauf muss der Patient vorbereitet werden.

Rückschritte gehören zum Prozess einer Verhaltensänderung.

Vom *Stadium der Aufrechterhaltung* spricht man, wenn ein Patient während mehr als 6 Monaten eine Verhaltensänderung beibehalten hat. Sehr häufig sehen wir den Patienten nicht mehr, wenn er dieses Stadium erreicht hat. Regelmäßige Kontrollen in längeren Abständen sind ein ideales Mittel, um den Patienten in dieses Stadium zu bringen. Oft scheitert dies an den Rahmenbedingungen des Gesundheitswesens.

Im Idealfall kommen Patienten später mit einem neuen Rezept oder einem Privatrezept, weil sie ihre Übungen kontrollieren lassen oder eventuell neue Übungen erlernen möchten. Es kommt auch vor, dass Patienten Rückfälle erleiden, weil sie mit den Übungen aufgehört haben, und dann erneut Motivation und Unterstützung brauchen, um weiterzumachen.

Erst wenn ein neues Verhalten mehr als 6 Monate beibehalten wird, verringert sich die Gefahr von Rückfallen. Ideal sind Nachkontrollen in diesem Zeitbereich.

Zusammenfassung

Transtheoretisches Modell und motivierende Gesprächsführung sind ideale Ergänzungen für Physiotherapeuten, um Patienten auf dem Weg zur Änderung des Bewegungsverhaltens zu begleiten. Die Kenntnisse dieser beiden Methoden helfen dabei, das Selbstmanagement gezielter einzusetzen.

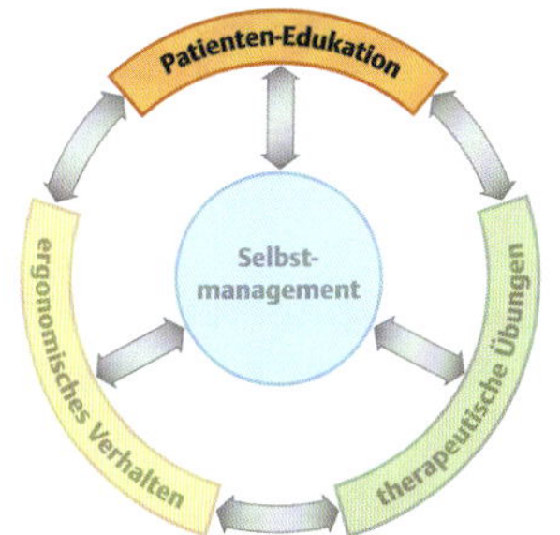

2 Patienten-Edukation

2.1 Einführung

Die Informationsvermittlung zwischen der Physiotherapeutin und dem Patienten wird auch Patienten-Edukation genannt. Durch das Vermitteln von Wissen und Fähigkeiten kommt es zu einem Verhaltensänderungsprozess. Genau wie andere Behandlungsschritte sollte auch die Patienten-Edukation geplant und systematisch durchgeführt werden. Häufig wird dieses Element in der Praxis eher zufällig und unbewusst angewandt.

In diesem Kapitel wird dargestellt, was Patienten-Edukation ist, aus welchen unterschiedlichen Bereichen die Informationen kommen können und wie eine systematische Integration in die Behandlungen erfolgen kann.

2.1.1 Was ist Patienten-Edukation?

Patienten-Edukation ist das geplante Lernen und Lehren zwischen Patient und Physiotherapeut (Niedermann u. Maspoli Büchi 1998).

Der Begriff stammt aus dem englischen Sprachgebrauch. „Patient Education" ist schwer ins Deutsche zu übersetzen, da es keinen adäquaten und umfassenden Ausdruck gibt. Als mögliche Übersetzung können folgende Bergriffe verwendet werden:

- instruieren
- bilden
- erziehen
- beibringen
- aufklären
- Auskunft geben
- beraten
- schulen
- anleiten
- anweisen
- dozieren
- unterrichten
- belehren

Patienten-Edukation kann also in zwei unterschiedliche Bereiche aufgeteilt werden:

Bilden ist das Schulen durch das Vermitteln von Hintergrundwissen und praktischen Informationen (englisch „teaching").

Beraten ist der Teil des partnerschaftlichen Problemlösens, aufbauend auf den Möglichkeiten des Patienten. (englisch „counselling").

Die Begriffe Bilden und Beraten definieren den Begriff Patienten-Edukation.

2.1.2 Hintergrund des Lernens

Lernen ist ein lebenslanger Prozess. Menschen lernen in allen Lebensbereichen und Altersphasen. Lernen ist während des ganzen Lebens möglich (neurophysiologisch gesehen) und auch lebenslang nötig (soziokulturell gesehen). Menschen lernen täglich, bewusst und unbewusst (Niedermann u. Maspoli Büchi 1998).

Der berühmte Neurowissenschaftler Manfred Spitzer sagt: „Unser Gehirn lernt immer. Lernen ist ein aktiver Vorgang, in dessen Verlauf sich Veränderungen im Gehirn des Lernenden abspielen" (Spitzer 2007, S. 4+11).

Menschen lernen aber auf sehr unterschiedliche Arten und über diverse Wahrnehmungskanäle. Und Lernen findet auf verschiedenen Ebenen statt: Sowohl die emotionale wie auch die kognitive und sensomotorische Ebene sind an diesem Prozess beteiligt.

2.1.3 Patienten lernen in der Physiotherapie

Wir möchten unsere Patienten im Lernprozess optimal unterstützen und begleiten. Es stellt sich die Frage, welche Mittel und Kanäle wir als Physiotherapeuten einsetzen und ansprechen können, um einen optimalen Lernerfolg für unsere Patienten zu erzielen.

Folgende Möglichkeiten bieten sich:

- Vermitteln von Informationen über Gespräche oder Referate in einer Gruppe,
- Vermitteln von Informationen über schriftliche Unterlagen,
- Zeigen von Bildern, Abbildungen, Skelettmodell und Fotos,
- praktische Ausführung von Übungen,
- Schaffen eines angenehmen Lernklimas durch Wertschätzung der individuellen Persönlichkeit,
- Anpassung an die individuellen Bedürfnisse des Patienten.

2.1.4 Inhalte der Patienten-Edukation

Die Informationen, die an den Patienten weitergegeben werden, können sehr unterschiedlich sein. Meistens vermischen wir Informationen aus diversen Bereichen in der täglichen Arbeit.

Zur Erklärung der Befunde der körperlichen Untersuchung kann zum Beispiel ein Wirbelsäulenmodell verwendet werden. Vor diesem Hintergrund erfolgt die Erklärung, warum eine gewisse Haltung oder ein Bewegungsmuster weitere negative Folgen hat und wie diese durch eine Haltungsänderung vermieden werden können.

Die folgenden Punkte geben einen Überblick über die unterschiedlichen Bereiche der Patienten-Edukation:

- Informationen und Erklärungen über die individuellen Befunde des Patienten,
- Informationen über mögliche Therapieziele, die im Gespräch mit dem Patienten gemeinsam definiert werden,
- Informationen über die Pathologie und Entstehungsmechanismen des Problems und die Rolle, die Bewegung dabei spielt,
- Informationen über Schmerzen (neurophysiologische Schmerzmechanismen) und die Rolle, die Bewegung dabei spielt,
- Erklärungen anhand von Gelenk- und Wirbelsäulenmodellen sowie Abbildungen,
- Vertrauensförderung in die eigene Person sowie die eigenen Handlungsmöglichkeiten und dadurch Abbau von Barrieren,
- Informationen über wissenschaftliche Untersuchungen zu Heimprogrammen,
- Informationen zu den einzelnen Übungen.

2.1.5 Integration in die verschiedenen Behandlungsphasen

Wie jede Behandlungstechnik soll auch das Vermitteln der Informationen an den Patienten geplant werden. Eine schriftliche Planung ist eine große Hilfe, um eine gewisse Struktur und Übersicht in die Informationsfülle zu bekommen (siehe Kap. 1.3.1).

Zusammenfassung
Eine physiotherapeutische Behandlung ist ein Lernprozess für den Patienten. Menschen lernen lebenslang und auf unterschiedliche Weise.
Die Art der Informationsvermittlung muss individuell auf die Patientensituation zugeschnitten sein und in einem positiven Klima erfolgen.
Die Physiotherapeutin vermittelt Hintergrundwissen und praktische Informationen und berät auf einer partnerschaftlichen Basis.

2.2 Informationsmodell, um die Entstehung eines Problems zu erklären

Der Patient, der zur physiotherapeutischen Behandlung kommt, hat in der Regel folgende drei Grundfragen:
1. Was habe ich und warum?
2. Was kann man dagegen tun?
3. Wie lange wird es dauern?
Unsere Informationsvermittlung soll diese Bereiche unbedingt abdecken.

Ein pragmatisches Modell, um die Entstehung eines nicht traumatischen Problems zu erklären, ist das *Modell der Belastung und Belastbarkeit*. Im folgenden Kapitel wird das Modell erklärt und dessen praktische Anwendbarkeit vorgestellt.

2.2.1 Belastung und Belastbarkeit

Häufig spricht man im Zusammenhang mit Überlastungsschäden im Sport vom Missverhältnis zwischen Belastung und Belastbarkeit. Das Modell kann aber auch sehr gut auf Probleme angewandt werden, die nicht auf eine sportliche Überlastung zurückzuführen sind. Als Grundlage dienen die Definitionen von Belastung und Belastbarkeit.

> ***Belastung:*** *Alle auf einen Körper wirkenden äußeren Kräfte und Drehmomente. Die Kräfte können sowohl statisch wie auch dynamisch sein.*
> ***Belastbarkeit:*** *Eine für jedes Material individuell verschiedene kritische Grenze der Belastung, die ohne Läsion toleriert werden kann.*

Ein adaptiertes Maß an Belastung hat eine stimulierende Wirkung auf die unterschiedlichen Körpergewebe. Zu geringe Belastung führt zu Atrophie, eine zu hohe Belastung führt zu Schädigung von Gewebe. Diese Schädigungen können unterschiedliche Körpergewebe betreffen: Knorpelgewebe, Sehnengewebe, Muskulatur, Kapsel-Bandapparat etc. Die Innervation der Gewebe wird entscheiden, welche peripheren nozizeptiven Mechanismen die Folge der Überlastung sind.

2.2.2 Faktoren von Belastung und Belastbarkeit

Für eine Patientenerklärung bietet sich **Abb. 2.1** an. Anhand der aufgezählten Faktoren können zusammen mit dem Patienten die für ihn zutreffenden markiert werden. So kann er erkennen, welche Umstände das Gleichgewicht aus dem Lot gebracht haben.

2.2.3 Ungleichgewicht zwischen Belastung und Belastbarkeit

Entscheidend bei der individuellen Analyse ist die Tatsache, dass der Patient miteinbezogen wird, wenn es um die Klärung geht, welche Faktoren dafür verantwortlich sind, dass in seinem Fall ein Ungleichgewicht zwischen Belastung und Belastbarkeit entstanden ist (**Abb. 2.2**). So kann der Patient sehr gut nachvollziehen, wie die Therapieplanung aussehen wird. Diese individuelle Analyse kann somit zur Planung der weiteren Therapieschritte dienen, die schließlich das Verhältnis zwischen Belastung und Belastbarkeit wieder ins Gleichgewicht bringen sollen.

Bei der Therapieplanung gibt es zwei unterschiedliche Ansätze.

Die Intensität der Symptome steht im Vordergrund (akute Schmerzproblematik):

Je nach individueller Analyse sollen die Maßnahmen getroffen werden, die den schnellsten Effekt haben.
- In der Regel muss zuerst die Aktivität, die den Schmerz auslöst, weggelassen oder deutlich reduziert werden. Dies bedeutet eine Reduktion der Belastung (**Abb. 2.3**).
- Weitere Möglichkeiten der Symptomreduktion sind sanfte passive Bewegungen, Weichteiltechniken, physikalische Therapie oder auch medikamentöse Therapie.
- Meistens können nur geringe oder gar keine Mittel zur Verbesserung der Belastbarkeit eingesetzt werden.

Die Symptome sind vorhanden, treten aber erst bei einer gewissen Belastung auf:

Einerseits muss analysiert werden, welche Mittel die Belastung sinnvoll reduzieren (**Abb. 2.4**), etwa
- eine andere Verteilung der Belastungen im Alltag,
- eine andere Griffstärke beim Tennisschläger,
- eine Veränderung der Belastung, z. B. durch Nordic Walking anstelle von Joggen,
- langfristig eine Gewichtsreduktion ansprechen.

Auf der anderen Seite müssen die Möglichkeiten zur Verbesserung der Belastbarkeit geplant und durchgeführt werden. Dies geschieht u. a. durch
- Verbesserung der muskulären Kontrolle,
- Verbesserung der Statik,
- Instruktionen zum Bewegungsverhalten unter Berücksichtigung der Konstitution.

Behandlungsziel ist das Gleichgewicht zwischen Belastung und Belastbarkeit (**Abb. 2.5**).

Tabelle 2.1 Faktoren von Belastung und Belastbarkeit

Belastung	*Belastbarkeit*
– Overuse – kann verursacht werden durch eine Belastung, die sehr häufig wiederholt wird, z.B. durch die Renovierung eines Hauses oder Wohnung, das Streichen einer Decke, Fensterputzen, Gartenarbeit, – kann durch eine falsche Planung von Trainingseinheiten im Sport oder Belastungsphasen im Alltag entstehen.	– Trainingszustand – Die Ermüdung der Muskulatur erhöht die Belastung auf die umliegenden Strukturen. – Durch Nichtgebrauch entsteht ein quantitativer Verlust von Gewebe, somit ist die Belastbarkeit reduziert.
– Newuse – bedeutet in der Regel eine Belastung, die für den Patienten ungewohnt oder neu ist. – Beispiel: Der Patient ist von Beruf Bürokaufmann. Er hat in den Ferien seine Wohnung renoviert, dabei hat er 2 Wochen lang jeden Tag 6–10 Stunden gearbeitet. Dies führt zu einer Kombination von Overuse und Newuse.	– muskuläre Dysbalance – Dieses Ungleichgewicht führt häufig zu erhöhtem mechanischem Stress in umliegenden Strukturen.
– plötzliche exzentrische Aktivität – kommt häufig durch Stoppbewegungen und Richtungswechsel bei Ballsportarten vor (Tennis, Handball, Basketball etc.), – kommt bei Aerobic mit Sprungkombinationen und bei Step-Aerobic vor.	– Konstitution – Die Längenverhältnisse unserer Körperabschnitte bestimmen, welche Hebel und Winkel wir bei Bewegung einsetzen.
– hohe Kraftentwicklung – kann durch ein intensives Training entstehen, – kann durch Übergewicht entstehen.	– statische Voraussetzungen – Jegliche statische Abweichung führt zu ungünstigen Belastungslinien und zu erhöhtem mechanischem Stress.
– Training auf schlechtem Boden – ist ein klassisches Problem, wenn zum Beispiel auf Asphalt gejoggt wird, – kommt häufig bei Hallensportarten vor.	– Systemerkrankungen – Diabetes beispielsweise hat einen Einfluss auf die Wundheilung und Belastbarkeit von Bindegewebe. – Rheumatische Grunderkrankungen im Allgemeinen reduzieren die Belastbarkeit der Gelenkstrukturen.
– schlechtes Material – die falsche Wahl von Laufschuhen, – der zu seltene Wechsel von Laufschuhen, – kann das Tragen von hohen Absätzen bei einer Tanzveranstaltung sein, – das Gehen mit harten Sohlen bei einer Stadtbesichtigung, – die Verwendung eine falschen Tennisschlägers, – die Verwendung eines zu schweren Werkzeugs bei handwerklichen Tätigkeiten.	– Corticosteroide – Diese Hormone haben einen negativen Effekt auf Knochen und Bindegewebe.
– schlechte Technik – ist immer ein Faktor, der die Belastung auf die Strukturen erhöht, weil es zu einem unökonomischen Krafteinsatz kommt, – kann immer auf sportliche Aktivitäten angewandt werden, aber auch auf Gartenarbeit etc.	– vorbestehende Schädigungen – Durch sie wird die Belastbarkeit je nach Ort und Ausmaß des Problems reduziert.
Zahlreiche Hinweise zu hohen Belastungen erhalten wir in der Anamnese. Sowohl die Aktivitäten, welche die Symptome verschlechtern, als auch die Auslöser des Problems liefern uns die nötigen Informationen.	*Informationen über die Belastbarkeit erhalten wir vorwiegend durch die Funktionsuntersuchung. Hinweise zu Systemerkrankungen, die Einnahme von Corticosteroiden und vorbestehenden Schädigungen finden wir in der Anamnese.*

Belastung

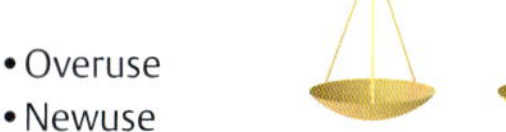

- Overuse
- Newuse
- plötzliche exzentrische Aktivität
- hohe Kraftentwicklung
- Training auf schlechtem Boden
- schlechtes Material
- schlechte Technik

Belastbarkeit

- Trainingszustand
- muskuläre Dysbalancen
- Konstitution
- statische Voraussetzungen
- Systemerkrankungen
- Corticosteroide
- vorbestehende Schädigungen

Abb. 2.1 Unterschiedliche Faktoren kennzeichnen Belastung und Belastbarkeit.

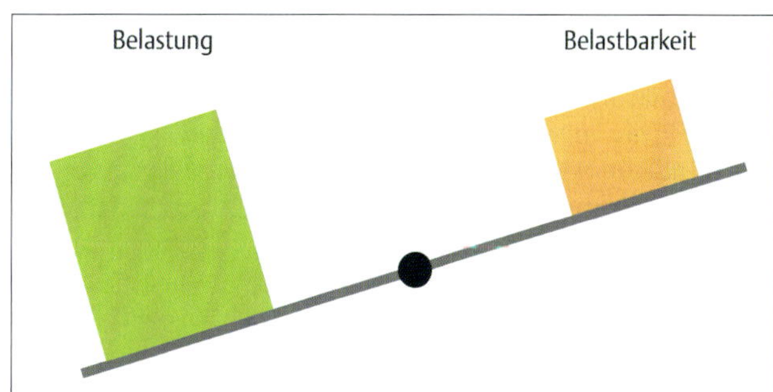

Abb. 2.2 Ungleichgewicht zwischen Belastung und Belastbarkeit.

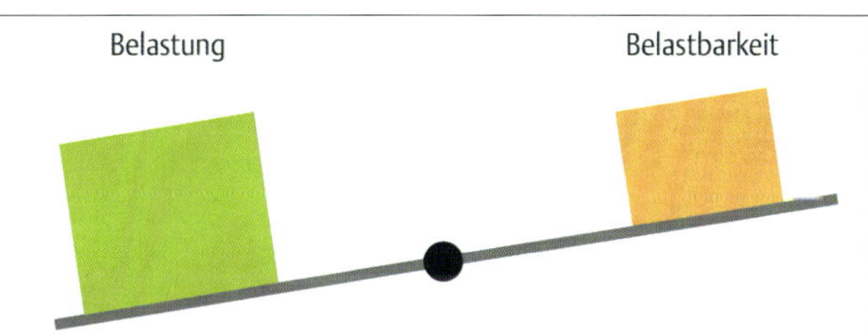

Abb. 2.3 Reduktion der Belastung als erster Therapieschritt.

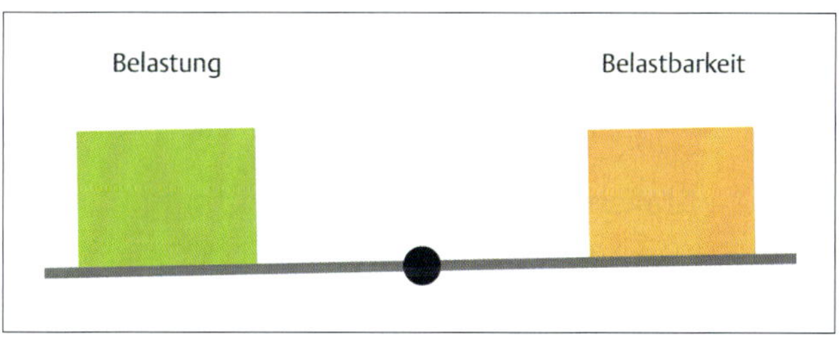

Abb. 2.4 Sinnvolle Reduktion der Belastung bei gleichzeitigem Aufbau der Belastbarkeit.

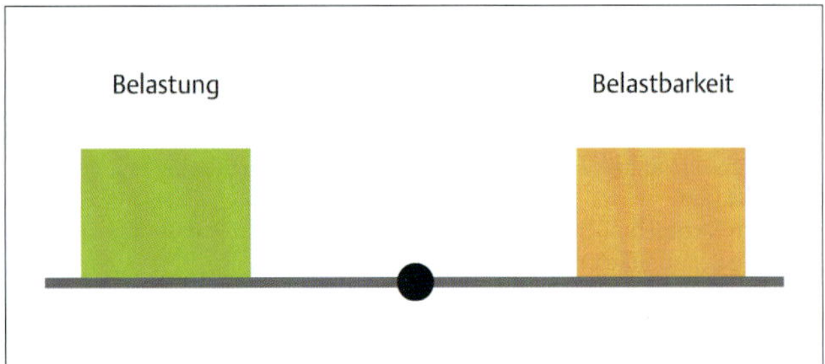

Abb. 2.5 Behandlungsziel: Gleichgewicht zwischen Belastung und Belastbarkeit.

Zusammenfassung

Das Modell der Belastung und Belastbarkeit kommt aus dem Bereich der Überlastungsschäden im Sport. Es kann mit gewissen Modifikationen aber auch an normale Alltagsaktivitäten angepasst werden.

Mithilfe von einfachen Bildern kann es benutzt werden, um dem Patienten zu erklären, wie seine Symptome entstanden sind und wie die Situation im Behandlungsverlauf ins Gleichgewicht kommen kann.

Entscheidend ist, dass der Patient aktiv in die Analyse miteinbezogen wird.

2.3 Informationsmodell für Kopfschmerzen

Krankheitsbilder können dem Patienten auf unterschiedliche Art und Weise erklärt werden. Da es bei vielen Pathologien keine Korrelation zwischen Symptomen und den Befunden des Röntgenbildes oder anderer bildgebender Verfahren gibt, entsteht für den Patienten ein Problem. Bei komplexen Krankheitsbildern ist es meistens das Vorhandensein mehrerer Faktoren, das zur Entwicklung von Symptomen führt. Das folgende Kapitel stellt am Beispiel von Kopfschmerzen ein Modell vor, das problemlos auch auf andere Pathologien übertragbar ist.

2.3.1 Bedeutung von Kopfschmerzen und die Rolle der Physiotherapie

Kopfschmerzen gehören zu den häufigen Ursachen, warum Patienten ihren Hausarzt aufsuchen. Epidemiologische Studien zeigen, dass ca. 16% der Bevölkerung an Kopfschmerzen leiden (Rasmussen et al. 1991). Demzufolge haben wir es mit einem wesentlichen gesundheitswirtschaftlichen Problem zu tun.

Es stellt sich die Frage, welche Rolle das neuromuskuloskelettale System in der Ätiologie von Kopfschmerzen spielt. Betrachtet man die Klassifikation der IHS (International Headache Society), spielt die Halswirbelsäule eine untergeordnete Rolle (**Tab. 2.2**).

Fast keine Beachtung in der Klassifikation, aber sehr viel Kontroverse in der Literatur – das ist das Problem der Halswirbelsäule (Westerhuis 2001). Scheinbar ist die Zuordnung zu den einzelnen Kategorien nicht immer einfach und so ist es möglich, dass Patienten mit einer zervikogenen Ursache einer falschen Kategorie zugeordnet werden. Die Symptome der Migräne und des Spannungskopfschmerzes können den Symptomen bei zervikogenen Kopfschmerzen sehr ähnlich sein.

Häufig beobachten wir bei Patienten mit einer langen Kopfschmerzgeschichte mit der Zeit eine Veränderung der Kopfschmerzen und ein Überlappen von unterschiedlichen Kopfschmerzen. Jetzt sind mehrere Faktoren am Zustandekommen der Kopfschmerzen beteiligt. Dies kann sehr gut mit einem grafischen Modell dargestellt werden.

2.3.2 Grafische Darstellung als Erklärungsmodell

Patienten, die mit ihrem Hausarzt sehr ausführlich über ihre Kopfschmerzen sprechen können, haben eine günstigere Prognose, dass ihre Kopfschmerzen nach einem Jahr besser sind (Bass et al. 1986). Das Resultat einer Studie mit 272 Patienten zeigt, dass Auf-

Tab. 2.2 Klassifikation und diagnostische Kriterien bei Kopfschmerz, kranialen Neuralgien und Gesichtsschmerz (nach: Headache Classification Committee of the International Headache Society [9])

1.	Migräne
1.1	Migräne ohne Aura
1.2	Migräne mit Aura etc.
2.	Spannungskopfschmerz
2.1	episodischer Spannungskopfschmerz
2.2	chronischer Spannungskopfschmerz
2.3	Spannungskopfschmerz, der diesen Kriterien nicht genügt
3.	Clusterkopfschmerz und chronisch paroxysmaler (anfallsartiger) Halbseitenkopfschmerz
4.	verschiedene Kopfschmerzen, die nicht mit strukturellen Läsionen zusammenhängen
5.	Kopfschmerz im Zusammenhang mit einem Trauma des Kopfes
6.	Kopfschmerz im Zusammenhang mit vaskulären Störungen
7.	Kopfschmerz im Zusammenhang mit nichtvaskulären intrakranialen Störungen
8.	Kopfschmerz im Zusammenhang mit Stoffen oder ihrem Entzug
9.	Kopfschmerz im Zusammenhang mit Infektionen außerhalb des Kopfes
10.	Kopfschmerz im Zusammenhang mit Stoffwechselstörungen
11.	Kopfschmerz oder Gesichtsschmerz im Zusammenhang mit Störungen an Schädel, Hals, Augen, Ohren, Nase, Nebenhöhlen, Zähnen, Mund oder anderen fazialen oder kranialen Strukturen
12.	Kraniale Neuralgien, Nevenwurzelschmerz und Deafferentierungsschmerz (Schmerz nach Durchtrennung der hinteren Nervenwurzel)
13.	nicht klassifizierbarer Kopfschmerz

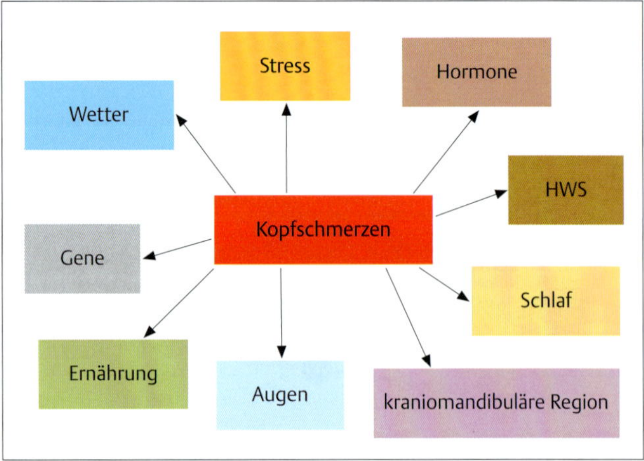

Abb. 2.6 Erklärungsmodell für Kopfschmerzen.

klärung und Information über dieses Krankheitsbild eine wesentliche Rolle in der Behandlung spielen.

Das grafische Modell über Kopfschmerzen zeigt alle möglichen Faktoren auf, die an ihrem Zustandekommen eine Rolle spielen können (**Abb. 2.6**).

Halswirbelsäule: Die Hauptaufgabe der Physiotherapeutin besteht darin zu erkennen, welche Rolle die Halswirbelsäule bei dem Kopfschmerzproblem spielt. Meist sind die Befunde in der oberen Halswirbelsäule zu finden und werden durch gehaltene Stellungen ausgelöst, z. B. Stellungen mit einer vorgeschobenen Kopfhaltung, wie sie beim Arbeiten am PC vorkommen, oder ungünstige Stellungen der Halswirbelsäule beim Schlafen (Bauchschläfer). Viele Patienten leiden unter Kopfschmerzen infolge eines Kopf- oder Halstraumas.

Kraniomandibuläre Region: Die obere Halswirbelsäule und das Kiefergelenk sind funktionell und neurophysiologisch eng verbunden. Dysfunktionen im Kiefergelenk können ebenso Schmerzen im Gesicht, im Hinterkopf und in der oberen Halswirbelsäule verursachen.

Schlafrhythmus: Ein unregelmäßiger Schlafrhythmus hat Einfluss auf den Serotoninstoffwechsel. Serotonin ist ein wichtiger Neurotransmitter und verantwortlich für die Hemmung von Schmerzen.

Augen: Eine Sehstörung, die durch eine Brille nicht optimal korrigiert ist, führt dazu, dass eine andere Kopfstellung eingenommen wird. Auch beim Tragen von Lesebrillen oder Gleitsichtbrillen können ungünstige Kopfstellungen die Folge sein.

Ernährung: Die Frage nach Nahrungsmitteln ist nicht einfach zu beantworten, da eine Reaktion auch mit Verzögerung eintreten kann. Es werden aber unterschiedliche Nahrungsmittel in Zusammenhang mit Kopfschmerzen gebracht: bestimmte Käsesorten, Schokolade, Zitrusfrüchte, Kaffee, Alkohol etc.

Genetische Disposition: Aufgrund des bekannten Phänomens, dass sich in vielen Familien Kopfschmerzen wie ein roter Faden durch Generationen ziehen, kann man von einer genetischen Disposition ausgehen. Es gilt als gesichert, dass genetische Veränderungen unter bestimmten Bedingungen verantwortlich sind für eine Stoffwechselstörung bestimmter Hirnzellen (Kalziumüberladung, Ionenkanalerkrankung) und dass der spezifische Schmerzmechanismus dadurch aktiviert wird (Meyer 2009).

Wetter: Die Quintessenz mehrer Studien zeigt, dass Wetter und Kopfschmerzen einen Zusammenhang haben können. Luftdruckschwankungen können bei einigen Menschen die Reizschwelle für Schmerzen heruntersetzen (Walach 2002).

Stress: Dieser Faktor kann zu Muskelverspannungen führen, was wiederum eine ungünstige Haltung und Stellung der Halswirbelsäule nach sich ziehen kann.

Hormone: Häufig besteht ein Zusammenhang zwischen Kopfschmerzen und dem menstruellen Zyklus. Hormonelle Schwankungen, wie sie während der Schwangerschaft, durch Einnahme hormoneller Verhütungsmittel und während der Wechseljahre entstehen, können bei vielen Frauen in Zusammenhang mit Kopfschmerzen gebracht werden (Bornatico-Valsangiacomo 2009).

Die meisten Patienten leiden nicht täglich unter Kopfschmerzen. Das kann bedeuten, dass an bestimmten Tagen mehrere beeinflussende Faktoren gleichzeitig auftreten und dies womöglich die Entstehung der Kopfschmerzen erklären kann.

Zusammen mit dem Patienten können die einzelnen Punkte durchgegangen werden, um zu sehen, welche zutreffen können. Durch das Führen eines Kopfschmerztagebuchs ergibt sich eine weitere Möglichkeit, die Zusammensetzung der Faktoren zu überprüfen.

Zusammenfassung

In der Physiotherapie gilt es nicht nur herauszufinden, inwieweit die Halswirbelsäule und die kraniomandibuläre Region an den Kopfschmerzen beteiligt sind, ein Teil der Behandlung besteht vielmehr darin, den Patienten zu informieren, welche weiteren Faktoren bei Kopfschmerzen eine Rolle spielen können. Das grafische Erklärungsmodell hilft dem Patienten zu erkennen, dass an gewissen Tagen meist mehrere Faktoren zusammenkommen, die den Kopfschmerz auslösen.

Diese Analyse zusammen mit dem Kopfschmerztagebuch und der physiotherapeutischen Behandlung ergibt ein sinnvolles Gesamtmanagement.

2.4 Schmerzen erklären

Seitdem das Buch und die Kurse von David S. Butler und G. Lorimer Mosley über „Schmerzen verstehen" (2005) einen enormen Bekanntheitsgrad unter Physiotherapeuten erreicht haben, ist die Tatsache, dass Patienten über Schmerzen informiert werden, fast eine Selbstverständlichkeit geworden. Das Informieren über Schmerzen und deren unterschiedliche Mechanismen ist heute ein Bestandteil des Gesamtmanagements chronischer Schmerzpatienten.

Ich möchte inhaltlich nicht weiter darauf eingehen, wie man dem Patienten die Informationen über seine Schmerzen vermittelt – dazu möchte ich allen Interessierten das oben erwähnte Buch empfehlen. Es ist eine Brücke zwischen der Welt der Neurowissenschaften und der Welt der Gesundheitsberufe. Außerdem richtet es sich direkt an den Betroffenen selbst und kann sehr gut zur Informationsvermittlung in der physiotherapeutischen Behandlung eingesetzt werden.

Seit das Buch in deutscher Sprache erschienen ist, benutze ich es regelmäßig, wenn ich Patienten über Schmerzen informiere. Ich gebe es ihnen mit nach Hause und empfehle konkret, gewisse Seiten nachzulesen. Einige Patienten haben sich das Buch später selbst gekauft und berichten, dass sie immer wieder darin lesen.

Schmerzen sind eine Bedrohung, vor allem wenn man nicht erkennen kann, woher sie kommen. Mehr Verständnis und Wissen über Schmerzen kann die Angst verringern und wesentlich zur Schmerzbewältigung beitragen. Genau wie der Patient, der in Ruhe mit seinem Hausarzt über Kopfschmerzen sprechen kann (Kap. 2.3.2), wird auch der Patient, der über die Schmerzen informiert wird, in der Regel eine bessere Prognose haben.

2.5 Informationsmodell für Stress und Muskelverspannungen

Bei zahlreichen Problemen im Bereich des neuromuskuloskeletalen Systems ist Stress ein beitragender Faktor. Stress wirkt auf die Psyche, aber auch auf die Körperfunktionen. Muskelverspannungen können eine Folge von Stress sein.

Beide Phänomene gehören zum physiotherapeutischen Alltag. Mithilfe von grafischen Darstellungen kann dem Patienten auf einleuchtende Weise und unter Einsparung von Zeit die Folge von Stress und Muskelverspannungen dargelegt werden.

2.5.1 Folgen von Stress

Bei den Folgen von Stress unterscheidet man zwischen physiologischen und psychologischen Wirkungen. Weiterhin differenziert man zwischen positiven und negativen Wirkungen von Stress (**Abb. 2.7**).

Kurzfristig hat Stress eine positive Wirkung. Der Körper bereitet sich auf eine Reaktion vor, der Blutdruck steigt an, die Durchblutung erhöht sich, die Aufmerksamkeit nimmt zu.

Diese Reaktion basiert auf der menschlichen Evolution, bei der die Stressreaktion den Körper in Alarmbereitschaft versetzt, die Gefahrenabwehr verbessert und es uns ermöglicht, in kritischen Situationen alle unsere Kräfte zu mobilisieren. Positive Auswirkungen auf das Gehirn und das Denken bestehen in einer Beschleunigung der Hirnaktivität, einer verbesserten Aufmerksamkeit, einer Verbesserung der kurzfristigen Urteilsfähigkeit und des Gedächtnisses sowie einer Beschleunigung von Entscheidungen.

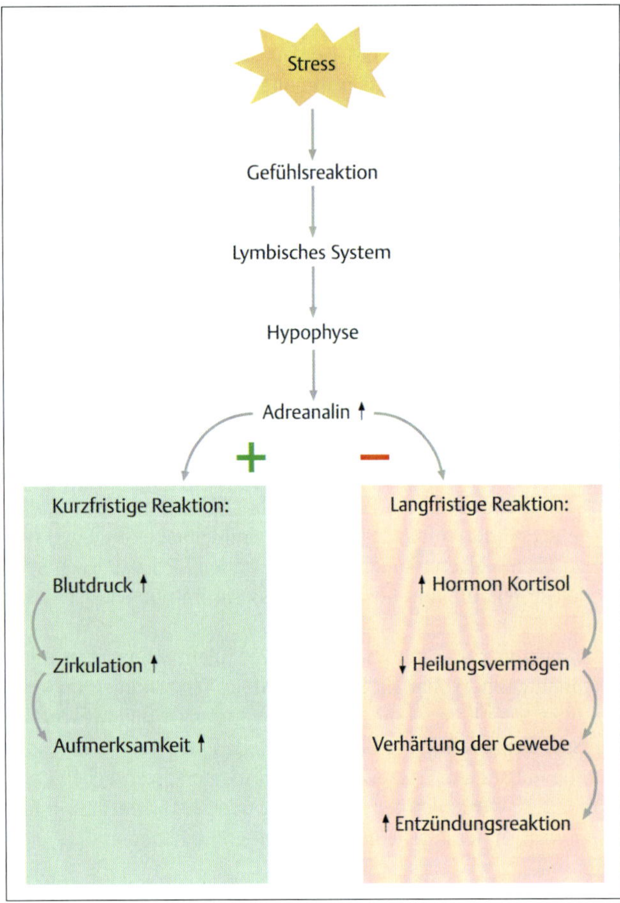

Abb. 2.7 Folgen von Stress.

Langfristig muss der Körper eine normale Stress-Antwort produzieren können. Durch die Ausschüttung des Hormons Kortisol kommt es zu einer Rückmeldung, um die weitere Kortisol-Produktion zu hemmen. Dadurch normalisiert sich der Kortisolspiegel. Das ist die gesunde Antwort auf Stress.

Bleibt der Kortisolspiegel durch anhaltenden Stress länger als zwei, drei Wochen erhöht, entsteht eine Unempfindlichkeit und das Abschalten der Stresshormonausschüttung funktioniert nicht mehr. Der Körper bleibt im Stresszustand, selbst wenn der äußere Stressfaktor reduziert wurde.

Ein zu hoher Kortisolspiegel hat erhebliche physische Folgen: Die Vitalität nimmt ab, das Heilungsvermögen des Körpers ist reduziert und es treten Gewebeveränderungen auf. Es kommt zu einem chronischen Erschöpfungszustand und die Aktivität des Immunsystems ist herabgesetzt.

Auf den Bewegungsapparat bezogen bedeuten diese Veränderungen vor allem eine Verschlechterung und Verzögerung der Wundheilung sowie eine verringerte Qualität des Bindegewebes.

Stress ist immer ein negativer prognostischer Faktor.

2.5.2 Folgen von angespannter Muskulatur

Nicht nur Stress kann zu Veränderungen der Muskelspannung führen, sondern auch Fehlhaltungen und muskuläre Ungleichgewichte (**Abb. 2.8**). Viele Patienten sind sich bewusst, dass ihre Muskulatur verspannt ist, und manchmal merken sie auch, dass Stress diese Situation verschlechtert.

Ich kenne kaum einen Patienten, der nicht die Vorstellung hat, dass Massage diese Situation verbessern kann. Mit der Darstellung, dass Stress, Fehlhaltung und muskuläre Ungleichgewichte die Ursachen der Verspannungen sein können, kann dem Patienten erklärt werden, dass die Massage sicher sehr angenehm ist und zu einer kurzfristigen Erleichterung führt, aber nicht die Ursache des Problems bekämpft.

Wie im Kap. 1.5.3 beschrieben, braucht der Patient diese Informationen, um zu erkennen, warum seine Fehlhaltungen das Problem unterstützen und dass es notwendig ist, mit selbst durchgeführten Übungen positiven Einfluss auf das muskuläre Ungleich-

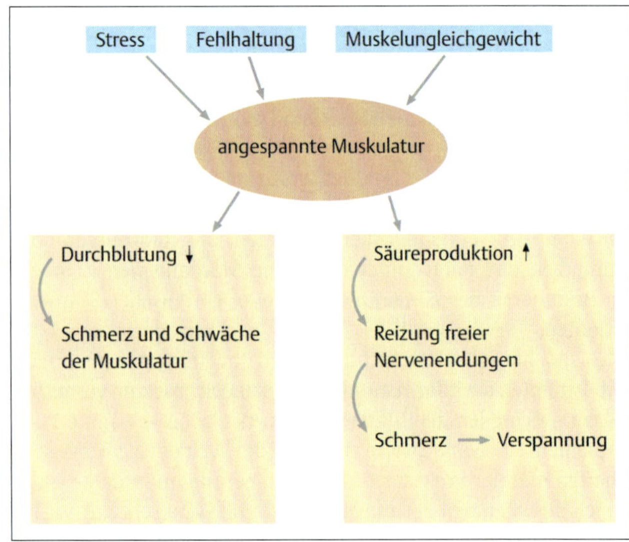

Abb. 2.8 Folgen angespannter Muskulatur.

gewicht zu nehmen. Diese Veränderungen geben ihm ein Mittel in die Hand, auch seine Schmerzen günstig beeinflussen zu können. Sonst führen die Schmerzen zu erneuter Verspannung und er bleibt in diesem Teufelskreis gefangen.

Wenn in der Inspektion eine Fehlhaltung festgestellt wird und der Patient bereits einen Schmerz verspürt, wird eine Korrektur der Fehlhaltung passiv durchgeführt. Im Idealfall können die Symptome durch die verbesserte Haltung sofort reduziert werden. Dies führt zu einem Primärerlebnis. Der Patient erfährt am eigenen Körper, dass eine bessere Haltung die Schmerzen reduziert. Dies ist eine wesentliche kognitive und emotionale Unterstützung in der Phase der Verhaltensänderung.

Zusammenfassung

Die Erklärungen über Stress und Muskelverspannungen gehören zum therapeutischen Alltag. Mithilfe von grafischen Darstellungen, welche die Zusammenhänge aufzeigen, können dem Patienten in kurzer Zeit wichtige Informationen vermittelt werden.

2.6 Informationen über geeignete Sportarten

Ein übergeordnetes Behandlungsziel ist es, das Bewegungsverhalten des Patienten zu verändern. In der Therapiephase betrifft dies die Aspekte der Ergonomie und der Instruktion von therapeutischen Übungen. Langfristig gesehen geht es aber auch um eine Veränderung der körperlichen Aktivität im Allgemeinen und um die Ausübung bestimmter Sportarten.

Patienten stellen selbst Fragen über mögliche Sportarten und erwarten von der Physiotherapeutin eine kompetente Beratung. Im folgenden Kapitel werden die wichtigsten Punkte erläutert.

2.6.1 Patientenzentrierte Beratung

In diesem Teil der Informationsvermittlung nimmt die Therapeutin eher eine beratende Rolle ein. Wie bereits in Kap. 2.1.1 erwähnt, geht es um ein partnerschaftliches Problemlösen, aufbauend auf den Möglichkeiten des Patienten. Je mehr der Patient in diesen Prozess miteinbezogen wird, desto erfolgreicher wird die Umsetzung im Alltag sein.

Unter Berücksichtigung der persönlichen Vorlieben, der Pathologie, des Trainingszustands, der Konstitution, des Körpergewichts und der Fähigkeiten des Patienten soll die Aktivität oder sportliche Betätigung gefunden werden, die möglichst viele Kriterien vereint.

Zudem soll die Beratung die genaue Intensität, Dosierung und Frequenz beinhalten sowie die möglichen Steigerungen. Inwieweit die Therapeutin diesen Prozess begleiten kann, hängt auch von der Situation des Kostenträgers ab.

2.6.2 Bewegung im Alltag

Das Aktivitätsniveau steigert man am einfachsten dadurch, dass man im Alltag jede Gelegenheit nutzt, sich mehr zu bewegen.

Die Tatsache, dass sich die Gesamtbevölkerung zu wenig bewegt, ist in den Medien ein ständiges Thema. Übergewicht kann in einen direkten Zusammenhang mit körperlicher Inaktivität gebracht werden. Studien zufolge hat Deutschland den höchsten Anteil an übergewichtigen Menschen. Er ist höher als in den USA und betrug in 2003 49,7 % der Bevölkerung (Ehrsam et al. 2004).

Die Mindestempfehlung für Bewegung lautet: 30 Minuten Bewegung mit mindestens „mittlerer" Intensität. Das bedeutet zügiges Gehen idealerweise an allen Tagen in der Woche (Pate et al. 1995).

Der gesundheitliche Nutzen von regelmäßiger Bewegung ist enorm. Die wichtigsten davon sind:
- Erhöhung der Lebensdauer um 7–9 Jahre bei sehr aktiven Menschen,
- Reduzierung des Herzinfarktrisikos um Faktor 3,
- Reduzierung von Diabetes Typ II um 50 %,
- deutliche Reduzierung von Adipositas,
- Reduzierung von Colon-/Dickdarmkrebs um 50 %,
- Reduzierung leichter Depressionen um 50 %,
- Verbesserung der Lebensqualität im Alter (Martin u. Marti 1998).

Bereits mit dem Mindestmaß an Bewegung werden 50 % aller gesundheitlichen Effekte erreicht. Dabei ist zu bedenken, dass es keine Depotwirkung von Bewegung gibt. Das heißt, regelmäßige Bewegung ist ein lebenslanges Programm und hat vor allem auch im Alter große Vorteile.

Sicherlich gehört ein Teil unserer Patienten zu den Menschen, die diese Mindestempfehlung nicht erreichen. Indem wir diesen Patienten Möglichkeiten aufzeigen, sich im Alltag mehr zu bewegen, setzen wir bereits den ersten gesundheitsfördernden Effekt in Gang. Mehr Bewegung im Alltag hat den großen Vorteil der Zeitersparnis. Somit passt es genau in das Modell der Alltagstauglichkeit.

Es gibt mehrere Möglichkeiten, sich im Alltag mehr zu bewegen:
- Strecken, die man sonst mit dem Auto oder Bus zurückgelegt hat, jetzt zu Fuß oder mit dem Fahrrad bewältigen: Arbeitsweg, Schulweg, Weg zum Einkaufen etc. – hier besteht das Hauptpotenzial, im Alltag das Mobilitätsverhalten zu verbessern,
- Benutzen von Treppen anstelle von Aufzügen,
- Gartenarbeit und Hausarbeit sind ebenso körperliche Aktivitäten wie zügiges Gehen.

Vor 50 Jahren wurden in England 50 % aller Wegstrecken mit dem Fahrrad zurückgelegt, heute sind es nur noch 2 %.
In der Schweiz sind 30 % aller Autofahrten kürzer als 3 km und 12,5 % der Autofahrten sogar kürzer als 1 km.
Bis zu Distanzen von 6 km ist das Fahrrad das schnellste Verkehrsmittel.
Eine Studie aus Dänemark zeigt, dass Menschen, die regelmäßig zu Fuß oder mit dem Fahrrad zur Arbeit gelangen, ein um 40 % niedrigeres Mortalitätsrisiko haben.

2.6.3 Ergometer und Crosstrainer

Um 100% der gesundheitlichen Effekte von Bewegung zu erreichen, kommen zu den 30 Minuten zügigen Gehens täglich noch 3 Trainingseinheiten pro Woche. Dieses Training sollte mindestens 20 Minuten dauern und zum Schwitzen führen.

Dies ist der eine Aspekt von mehr Bewegung, aber für unsere Patienten können noch andere Aspekte dazu beitragen, dass zum Beispiel ein Training zuhause mit dem Ergometerfahrrad durchgeführt werden soll.

Vorteile des Trainings mit dem Ergometerfahrrad:
- Trainingsmöglichkeit unabhängig von Wettereinflüssen,
- Aufbau von Belastbarkeit (Kräftigung der Muskulatur), wenn noch nicht die volle Belastung erlaubt oder möglich ist,
- kontrollierte Bewegung in geschlossener Kette der unteren Extremität ohne Scherwirkungen,
- kein Sicherheitsrisiko, vor allem bei älteren Patienten.

Zusätzliche Vorteile des Crosstrainer-Trainings:
- gangtypische Bewegung, ideal für das Hüftgelenk,
- gleichzeitiges Training der oberen Extremität.

2.6.4 Nordic Walking

Häufig werden seitens des Patienten Fragen zu Nordic Walking gestellt. Diese Aktivität bringt folgende Vorteile für den Patienten:
- Bewegung an der frischen Luft hat zusätzliche psychische Komponenten.
- Durch den Einsatz der Stöcke kann ein Teil des Körpergewichts reduziert werden, es eignet sich daher auch für Patienten, bei denen die volle Belastung der unteren Extremität nicht sinnvoll ist und kann auch für Rückenpatienten sehr sinnvoll sein.
- Durch den Einsatz der Stöcke entsteht eine zusätzliche Rumpf- und Armaktivität.
- Durch den Stockeinsatz werden koordinative Fähigkeiten geschult.
- Es eignet sich besonders gut als Gruppenaktivität oder zusammen mit einem Trainingspartner.

In jedem Fall ist es empfehlenswert, einen Kurs zu besuchen, um die korrekte Technik zu erlernen.

2.6.5 Schwimmen, Aquajogging, Aquafitness

Viele Patienten haben eine Abneigung gegen Schwimmen in Hallenbädern. Hingegen scheinen sich andere Bewegungskurse im Wasser großer Beliebtheit zu erfreuen. Bewegung im Wasser hat zahlreiche Vorteile:
- Das Körpergewicht ist um ein Wesentliches reduziert, Bewegung ist einfacher möglich und macht Freude.
- Der Widerstand des Wassers kann für viele Übungen genutzt werden.
- Durch Hilfsmittel wie Ringe und Brettchen entsteht eine weitere Vielfalt an Übungsmöglichkeiten.
- Das Liegen auf dem Wasser kann sehr entspannend sein.
- Die Wärme des Wassers kann als angenehm empfunden werden.

Auf der anderen Seite entstehen im Wasser auch unkontrollierte Bewegungen, was bei einigen Pathologien zu bedenken ist.

2.6.6 Inlinern

Das Fahren auf Inlinern bietet eine sehr harmonische runde Bewegung ohne Stöße und Schläge. Außerdem kommt es zu einer guten Kräftigung der Muskulatur im Bereich der unteren Extremität und des Beckens.

Es ist aber zu berücksichtigen, dass dies nur bei entsprechender Technik möglich ist. Bei Anfängern besteht eine hohe Sturzgefahr und deswegen kommt diese Art der Bewegung nur für eine kleine Gruppe von Patienten infrage.

2.6.7 Joggen

Der Laufsport erfreut sich großer Beliebtheit, weil das Verletzungsrisiko gering ist, technisch sind die meisten Menschen in der Lage, die Bewegung auszuführen, und eigentlich ist die Ausübung immer und fast überall möglich.

Ob die Belastung des Laufens für den Patienten zumutbar ist, hängt von seinen individuellen Befunden ab. In der physiotherapeutischen Beratung geht es vor allem um folgende Aspekte:
- Gestaltung eines sinnvollen Belastungsaufbaus im Lauftraining für den Patienten,
- Informationen über gute Laufschuhe (siehe auch Kap. 3.6.2),
- Informationen über die Bodenbeschaffenheit,
- klare Informationen, wie sich der Patient zu verhalten hat, wenn Symptome auftreten.

2.6.8 Yoga

Bei diesem Thema möchten die Patienten, die bereits Yoga ausüben, eine Bestätigung bekommen, dass Yoga für ihr Problem geeignet ist. Wenn die Symptome dadurch nicht zunehmen, besteht keine Kontraindikation. Die Frage ist eher, ob man im individuellen Fall eines Patienten Yoga empfehlen würde.

Yoga fördert die Beweglichkeit, das Körperbewusstsein und kann eine entspannende Wirkung haben. Stehen diese Komponenten im Vordergrund, ist es durchaus empfehlenswert.

2.6.9 Training an Geräten im Fitnesszentrum

Wenn es um Gerätetraining geht, stehen wir als Physiotherapeuten sicher in einem Konflikt. Wenn der Patient ein solches Training machen möchte, bevorzugen wir eindeutig eine Einrichtung mit physiotherapeutischer Betreuung. In vielen Fällen steht diese Möglichkeit sogar am eigenen Arbeitsplatz zur Verfügung. Der Patient hat auf der anderen Seite schon vorher in einem kommerziellen Fitnesszentrum trainiert und womöglich einen Jahresvertrag abgeschlossen.

Ein medizinisch gestütztes Gerätetraining ist für viele Patienten sehr empfehlenswert. Es hat den Vorteil, dass unter Kontrolle trainiert wird, und es besteht ein äußerer Reiz, das Training auch wahrzunehmen.

Wenn der Patient aber in sein früheres Fitnesszentrum zurückkehren möchte, sollten wir unbedingt folgende Punkte beachten:
- Alle Übungen mit dem Patienten durchgehen und entscheiden, ob sie bei seinem Problem sinnvoll sind.
- Informationen über eine korrekte Haltung und Ausführung der einzelnen Übungen geben.

Durch eine kompetente Beratung in diesem Bereich wird der Patient vielleicht zu einem späteren Zeitpunkt auf ein medizinisches Angebot zurückkommen.

2.6.10 Pilates

Grundsätzlich ist Pilates ein sehr empfehlenswertes Training, vor allem auch für Rückenpatienten. Es enthält wichtige Aspekte der Rumpfstabilität.

Aber auch hier ist es von Vorteil, wenn es unter physiotherapeutischer Anleitung durchgeführt wird, da es sehr unterschiedliche Intensitätsstufen gibt.

2.6.11 Fahrradfahren

Fahrradfahren vereint alle Vorteile von Alltagsmobilität und regelmäßiger Bewegung. Als alternative Trainingsform eignet es sich vor allem für solche Patienten, die aus unterschiedlichen Gründen die untere Extremität noch nicht oder nicht mehr voll belasten können.

Wird das Fahrrad als Trainingsgerät benutzt, ist eine Anpassung an die Größe und Konstitution sehr wichtig, da Probleme an der Halswirbelsäule durch eine falsch angepasste Lenkerhöhe entstehen können.

2.6.12 Wandern, Bergsteigen

Die einzige Einschränkung bei dieser Freizeitaktivität besteht darin, den Berg hinunter zu gehen. Durch das Abwärtsgehen entstehen eine Extensionstendenz der Lendenwirbelsäule und eine erhöhte Belastung auf die Gelenke der unteren Extremität.

2.6.13 Langlauf

Die diagonale Technik beim Langlaufen gilt als ideale Bewegungsform. Genau wie beim Inlinern ist es ein runder und harmonischer Bewegungsablauf. Die Voraussetzungen, den Sport überhaupt ausüben zu können, sind natürlich die äußeren Bedingungen und das technische Können. Auch hier ist eine physiotherapeutische Anleitung wünschenswert.

2.6.14 Alpines Skifahren

Auch beim Skifahren sind die technischen Fähigkeiten und die Sicherheit des Patienten entscheidend, ob man ihm den Sport wieder empfehlen würde. Die Vorteile für den Bewegungsapparat sind weit geringer als zum Beispiel beim Langlaufen oder auch Nordic Walking.

Skifahren hat für die meisten Patienten allerdings einen sehr hohen Stellenwert für das psychische Wohlbefinden und allein aus diesem Grund ist es empfehlenswert.

2.6.15 Tennis und Golf

Bei beiden Sportarten (siehe auch Kap. 3.6.2) handelt sich um Bewegung an der frischen Luft, in der Regel verbunden mit einer hohen sozialen Komponente. Diese Kombination aus Bewegung, frischer Luft und sozialen Kontakten hat einen enormen Effekt auf das Wohlbefinden und die Psyche.

Was die spezifischen Effekte auf den Bewegungsapparat betrifft, kann die Physiotherapeutin einige allgemeine Aspekte in der Beratung beachten:

- Trainingsintervalle sollen sinnvoll sein. Pro Training kann die Zeit reduziert werden und zwischen den Trainings sollte mindestens ein Tag Pause eingelegt werden.
- Vor dem Training sollte ein leichtes Aufwärmen durch Gymnastik stattfinden.
- Das Training sollte möglichst regelmäßig durch das ganze Jahr hindurch erfolgen, Belastungsspitzen sollten vermieden werden.

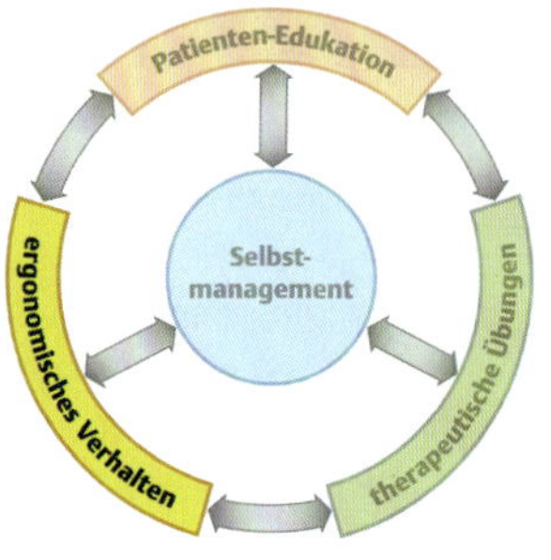

3 Ergonomisches Verhalten

3.1 Einführung

Die Ergonomie befasst sich mit der Schnittstelle zwischen dem Menschen und dem Arbeitsmittel. Diese Schnittstelle soll so gestaltet werden, dass eine komfortable Nutzung entsteht. Diese Erklärungen leiten sich alle aus dem Bereich der Arbeitswelt ab.

Aus Sicht der Physiotherapie verwenden wir diesen Ansatz bei allen Aktivitäten des täglichen Lebens. Wir analysieren, ob und inwieweit das ideale Arbeitsmittel verwendet wird und wir beurteilen, wie der Patient dieses Mittel nutzt.

Wir analysieren die Kopfstellung beim Schlafen und beurteilen das verwendete Kopfkissen, wir analysieren die Stellung und Bewegung der Lendenwirbelsäule beim Bügeln und beim Heben einer Kiste genauso wie die Einstellung der Kopfstützen beim Autofahren und die Stellung der Halswirbelsäule, die der Patient dabei einnimmt.

Als Grundlage ist ein Überblick über die Definition der Ergonomie von Vorteil und anschließend wird aufgezeigt, wie dieser Grundgedanke in das Selbstmanagement integriert werden kann.

3.1.1 Definition Ergonomie

Eine Definition von Ergonomie wurde erstmals 1857 von Wojciech Jastrzębowski in einer polnischen Tageszeitung veröffentlicht: „Ergonomie ist ein wissenschaftlicher Ansatz, damit wir aus diesem Leben die besten Früchte bei der geringsten Anstrengung mit der höchsten Befriedigung für das eigene und das allgemeine Wohl ziehen" (Luczak et al. 1998, S.8).

Bei dieser historischen Definition ist besonders die Aussage der *geringsten Anstrengung* zu betonen. Dies ist einer der Hauptaspekte, wenn es zum Beispiel um Haltungskorrekturen geht. Eine verbesserte oder ungewohnte Haltung einzunehmen, bedeutet zu Beginn meist, dass eine zu große muskuläre Aktivität entsteht. Das optimale Ziel ist aber erst erreicht, wenn die neue Haltung oder auch die neue Bewegung mit einem ökonomischen Einsatz der Muskulatur erreicht werden kann.

Die eigentliche Kreation des Begriffs Ergonomie wird dem englischen Wissenschaftler Murrell zugeschrieben.

Der Begriff setzt sich aus den beiden griechischen Wortstämmen ergon (= Arbeit) und nomos (= Regel, Gesetz) zusammen (Luczak 1989).

Als vereinfachte Definition von Ergonomie kann man folgende Aussage betrachten: Die Ergonomie befasst sich mit den Fähigkeiten und Bedürfnissen des Menschen und passt die Arbeit und Arbeitsmittel diesen Fähigkeiten und Bedürfnissen an (Luczak 1989).

Im Folgenden wird dargestellt, wie die Grundgedanken der Ergonomie in das Selbstmanagement der Physiotherapie einfließen können.

3.2 Entlastungsstellungen

Der erste Ansatz einer ergonomischen Beratung im Rahmen der Physiotherapie ist häufig die Instruktion geeigneter Entlastungsstellungen. Dies ist vor allem dann wichtig, wenn es um ein akutes Schmerzproblem geht.

Das direkte Ziel der Entlastungsstellung ist die Schmerzreduktion im Alltag.

Durch gute Unterlagerung einzelner Körperabschnitte kann die Muskelaktivität reduziert werden. So können Strukturen gezielt entlastet werden (Suppé u. Spirgi-Gantert 2007, S. 43–44).

Durch die Lagerung des Gelenks in bestimmten Stellungen kann es optimal entlastet werden. In der Ruhestellung sind die Gelenkkapsel und Bandstrukturen maximal entlastet.

Beispiele für Entlastungsstellungen

- für die Lendenwirbelsäule: Rückenlage mit 90° Hüftflexion und 90° Knieflexion,
- gekreuzte BH-Träger (Sport-BH) zur Entlastung des Schultergürtels (**Abb. 3.2 a+b**)
- für die Lendenwirbelsäule: Seitlage, Beine angezogen, Kissen zwischen den Beinen,
- für das Schultergelenk: im Sitz Lagerung und Unterstützung auf einer Armlehne mit Kissen (**Abb. 3.1**),
- für das Schultergelenk: im Stehen durch Einstecken des Arms in die Jacke,
- für die Achillessehne: ein Fersenkeil.

In der Regel findet der Patient auch selbst heraus, welche Stellung ihm am angenehmsten ist, und somit bedarf es nur noch kleiner Anpassungen und Informationen.

Informationen über Entlastungsstellungen können bereits in der ersten Behandlungssitzung erfolgen (siehe auch Kap. 1.3.1).

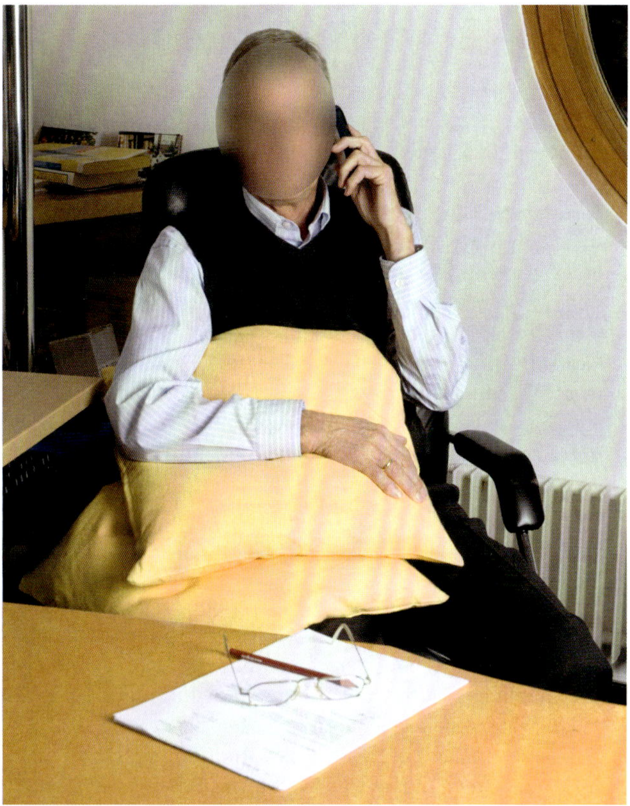

Abb. 3.1 Entlastung und Unterstützung für das Schultergelenk im Sitzen durch Lagerung auf einer Armlehne mit Kissen.

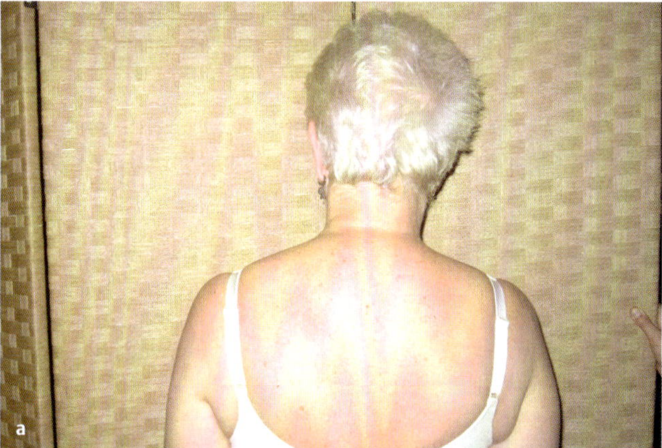

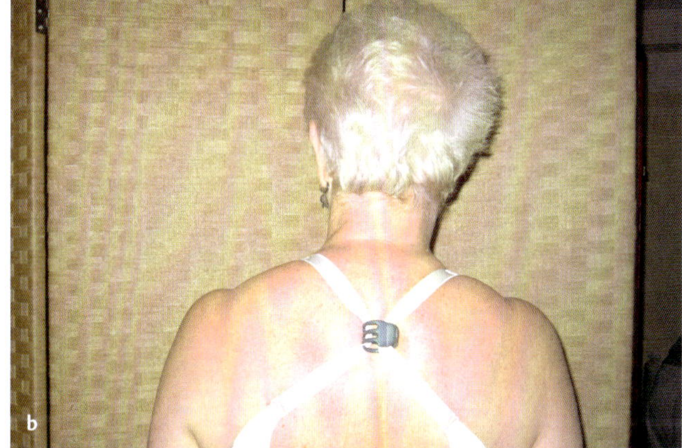

Abb. 3.2 **a** Ungünstig: BH-Träger schneiden an der Schulter ein. **b** Entlastung durch gekreuzte Träger..

3.3 Haltung im Allgemeinen

Das Ziel der Haltungskorrektur ist es, unerwünschte und ungünstige Belastungen auf den Bewegungsapparat zu reduzieren.

Damit dies möglich ist, muss der Patient erkennen, dass er sich in einer Fehlhaltung befindet. Um dann diese Fehlhaltung korrigieren zu können, muss der Patient die Beweglichkeit aufweisen, um in die korrigierte Stellung zu kommen. Das bedeutet, dass zuerst eventuelle Steifigkeiten mobilisiert werden müssen.

*Der Patient hat eine vorgeschobene Kopfstellung und eine Extensionsstellung der oberen Halswirbelsäule. Um diese Stellung korrigieren zu können, braucht er ein Bewegungspotenzial in die Flexionsrichtung der oberen Halswirbelsäule. Bevor die eigentliche Haltungskorrektur instruiert werden kann, muss die Therapeutin die Flexionsmöglichkeit beurteilen und wenn nötig verbessern (***Abb. 3.3***).*

Hat der Patient die Möglichkeit, in die korrigierte Stellung zu kommen, braucht er die muskuläre Kontrolle, die Stellung halten zu können. Eine verbesserte Stellung halten zu können, ist also bereits ein Training (siehe Kap. 1.4.3).

Ergonomisches Verhalten und therapeutische Übungen gehen fließend ineinander über.

Eine andere Möglichkeit, eine verbesserte Stellung zu halten, ist das Benutzen von einfachen Hilfsmitteln im Alltag, z. B.:

- eine Handtuchrolle in der Lendenwirbelsäule, um die Lordose zu unterstützen,
- ein Sitzkeil, um das Becken nach vorn zu kippen,
- eine Einlage, um die Fußstellung zu verbessern.

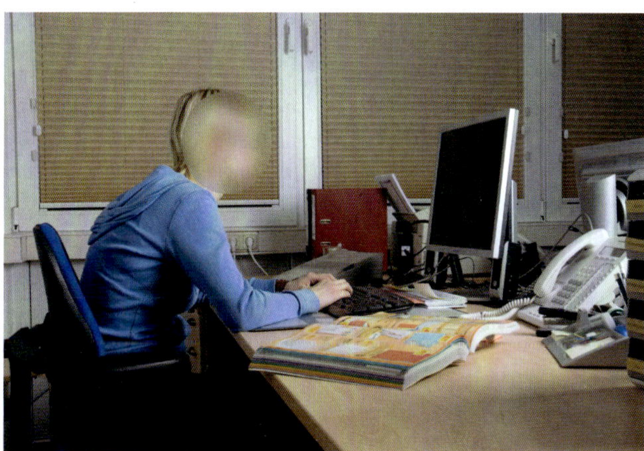

Abb. 3.3 Beispiel zur Haltungskorrektur bei vorgeschobener Kopfstellung und Extensionsstellung der oberen Halswirbelsäule.

3.4 Ergonomisches Verhalten am Arbeitsplatz

Das Ziel der Ergonomie am Arbeitsplatz ist es, dass sich der Patient einerseits an seine Aufgaben bzw. seinen Arbeitsplatz anpassen kann und dass Maßnahmen unternommen werden, den Arbeitsplatz an den Patienten anzupassen.

Wenn man über ergonomisches Verhalten am Arbeitsplatz spricht, steht häufig das Verhalten am Bildschirmarbeitsplatz im Vordergrund. Dies hat mit der Tatsache zu tun, dass die Anzahl der Bildschirmarbeitsplätze in den letzten 10 Jahren stark angestiegen ist. Es würde den Rahmen dieses Buches sprengen, auf dieses Thema näher einzugehen. Einige Grundlagen zu Bildschirmarbeitsplätzen sollte aber jede Physiotherapeutin kennen, damit sie eventuelle Probleme erkennen und den Patienten beraten kann. Die Grundlagen sind im Folgenden aufgelistet (**Abb. 3.4**).

- *Bildschirm*: Der Bildschirm sollte kein Licht reflektieren, er sollte in der richtigen Distanz (50–80 cm) und im richtigen Blickwinkel (ca. 35 ° nach schräg unten) aufgestellt sein.

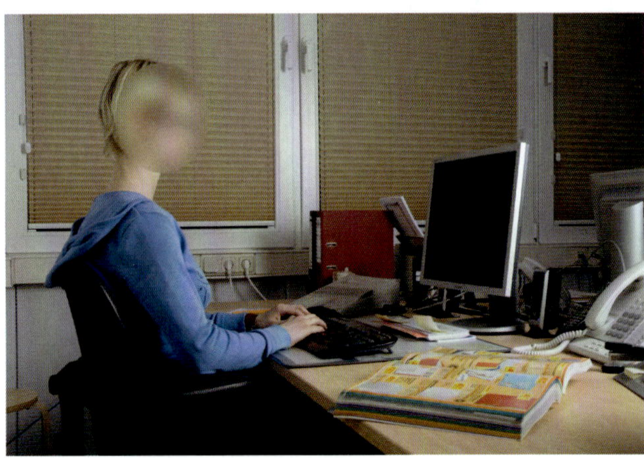

Abb. 3.4 Grundlagen der Ergonomie eines Bildschirmarbeitsplatzes.

- *Tastatur*: Die Höhe der Tastatur sollte in der Mitte nicht mehr als 30 mm betragen. Die Lage der Tastatur auf dem Tisch sollte genügend Platz bieten, um die Handballen aufzulegen, also ca. 10–15 cm von der Tischkante entfernt.
- *Buchstabengröße*: Die Großbuchstaben sollten bei einem Abstand von 50 cm eine Höhe von mindestens 3 mm haben.
- *Arbeitstisch:* Um zusammen mit dem Stuhl eine optimale Einstellung zu erreichen, sollte der Tisch höhenverstellbar sein.
- *Stuhl:* Der Stuhl sollte unbedingt mit Rollen versehen sein.
- *Richtiges Sitzen:* Der Winkel des Knie- und Ellbogengelenks sollte ca. 90 ° betragen. Dabei sollten die Füße flach auf dem Boden aufliegen. Entscheidend beim Sitzverhalten ist, dass man diese statische Haltung regelmäßig durch Dynamik zu unterbrechen versucht.
- *Licht:* Richtige Lichtverhältnisse sind ein wesentlicher Bestandteil von ergonomischen Arbeitsplätzen. Der Raum sollte gleichmäßig ausgeleuchtet sein, damit das Auge nicht einem ständigen Wechsel ausgesetzt ist (www.vbg.de/bueroarbeit).

Geht es um Arbeitsplätze in der Industrie, sind die Voraussetzungen dafür natürlich sehr unterschiedlich. Bestimmte Faktoren gilt es hier besonders zu beachten und eventuell mit dem Patienten individuell auf seinen Arbeitsplatz bezogen zu analysieren.

- *Haltungskonstanz:* Gibt es Zwangshaltungen, die lange eingenommen werden müssen, und wie sehen diese Haltungen aus?
- *Dynamische Faktoren:* Welche Lasten müssen gehoben werden, mit welchen Geschwindigkeiten? Müssen Lasten abgebremst werden? Wie ist die Häufigkeit? Bestehen starke Rotationen oder kommt einseitiges Heben vor?
- *Umgebungsfaktoren:* Besteht die Gefahr von Vibration? Gibt es Stöße, Rutschgefahr, Kälte, Nässe oder Zugluft?

Ergonomische Faktoren gehören zu den beitragenden Faktoren. Durch den Clinical-Reasoning-Prozess muss die Therapeutin entscheiden, welche Aspekte im Vordergrund stehen und zuerst analysiert werden müssen.

3.5 Bewegungsmuster im Alltag

Nicht nur am Arbeitsplatz bestehen ungünstige Haltungs- und Bewegungsmuster, sondern vor allem auch im ganz normalen Alltag. Diese Faktoren können zu den wichtigsten beitragenden Faktoren gehören, warum ein Problem entstanden ist oder warum es weiter besteht. Hier einige typische Beispiele:

- ungünstige Stellung der Halswirbelsäule durch „Bauchschlafen" oder durch ein falsches Kissen,
- Einklemmen des Telefonhörers durch die Halswirbelsäule und den Schultergürtel (**Abb. 3.5**, **Abb. 3.6**),
- Patientinnen, die durch das Tragen einer Handtasche über der Schulter über Jahre eine asymmetrische Haltung einnehmen, wenn sie durch das Hochziehen der Schulter die Tasche fixieren (**Abb. 3.7**),
- junge Mütter, die ihre Kinder immer auf der gleichen Seite tragen und die Hüfte zur Unterstützung benutzen (**Abb. 3.8**),
- Frauen, die durch das Tragen von hohen Absätzen eine ständige Extensionstendenz in der Lendenwirbelsäule produzieren,
- ungeeignete harte Schuhe ohne Unterstützung des Fußgewölbes,
- das Ziehen eines Rollkoffers oder eines Golfwagens, das die Lendenwirbelsäule in eine Art „Verschlussstellung" bringt (**Abb. 3.9**),
- falsch angepasste Höhe oder Form des Fahrradlenkers, was dazu führen kann, dass die obere Halswirbelsäule in eine Streckstellung gebracht wird und z. B. Kopfschmerzen auslöst (**Abb. 3.10**),
- falsche Stellung des Fernsehers gegenüber dem Sofa.

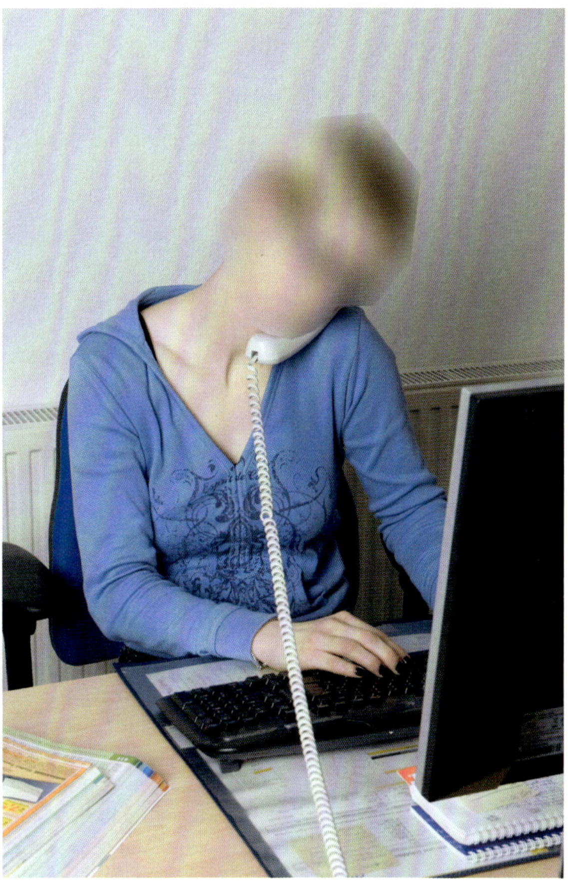

Abb. 3.5 Einklemmen des Telefonhörers.

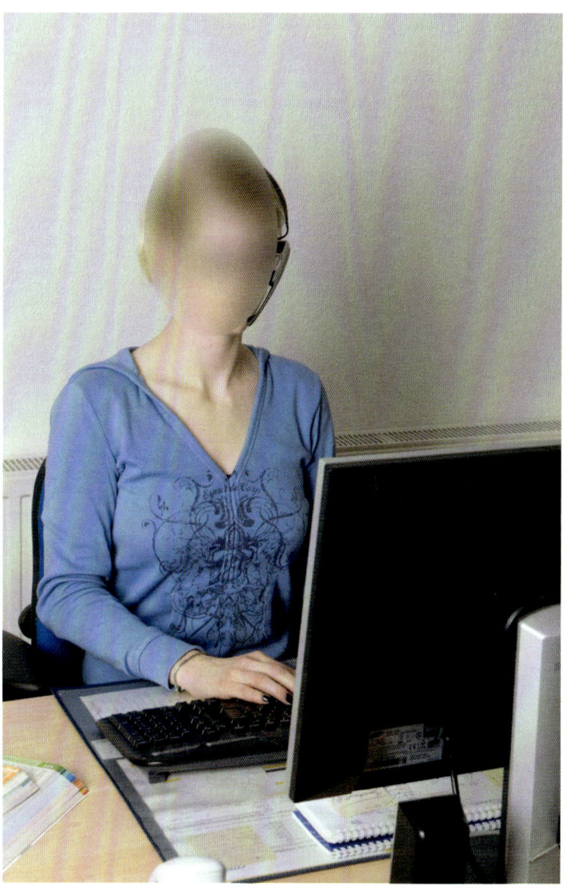

Abb. 3.6 Telefonieren mit einem Headset.

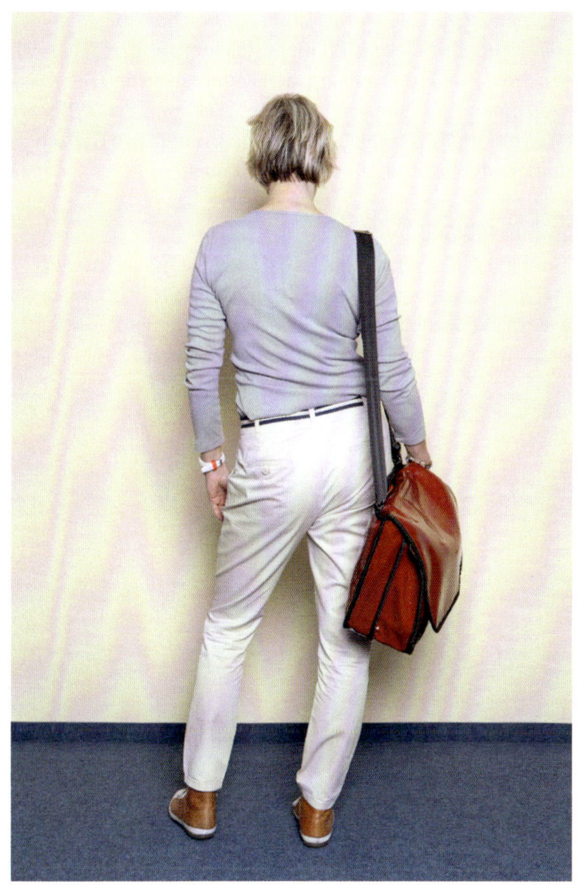

Abb. 3.7 Falsches Tragen einer Schultertasche.

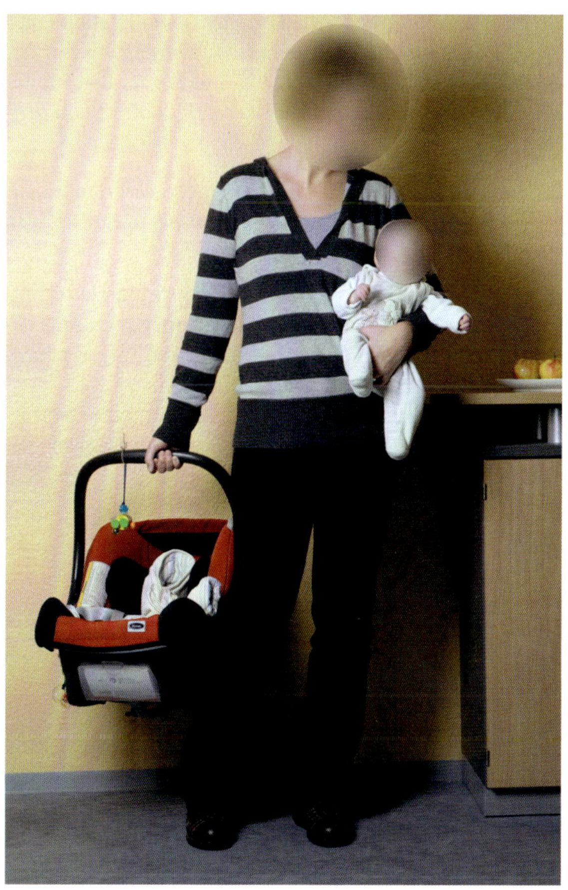

Abb. 3.8 Einseitiges Tragen eines Kindes auf der Hüfte.

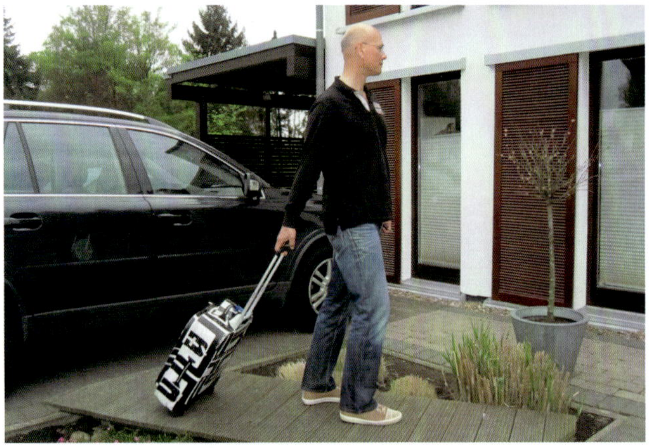

Abb. 3.9 Ziehen eines Rollkoffers.

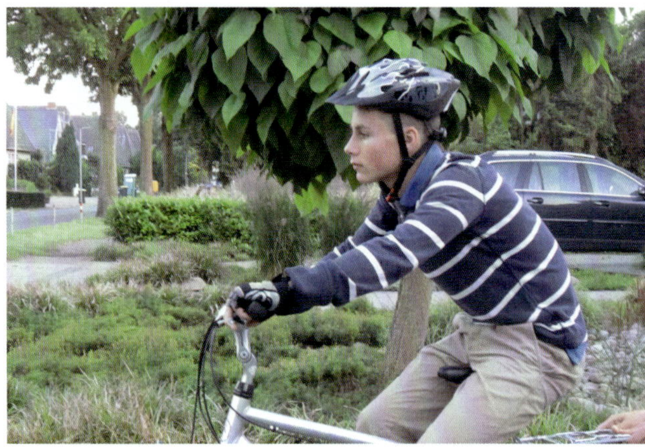

Abb. 3.10 Ungünstige Stellung der Halswirbelsäule auf dem Fahrrad.

3.6 Ergonomisches Verhalten im Sport

Das Prinzip der Ergonomie kann genauso auf die sportliche Aktivität bezogen werden, wie die folgenden Abschnitte erläutern.

3.6.1 Bewegungsausführung im Sport – Technik

Stehen die Symptome des Patienten im Zusammenhang mit seiner sportlichen Aktivität, muss der Bewegungsablauf analysiert werden. Je nach Sportart kann allein die Bewegung schon eine unphysiologische Belastung bedeuten (z. B. beim Kunstturnen, Eiskunstlaufen etc.).

Im Bereich Hobbysport werden wir hingegen eher mit dem Problem der Technik konfrontiert. Wie es in der Definition von Ergonomie so schön heißt: „bei der geringsten Anstrengung mit der höchsten Befriedigung“ (siehe Kap. 3.1.1). Defizite im Bereich der Technik werden meistens mit einem Übermaß an Kraft kompensiert und das kann zu Überlastungserscheinungen führen.

Fehlende technische Fähigkeiten führen zu unökonomischem Krafteinsatz und erhöhen die Belastung. Dies kann zum Ungleichgewicht zwischen Belastung und Belastbarkeit beitragen (siehe Kap. 2.2.2).

Die Physiotherapeutin kann nicht in allen Sportarten die technische Ausführung beurteilen, aber sie kann erkennen, wo durch bestimme Bewegungsmuster ungünstige Belastungen auf das neuromuskuloskelettale System entstehen.

Patienten mit besonderen Ansprüchen in bestimmten Sportarten können sich an Therapeuten mit speziellen Zusatzkenntnissen wenden (z. B. im Golfsport).

3.6.2 Verwendete Geräte/Produkte im Sport – Beratung

Die bekannteste Beratung in diesem Bereich betrifft sicher die Laufschuhe. Dem Patienten ist sicher damit gedient, wenn er sich dazu in den Fachhandel begibt. Die Entwicklung im Bereich der Laufschuhe geht sehr schnell voran. Die meisten Fachgeschäfte bieten ihren Kunden eine Laufbandanalyse beim Kauf der Schuhe.

Weitere Fragen können die Wahl des richtigen Tennis- oder Golfschlägers betreffen. Dabei geht es meistens um Gewicht und Material einerseits und um die Griffstärke anderseits.

Im Golfsport, bei älteren Patienten, kommt das Problem von Arthrosen in den Fingergelenken häufig zur Sprache. Ein geeigneter Griff in der richtigen Stärke kann hier Erleichterung bringen. Auch bei diesen Problemen ist es ratsam, den Patienten an den Fachhandel oder an einen Golflehrer zu verweisen. Die meisten Golflehrer verfügen über Kenntnisse des „fittens“, sie können also Golfschläger nach individuellen Vorgaben zusammenbauen.

Zusammenfassung

Nicht nur am Arbeitsplatz geht es darum, eine möglichst ideale Arbeitsausführung zu gewährleisten und die Umgebung an diese Tatsache anzupassen. Das Prinzip der Ergonomie ist auf alle Aktivitäten des täglichen Lebens applizierbar.

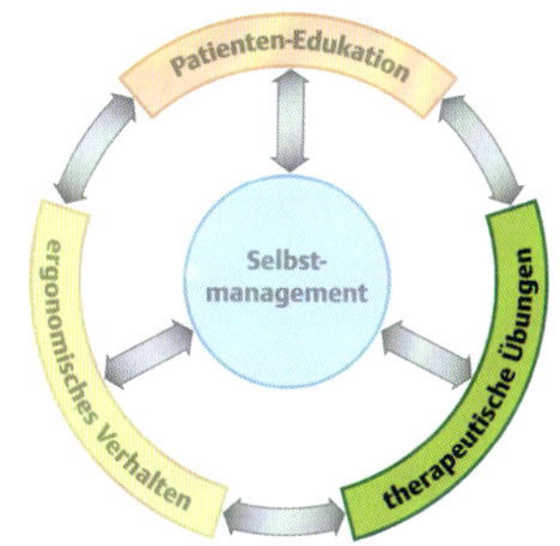

4 Therapeutische Übungen

4.1 Allgemeine Grundlagen

Im Laufe meiner praktischen Tätigkeit habe ich unterschiedliche Phasen durchgemacht, was das Vermitteln von therapeutischen Übungen als Heimprogramm anging. Meine Art, Heimübungen oder therapeutische Übungen an den Patienten weiterzugeben, hat sich grundsätzlich verändert. In der Grundausbildung wird die Instruktion von therapeutischen Übungen zwar vermittelt, aber eher im Sinne einer aktiven Maßnahme während der Therapie.

Meine persönlichen Erfahrungen mit meinen Heimprogrammen haben mich gezwungen, mein Handeln immer wieder neu zu überdenken. Die deutlichsten Veränderungen habe ich im Bereich der Alltagstauglichkeit und der Anzahl der Übungen gemacht.

Mit der Zeit habe ich mich vermehrt mit Literatur und Publikationen zum Thema Selbstmanagement beschäftigt. Dadurch konnte ich wichtige Erkenntnisse zur Compliance und zum motorischen Lernen gewinnen.

Trotz aller Bemühungen meinerseits und auch des guten Willens meiner Patienten habe ich immer wieder erlebt und erlebe es auch heute noch, dass Patienten die Übungen am Ende doch nicht machen.

An diesem Punkt kommt der Begriff der Compliance ins Spiel. Dabei stellt sich die Frage, ob es mir gelingt, den Patienten so weit zu bringen, dass er meinen Empfehlungen für die Übungen folgt und sie in der Regelmäßigkeit durchführt, wie ich es ihm rate.

> ***Definition*** *Compliance: Das Maß, worin das Verhalten einer Person mit den Empfehlungen der behandelnden Kliniker übereinstimmt (Schneiders et al. 1998).*

In den folgenden Abschnitten wird dargestellt, mit welchen Mitteln eine gute Compliance für das Durchführen von Heimübungen erreicht werden kann.

4.1.1 Informationen zu den Übungen

Die Information und das Erklären der Übungen sind ein Teil der Informationen und Schulungen im Allgemeinen (siehe Kap. 2). Diese gehen fließend in die Informationen zu den einzelnen Übungen über.

Folgende Faktoren müssen enthalten sein:
- der Grund, warum eine Übung gemacht werden soll,
- mit welchem Ziel die Übung gemacht wird,
- in welchen Alltagssituationen sie durchgeführt werden kann,
- die genauen Angaben über Dauer, Wiederholungen pro Tag und Intensität der Übung,
- eventuelle Variationen zu den Übungen,
- Gründe, warum eine Übung nicht weiter zuhause durchgeführt werden soll.

Während einer Behandlungseinheit kommen zahlreiche neue Informationen und Erfahrungen auf den Patienten zu. Obwohl er während der Behandlung genau verstanden hat, worum es bei einer Übung geht und warum er sie machen soll, kann er die Informationen zuhause eventuell nicht mehr vollständig reproduzieren. Deswegen ist es von Vorteil, dass der Patient nicht nur die Übung in Wort und Bild schriftlich erhält, sondern auch die entsprechenden Informationen dazu. Auch in wissenschaftlichen Untersuchungen konnte bestätigt werden: Die Compliance wird durch zusätzliche schriftliche Informationen verbessert (Schneiders et al. 1998).

> ***Fazit:*** *Der Patient soll seine Heimübung schriftlich erhalten. Die Darstellung soll die Beschreibung und eine Abbildung der Übung wie auch die Hauptinformationen zur Übung enthalten.*

4.1.2 Auswahl und Dosierung der Übungen

Die Auswahlkriterien einer Heimübung unterliegen genau den gleichen Kriterien wie jede Wahl einer Behandlungsintervention. Sie ist ein Teil des Gesamtmanagements (siehe auch Kap. 1.3) und unterliegt dem Clinical-Reasoning-Prozess.

Die Heimübungen sollen dem Patienten die Möglichkeit geben, die Techniken, welche die Therapeutin in der Behandlung mit Erfolg durchgeführt hat, in ähnlicher Weise selbst zu machen. Therapeutische Übungen können aus Automobilisationen allgemein, Automobilisationen der neuralen Strukturen und Übungen zur Wiederherstellung des muskulären Gleichgewichts bestehen.

> ***Merke:*** *Jede Übung muss die logische Fortsetzung einer erfolgreichen Behandlung und individuell auf die Fähigkeiten und die Lebensumstände des Patienten abgestimmt sein.*

Somit kann das legendäre Zitat von G.D. Maitland über Techniken wie folgt erweitert werden:

Jede Technik und jede therapeutische Übung ist das Produkt der Erfindungsgabe des Therapeuten (Maitland 1986).

Therapeutische Übungen sind vorwiegend Arbeit auf der Körperebene im Modell der „Classification of Functioning, Disability and Health“ (ICF, Internationale Klassifikation der Funktionsfähigkeit, Behinderung und Gesundheit), beinhalten aber das Analysieren der Aktivitäts- und Partizipationsebene. Bei der Wahl der Übung ist Folgendes zu beachten:
- Bevor der Patient eine Übung allein zuhause macht, muss der Erfolg dieser Intervention geprüft sein. So kann theoretisch frühestens in der 2. Behandlungssitzung mit einer Übung begonnen werden.
- Die Dosierung der Übung muss dem Patienten genau erklärt werden. Er muss genau wissen, ob die Übung auf jeden Fall schmerzfrei sein muss und ob ein unangenehmes Gefühl auftreten darf oder nicht. Wird die Übung am Ende der Beweglichkeit mit dem Ziel der Bewegungserweiterung durchgeführt, muss der Patient wissen, welche Art und wie viel Spannung dabei auftreten dürfen.
- Der Patient muss die Möglichkeit haben, den Erfolg der Übung selbst wahrnehmen zu können.

Die Übungen müssen so ausgerichtet sein, dass der Patient jederzeit, also in jeder Stunde seines Alltags, die Übung für wenige Minuten durchführen kann. Das Fernziel ist, dass der Patient sein Bewegungsverhalten im Alltag auf Dauer verändert. Diese Veränderung kann auch seine Haltung betreffen.

Es können bis zu 1–2 Millionen Wiederholungen nötig sein, bevor das Gehirn eine Bewegung umprogrammieren kann (Spitzer 2003). Es geht allerdings nicht nur um das stereotype Wiederholen einer Bewegung. Denn selbst wenn das Gehirn ein Bewegungsmuster umprogrammiert hat, bedeutet dies noch nicht, dass die Bewegung ohne weiteres auf jede Alltagsituation übertragbar ist.

So wird nicht nur die Anzahl der Wiederholungen eine entscheidende Rolle spielen, sondern auch die Variabilität des Übens (siehe Kap. 4.1.4).

4.1.3 Anzahl der Übungen und Integration in die Behandlung

Die Anzahl der Übungen, die wir dem Patienten mitgeben, beeinflusst ebenfalls seine Compliance. Eine hohe Anzahl oder auch schwierige Übungen können beim Patienten Zweifel an seinen eigenen Fähigkeiten wecken und unnötige Barrieren aufbauen.

Meine Erfahrung hat mir gezeigt, dass eine Anzahl von 3–4 Übungen in einer Behandlungsserie sinnvoll ist. Allerdings ist auch diese Zahl von vielen individuellen Faktoren abhängig und es kann auch Patienten geben, denen ich deutlich mehr Übungen zeige. Allerdings werden die Übungen nur stufenweise eingeführt. Das heißt konkret:

- Pro Behandlungseinheit kann meistens nur eine neue Übung instruiert werden.
- Bei jedem Behandlungsbeginn sollen die Übungen im Sinne eines Wiederbefunds angeschaut und wenn nötig verfeinert werden.
- Es soll erfragt werden, ob der Patient in der Lage war, die Übung in seinem Alltag durchzuführen.
- Idealerweise sollen auch am Behandlungsende die Übungen nochmals wiederholt werden.
- Erst wenn der Patient sich mit einer Übung sicher fühlt, soll die nächste Übung integriert werden.

Fazit: Eine geringe Anzahl von Übungen erhöht die Compliance.

4.1.4 Ausgangsstellung und Hilfsmittel der Übungen

Sämtliche Übungen in diesem Buch sind auf das Kriterium der Alltagstauglichkeit ausgerichtet. Das Buch geht von der Annahme aus, dass der Patient keine bestimmte Zeit am Tag für sein Heimprogramm investiert, daher geht es nur um Übungen, die er während des Alltags in verschiedenen Situationen immer wieder wiederholen kann. Aus diesem Grund handelt es sich nur um Übungen im Sitzen oder Stehen.

Bei den Hilfsmitteln wird auf alles verzichtet, was der Patient speziell dafür kaufen muss. So werden nur Alltagsgegenstände benutzt, die sowieso in jedem Haushalt vorhanden sind, aufwendige Hilfsmittel widersprechen der Alltagstauglichkeit.

Folgende Hilfsmittel kommen zur Anwendung:

- Wand
- Tür
- Türrahmen oder Schrank
- Stuhl
- Hocker
- Sofa
- Tisch
- Treppenstufen
- Geländer
- schwere Schuhe
- kleine und große Handtücher
- Wolldecke
- elastische Binde
- Gürtel
- kleine Wasserflaschen oder Tüten, die mit unterschiedlichen Inhalten (z. B. Wasser, Sand, Reis etc.) gefüllt werden können, um das Gewicht zu variieren
- Teigroller
- 3 Tennisbälle
- 1 Kniestrumpf
- 2 Telefonbücher
- Schal
- Sprungseil
- Schirm

Eine einfache Übung, die sich im Alltag in verschiedenen Situationen und Variationen durchführen lässt, entspricht den Grundlagen des motorischen Lernens. Auch Variationen in der Geschwindigkeit einer Übung können durch die zusätzliche Variable den Lerneffekt erhöhen. Diese Informationen und Tipps sollen dem Patienten ebenfalls zusätzlich schriftlich vermittelt werden.

***Fazit:** Übungen, die in verschiedenen Alltagssituationen durchgeführt und durch verschiedene Faktoren variiert werden können, entsprechend den Grundlagen des motorischen Lernens.*

4.1.5 Instruktion und Korrekturen (Feedback)

Die Fähigkeit, dem Patienten eine Übung zu vermitteln und ihm die richtigen Rückmeldungen zum richtigen Zeitpunkt zu geben, ist eine Kunst. Dazu kommt, dass jeder Patient Bewegungsabläufe auf sehr unterschiedliche Arten erlernt.

Es stehen uns zahlreiche Forschungsergebnisse zur Verfügung, die sich genau mit diesen Punkten beschäftigen. Ich möchte an dieser Stelle vor allem auf die Erkenntnisse der Forschergruppe um Prof. Dr. Gabriele Wulf von der University of Nevada hinweisen, die sich ausgiebig mit dem Thema des motorischen Lernens auseinandersetzt (Wulf et al. 1998).

Hier nun die wichtigsten Punkte, die wir berücksichtigen sollten, wenn wir Heimübungen instruieren:

- Übungen können durch Worte oder durch Demonstrationen vermittelt werden.
- Verbale Instruktionen sollten einen externen Aufmerksamkeitsfokus haben. Ein Beispiel für einen externen Aufmerksamkeitsfokus ist: Versuchen Sie mit Ihren Augen einen Punkt an der Wand zu fixieren. Ein Beispiel für einen internen Aufmerksamkeitsfokus ist: Ihr Kopf darf sich nicht bewegen.
- Instruktionen, welche die Phantasie und die Vorstellung des Patienten anregen, können einen gewünschten Effekt reaktiv auslösen.
- Visualisieren einer Bewegung kann auch als Instruktionsmittel verwendet werden.
- Korrekturen haben einen besseren Effekt, wenn sie erst einige Sekunden nach der Übung angebracht werden. Weniger Rückmeldung führt zu besseren Ergebnissen.

***Fazit:** Ein externer Aufmerksamkeitsfokus und ein verzögertes Feedback am Ende der Bewegung fördern den Lerneffekt.*

4.1.6 Übungsreihenfolge

Der Patient wird am Ende einer Therapieeinheit vielleicht 3–5 Übungen zur Verfügung haben. Die meisten Übungen sollen im Alltag so oft wie möglich ausgeführt werden.

Der Patient soll aber möglichst selbst bestimmen, in welcher Reihenfolge er die Übungen machen möchte, je variabler, desto besser. Vielleicht macht er jede Stunde 2 Übungen. Nun hat er die Möglichkeit frei abzuwechseln, welche Übungen er hintereinander macht.

> ***Fazit:*** *Erkenntnisse aus dem motorischen Lernen zeigen, dass durch abwechslungsreiches und selbstbestimmtes Üben bessere Ergebnisse erzielt werden können.*

Zusammenfassung

Grundsätzlich soll das Durchführen von therapeutischen Übungen für den Patienten ein positives Erlebnis sein. Der Patient sollte möglichst viele Elemente der Übungen mitbestimmen und variieren können.

Jegliche Hürde, die das Durchführen einer Übung behindert, sollte schon von vornherein vermieden werden. Das bedeutet: einfache Übungen, integrierbar in viele Alltagssituationen und mit wenigen Hilfsmitteln.

Ein schriftliches Heimprogramm, das Informationen und Anleitungen enthält, unterstützt den Lernprozess zusätzlich.

4.2 Halswirbelsäule

4.2.1 Mobilisation der Halswirbelsäule vom kaudalen Partner aus

Ziel der Übung: Sanfte Mobilisation der Halswirbelsäule, ohne den Kopf im Raum zu bewegen.

Hilfsmittel: Stuhl.

Ausgangsstellung: Sitzend auf dem Stuhl, die Wirbelsäule ist aufgerichtet und befindet sich in einer neutralen Stellung, die Unterarme sind über dem Brustbein gekreuzt.

Ausführung: Der Patient führt kleine Rotationen (**Abb. 4.1**, **Abb. 4.2**) und Lateralflexionen vom Thorax her aus (**Abb. 4.3**, **Abb. 4.4**).

Instruktion: Brustkorb ohne Kraft drehen und schaukeln, der Brustkorb dreht/bewegt sich unter dem Kopf. Mit den Augen einen Punkt fixieren.

Fehlerquellen: Der Patient bewegt den Kopf mit, es entsteht keine Rotation zwischen Thorax und Kopf. Der Patient macht die Übung mit zu viel Kraft.

Schlüsselpunkte: Diese Übung ist eine Anwendung/Variation der hubfreien, hubarmen Mobilisation der Wirbelsäule (Klein-Vogelbach 1978).

Da der Kopf nicht bewegt wird, wird die Halswirbelsäule indirekt durch den kaudalen Partner bewegt. Ideal auch bei Patienten, die Angst haben, den Kopf zu bewegen oder bei Kopfbewegungen ein Schwindelgefühl bekommen. Die Übung soll mit einem Minimum an Kraft und einem Maximum an differenzierter Koordination ausgeführt werden. Durch die selektive Bewegung der Brustwirbelsäule werden nicht nur Beweglichkeit, sondern auch Geschicklichkeit, Wahrnehmung und Körpergefühl trainiert. Bei der Übung kommt es durch die Reizung der lokalen Mechanorezeptoren zu einer reflektorischen Senkung des Spannungszustands der Muskulatur.

Alternativen/Progression: Die Übung kann in jeder Sitzmöglichkeit ausgeführt werden, ist aber auch im Stand möglich. Die Bewegungen können in der Größe und im Rhythmus variiert werden.

Anwendungsmöglichkeiten: Schmerzhafte Bewegungseinschränkungen in der Halswirbelsäule, wie sie zum Beispiel nach einem Schleudertrauma vorkommen können. Die Übung kann selbstverständlich auch bei Schmerzen und Bewegungseinschränkungen der Brustwirbelsäule und muskulären Verspannungen der Rückenmuskulatur instruiert werden.

Abb. 4.1 Rotation Thorax nach rechts. Kopf und Becken sind stabil.

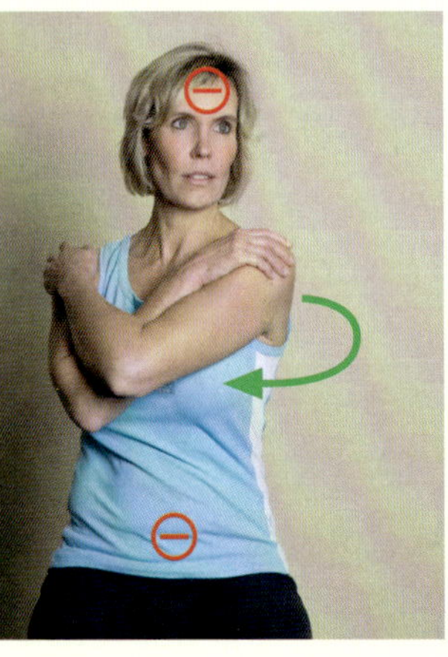

Abb. 4.2 Rotation Thorax nach links. Kopf und Becken sind stabil.

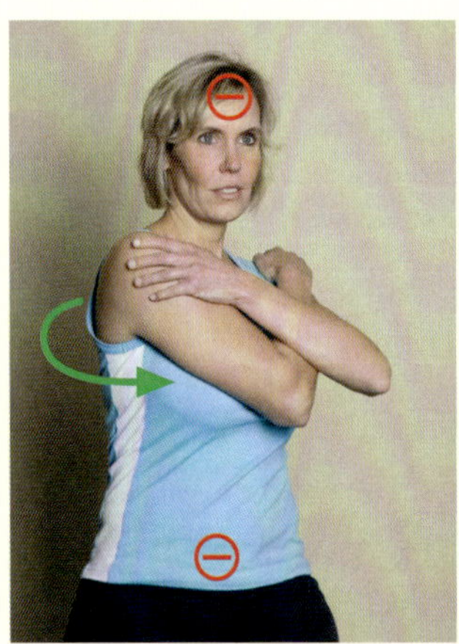

Abb. 4.3 Lateralflexion Thorax nach rechts. Kopf und Becken sind stabil.

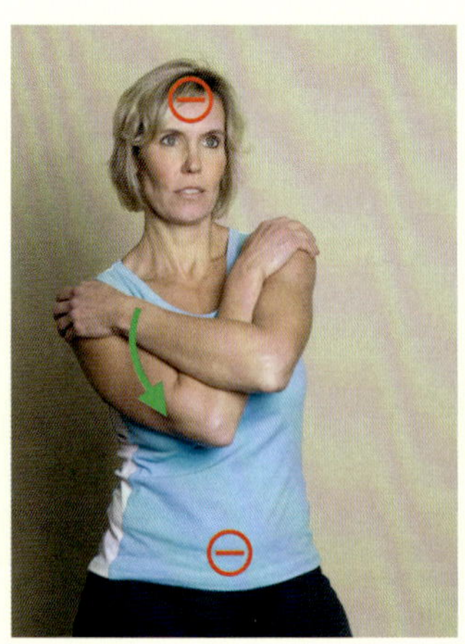

Abb. 4.4 Lateralflexion Thorax nach links. Kopf und Becken sind stabil.

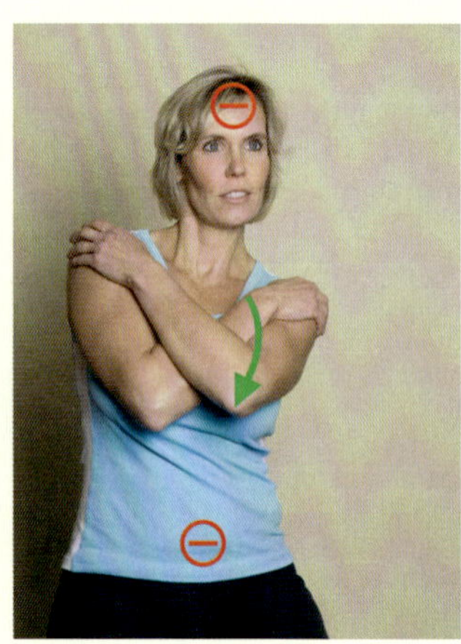

4.2.1 Sanfte Mobilisation der Halswirbelsäule ohne direkte Bewegung des Kopfes

Wenn Sie starke Schmerzen in der Halswirbelsäule haben, werden Sie Ihren Kopf nur so wenig wie nötig bewegen. Das ist ein natürlicher Mechanismus, um den Körper vor weiteren Schäden zu schützen.

Im weiteren Verlauf der Heilung braucht Ihre Halswirbelsäule wieder Bewegung. Die Bewegung verbessert die Durchblutung und fördert den Heilungsverlauf. Die Bewegungen sollen aber sanft und kontrolliert sein und Ihnen ein angenehmes Gefühl bereiten.
Es ist einfacher, diese Bewegungen vom Brustkorb aus zu machen, dann brauchen Sie den Kopf nicht zu bewegen und Ihre Halswirbelsäule wird von unten gedreht und seitlich bewegt.

Ausführung

- ☑ Sie sitzen aufrecht an der Kante eines Stuhls. Das Becken soll etwas höher sein als Ihre Knie. Die Füße stehen hüftbreit auf dem Boden.
- ☑ Die Unterarme sind über dem Brustbein gekreuzt.
- ☑ Fixieren Sie mit Ihren Augen einen Punkt.
- ☑ Versuchen Sie ganz sanft den Brustkorb zu drehen (**Abb. 4.5**, **Abb. 4.6**) und seitlich zu schaukeln (**Abb. 4.7**, **Abb. 4.8**), ohne dass Ihr Kopf sich bewegt.

Versuchen Sie folgende Punkte zu beachten:

- Sitzen Sie aufrecht, als würden Sie von einem Faden vom Hinterkopf aus in die Länge gezogen, Ihre Lendenwirbelsäule ist nicht hohl, aber auch nicht rund.
- Ihr Becken, Brustkorb und Kopf stehen im Lot übereinander.
- Ihr Kopf bewegt sich nicht, Sie können also mit den Augen einen Punkt an der Wand fixieren.
- Beginnen Sie Ihren Brustkorb zuerst nur ganz klein zu drehen (**Abb. 4.5, Abb. 4.6**) oder zu schaukeln (**Abb. 4.7, Abb. 4.8**).
- Sie sollten diese Bewegungen ohne Kraft, also mit dem minimalen Aufwand ausführen.
- Es dürfen bei diesen Bewegungen keine Schmerzen entstehen.
- Wenn es mit den kleinen Bewegungen klappt, können Sie die Bewegungen auch etwas größer ausführen.
- Wiederholen Sie diese beiden Bewegungen jede Stunde für 1–2 Minuten.
- Sie können die Übung auf jeder Sitzgelegenheit durchführen. Wenn Sie möchten, können Sie die Übung auch im Stehen machen: Stellen Sie die Füße dazu hüftbreit auf den Boden und beugen Sie die Knie etwas an. Die Wirbelsäule ist aufrecht.

Abb. 4.5 Brustkorb dreht sanft nach rechts.

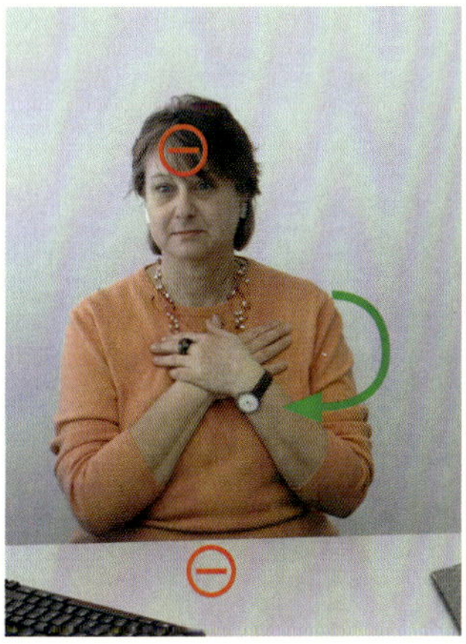

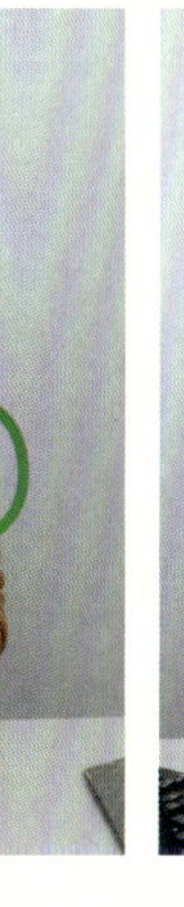

Abb. 4.6 Brustkorb dreht sanft nach links.

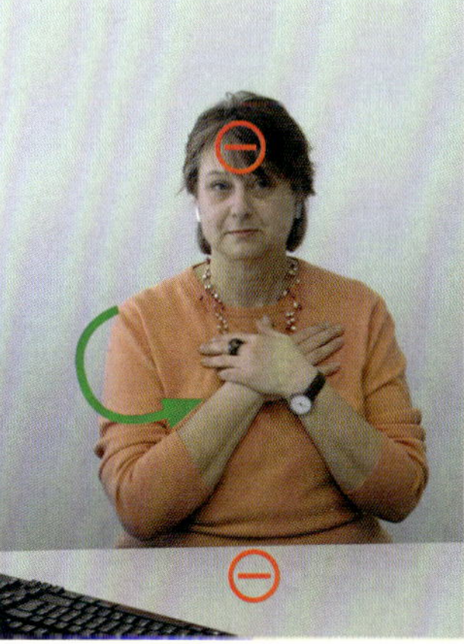

Abb. 4.7 Brustkorb wiegt nach rechts.

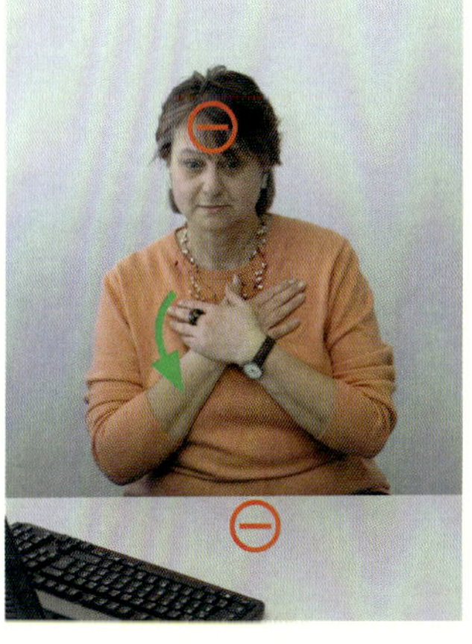

Abb. 4.8 Brustkorb wiegt nach links.

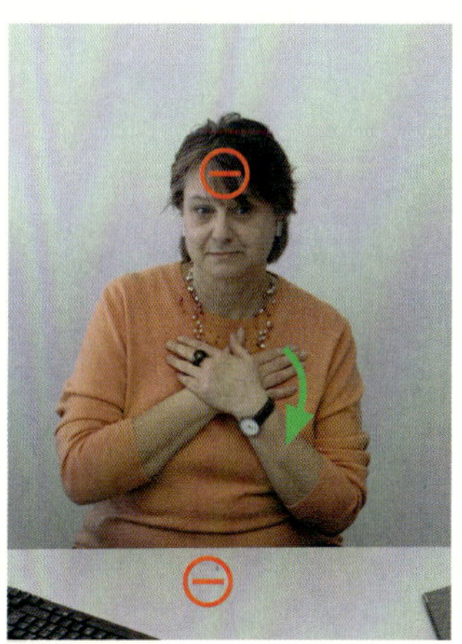

4.2.2 Selbstmassage der subokzipitalen Muskulatur, der Gesichts- und Kiefernmuskulatur

Ziel der Übung: Dem Patienten soll die Möglichkeit gegeben werden, selbst verspannte und schmerzhafte Muskulatur im Nacken- und Gesichtsbereich zu massieren.

Hilfsmittel: Stuhl, Tisch.

Ausgangsstellung: Sitzend auf dem Stuhl, Ellbogen auf den Tisch aufgestützt, Kinn auf die Hände gestützt (**Abb. 4.9**).

Ausführung: Der Patient gibt sich selbst eine tiefe Friktionsmassage der subokzipitalen Muskulatur, des M. temporalis und des M. masseter (**Abb. 4.10**).

Instruktion: Langsame kreisende Bewegungen mit den Fingerspitzen oder Handballen auf den schmerzhaften Punkten in der Muskulatur, so viel Druck aufwenden, dass der Schmerz überdeckt wird. Wenn die subokzipitalen Muskeln massiert werden, kann der Kopf auch mit einer Hand auf der Stirn abgestützt werden (**Abb. 4.11**).

Fehlerquellen: Der Patient kann in der Ausgangsstellung nicht richtig entspannen, er führt die Massage mit zu viel Druck aus, die muskulären Verspannungen werden dadurch erhöht.

Schlüsselpunkte: Die Ausgangsstellung mit abgestütztem Kopf bewirkt bereits eine Entlastung. Durch die Selbstmassage soll die Eigenwahrnehmung des Patienten für seine Verspannungen geschult werden. Der Patient soll die Erfahrung machen, dass er sich bei Schmerzen selbst helfen kann.

Alternativen/Progression: Die entspannenden Massagen können auch ohne aufgestützten Kopf durchgeführt werden.

Anwendungsmöglichkeiten: Verspannungen und Schmerzen in der erwähnten Muskulatur, wie sie bei Kopfschmerzen und Kiefergelenksproblemen vorkommen können. Als Entlastungsmaßnahme bei monotoner sitzender Tätigkeit (z. B. am PC, Telefon etc.)

Abb. 4.9 Selbstmassage des M. temporalis.

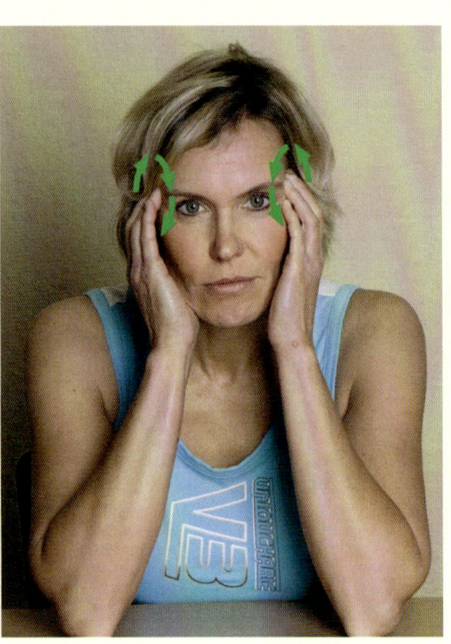

Abb. 4.10 Selbstmassage des M. masseter.

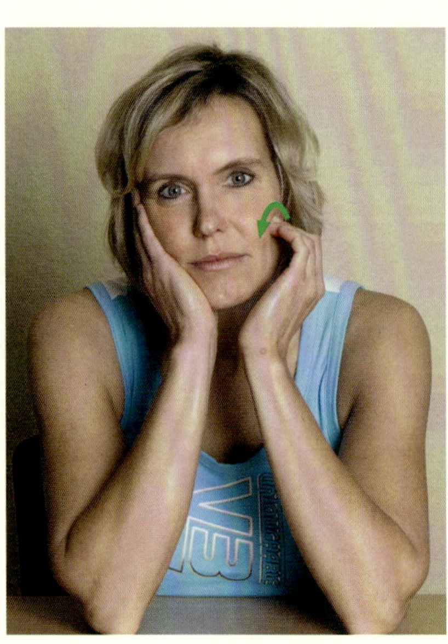

Abb. 4.11 Selbstmassage der subokzipilalen Muskulatur.

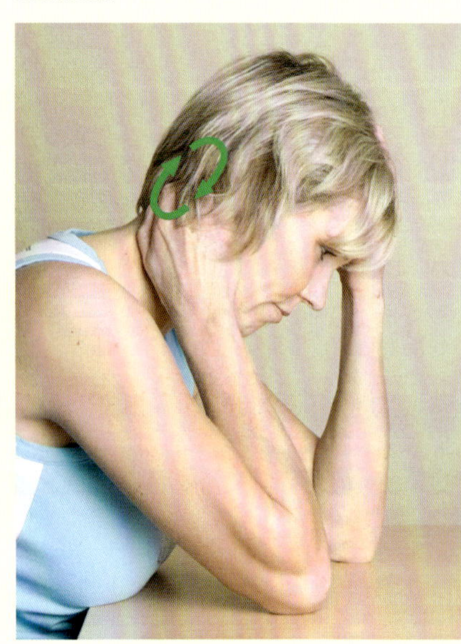

4.2.2 Selbstmassage im Nacken und Gesicht

Sicher haben Sie schon die Erfahrung gemacht, dass bei Kopfschmerzen eine sanfte Druckmassage auf bestimmte Stellen eine Erleichterung bewirken kann. Dieses Prinzip beruht darauf, dass durch den Druck andere Rezeptoren aktiviert werden. Somit können die Schmerzmeldungen blockiert oder überdeckt werden. Außerdem bewirkt die Massage eine bessere Durchblutung, das sauerstoffreiche Blut trägt zur Entspannung und Schmerzreduktion bei.

Die folgende Übung beschreibt, wie Sie in Ihrer Arbeitssituation ohne Aufwand selbst auf Verspannungen und Schmerzen im Nacken und Kopfbereich Einfluss nehmen können.

Ausführung

- ☑ Setzen Sie sich mit aufgestützten Ellbogen an den Schreibtisch und stützen Sie Ihr Kinn auf beide Hände.
- ☑ Wenn Sie mit beiden Händen das Kinn abstützen, können Sie sich die Muskulatur an den Schläfen mit den Fingerspitzen massieren (**Abb. 4.12**).
- ☑ Wenn Sie das Kinn mit einer Hand abstützen, können Sie mit der anderen Hand die Muskulatur im Wangenbereich massieren (**Abb. 4.13**).
- ☑ Wenn Sie mit einer Hand die Stirn abstützen, können Sie mit der anderen Hand die Muskulatur direkt unter Ihrem Hinterkopf mit sanftem Druck massieren (**Abb. 4.14**).

Versuchen Sie folgende Punkte zu beachten:

- Versuchen Sie sich bereits in der Ausgangsstellung maximal zu entspannen.
- Durch das Abstützen des Kopfes kann bereits eine Entlastung eintreten.
- Sie können die Übung auch ohne Abstützen versuchen.
- Experimentieren Sie mit verschiedenen Arten von Massagen: mit dem Handballen, mit den Fingerspitzen, mit kreisenden Bewegungen oder indem Sie nur langsam hin und her bewegen.
- Dosieren Sie den Druck so, dass ein „angenehmer" Schmerz entsteht.
- Versuchen Sie selbst herauszufinden, was Ihnen am besten tut.
- Bauen Sie diese Entspannungsmassagen in Ihren Alltag so ein, dass Sie eventuellen Schmerzen und Verspannungen zuvorkommen.
- Das kann bedeuten, dass Sie bei Tätigkeiten im Sitzen jede Stunde eine kleine Massage von 1–2 Minuten machen.

Abb. 4.12 Massage im Schläfenbereich.

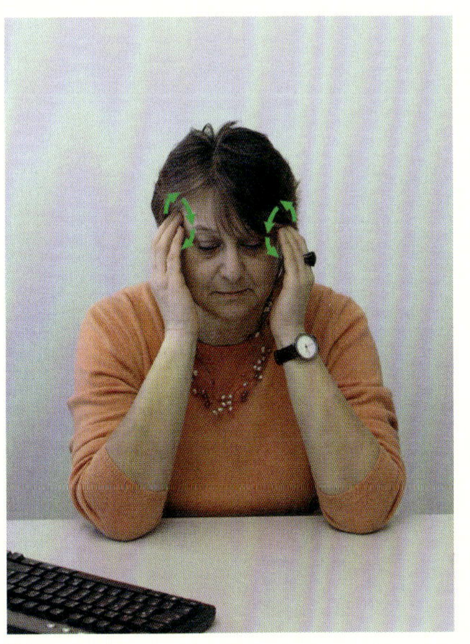

Abb. 4.13 Massage im Wangenbereich.

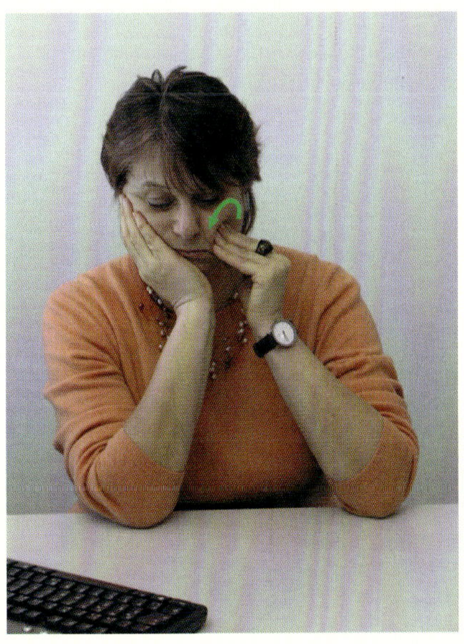

Abb. 4.14 Massage direkt unter dem Hinterkopf.

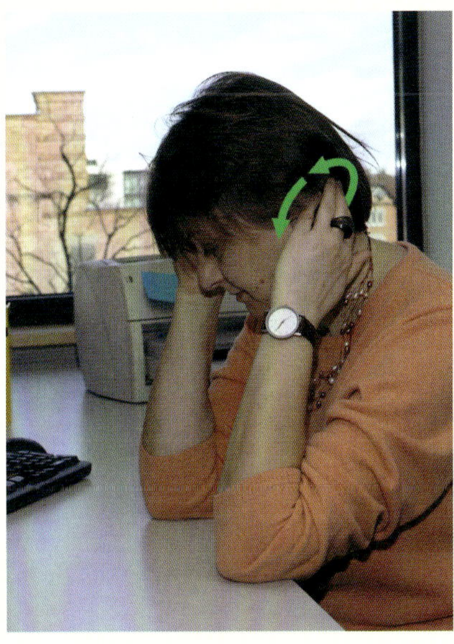

4.2.3 Aktivierung der tiefen Nackenreflektoren

Ziel der Übung: Aktivierung der tiefen Nackenflexoren (M. rectus capitis anterior, M. rectus capitis lateralis, M. longus capitis, M. longus colli).

Hilfsmittel: Hocker/Stuhl, Wand/Schrank, elastische Binde.

Ausgangsstellung: Die Stellung muss der individuellen Rückenform angepasst werden. Die Brustwirbelsäule und das Okziput müssen beide die Wand berühren. Bei Flachrücken das Becken nah an die Wand, bei starker Kyphose das Becken etwas weiter entfernt. Die elastische Binde wird auf die richtige Größe gerollt, um den Raum zwischen der Halswirbelsäule und der Wand auszufüllen.

Ausführung: Die elastische Binde soll leicht an die Wand gedrückt werden und der Hinterkopf soll entlang der Wand zur Decke gleiten. Es entsteht eine Entlordosierung und eine kleine Flexion in der oberen Halswirbelsäule (**Abb. 4.15**). Die Stellung 10 Sekunden halten, 10 Wiederholungen. Der Kraftaufwand beträgt 20% der Maximalkraft.

Instruktion: In die Länge wachsen, Hinterkopf gleitet sanft nach oben entlang der Wand, die Binde dabei leicht an die Wand drücken. Eine kleine Nickbewegung um die Achse durch die Ohren.

Fehlerquellen: Zu hohe Intensität der Anspannung, dadurch werden Synergisten aktiviert, z. B. M. sternocleidomastoideus. Anstelle einer leichten Flexion führt der Patient eine Translation aus und drückt mit dem Hinterkopf gegen die Wand. Der Kopf ist in der Ausgangsstellung zu weit von der Wand entfernt, jetzt muss der Patient eine translatorische Bewegung machen.

Schlüsselpunkte: Durch die elastische Binde, die leicht auf die korrekte Größe gebracht werden kann, erhält der Patient einen propriozeptiven Input, wie er seine Lordose abflachen muss. Das Abflachen der Lordose ist eine Funktion der tiefen Nackenflexoren.

Alternativen/Progression: Hat der Patient ein Gefühl für das Abflachen der Lordose, braucht er die Binde nicht mehr und kann die Übung zum Beispiel im Auto durchführen (**Abb. 4.16**). Die richtig eingestellte Kopfstütze kann als Feedback für das Okziput benutzt werden.

Braucht der Patient auch das Feedback für den Hinterkopf nicht mehr, kann die Übung auf jedem Stuhl oder im freien Sitzen durchgeführt werden.

Anwendungsmöglichkeiten: Muskuläre Dysbalancen im Schultergürtel-Nackenbereich mit der typischen „Kopf-vorn"-Stellung, Hypermobilität oder Instabilität der Halswirbelsäule, zervikale Kopfschmerzen, allgemeine Nackenprobleme, Haltungsübung zur Korrektur der Kopfstellung.

Fehlt dem Patienten die Beweglichkeit der oberen Halswirbelsäule in Flexion, muss zuerst die Übung 4.2.5 durchgeführt werden.

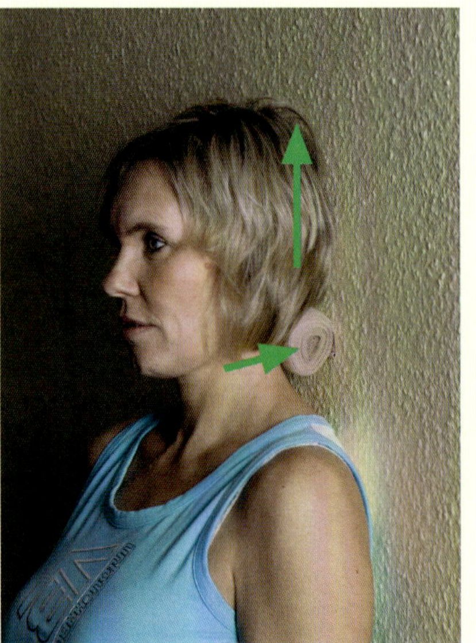

Abb. 4.15 Der Hinterkopf gleitet der Wand entlang in Richtung Decke. Die elastische Binde leicht gegen die Wand drücken.

4.2.3 Aktivierung der tiefen Halsmuskeln zur besseren Stabilisation und Haltung des Kopfes

Im Alltag befinden Sie sich oft in Stellungen, bei denen der Kopf gegenüber dem Brustkorb nach vorn verschoben ist. Das passiert zum Beispiel beim Sitzen am PC, beim Autofahren oder Lesen. Dadurch kann es zu muskulären Ungleichgewichten kommen: Die Muskulatur auf der Vorderseite des Nackens ist immer verlängert, während die Muskulatur auf dessen Rückseite eher verkürzt ist. Durch diese verschobenen Stellungen kommt es auch zu einem ungünstigen Abknicken im obersten Abschnitt der Halswirbelsäule, was zu Einengungen von Nerven und Gefäßen führt. Dies kann vielfältige Beschwerden auslösen, z. B. Kopfschmerzen. Wissenschaftliche Studien zeigen, dass Menschen mit vorgeschobener Kopfhaltung eine höhere Wahrscheinlichkeit haben, Kopfschmerzen zu bekommen.

Mit der folgenden Übung können Sie Ihre Kopfstellung verbessern und die richtigen Muskeln trainieren.

Ausführung

- ☑ Setzen Sie sich mit einem Hocker an eine Wand. Die Wirbelsäule soll aufgerichtet sein und Ihr Hinterkopf soll die Wand leicht berühren (**Abb. 4.17**).
- ☑ Eventuell müssen Sie mit dem Becken etwas von der Wand abrücken, falls Ihre Brustwirbelsäule stärker gekrümmt ist.
- ☑ Es entsteht eine Lücke zwischen Ihrer Halswirbelsäule und der Wand. In diese Lücke legen Sie eine elastische Binde. Passen Sie die Größe so an, dass die Binde genau passt.
- ☑ Gleiten Sie nun mit dem Hinterkopf entlang der Wand in die Länge und drücken Sie die Binde dabei sanft gegen die Wand.

Versuchen Sie folgende Punkte zu beachten:

- Durch das Gleiten des Hinterkopfes an der Wand entsteht ein Gefühl, als würden Sie von einem Faden vom Hinterkopf aus in die Länge gezogen.
- Atmen Sie gleichmäßig weiter.
- Die Intensität der Spannung beträgt nur 20 % Ihrer maximalen Spannung, es geht um ein Ausdauertraining.
- Wiederholen Sie die Übung immer 10-mal, halten Sie die Spannung jedes Mal 10 Sekunden lang an, führen Sie die Übung mehrmals am Tag durch.
- Die Bewegung soll schmerzfrei sein.
- Die Übung kann später auch ohne Wand und Binde durchgeführt werden und auf allen Sitzgelegenheiten. Im Auto gleitet der Kopf entlang der Kopfstütze (**Abb. 4.16**).

Abb. 4.16 Ideale Übungsmöglichkeit im Auto. Die Kopfstütze ersetzt die Wand.

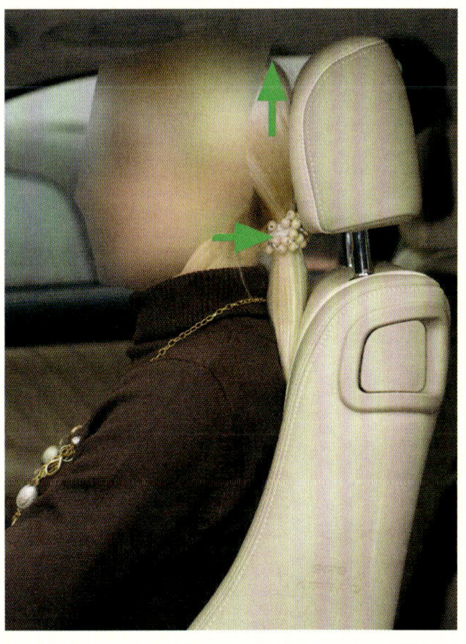

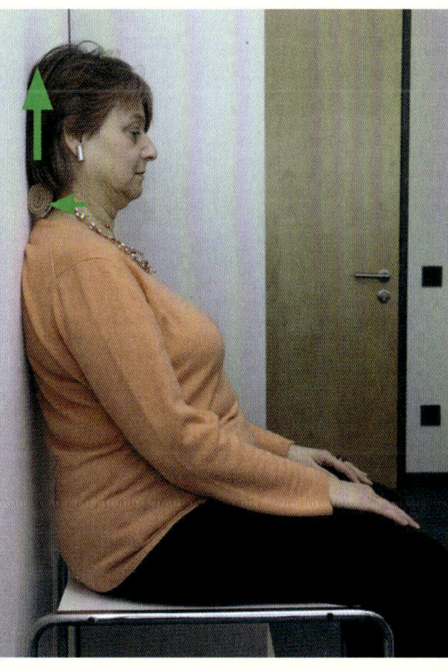

Abb. 4.17 Der Hinterkopf gleitet der Wand entlang in Richtung Decke. Die elastische Binde leicht gegen die Wand drücken.

4.2.4 Funktionelle Stabilisierung der Halswirbelsäule durch Armbewegungen

Ziel der Übung: Erlangen der Fähigkeit zur Stabilisierung der Halswirbelsäule während der unterschiedlichen Armbewegungen.

Hilfsmittel: Hocker/Stuhl, elastische Binde, kleine Gewichte (z. B. kleine gefüllte Mineralwasserflaschen).

Ausgangsstellung: Der Patient sitzt bei eingeordneter Körperlängsachse aufrecht auf dem Stuhl an der Wand. Er aktiviert die tiefen Nackenflexoren, wie in Übung 4.2.3 beschrieben.

Ausführung: Unter Beibehaltung der Ausgangsstellung und der Aktivierung der tiefen Nackenflexoren wird zusätzlich der M. trapezius pars ascendens durch ein leichtes Ziehen der Schulterblätter nach hinten unten aktiviert (siehe Übung 4.4.2). Jetzt können unterschiedliche Armbewegungen ausgeführt werden (**Abb. 4.18**). Als Steigerung können kleine freie Gewichte eingesetzt werden (**Abb. 4.19**). Auch ein erhöhtes Tempo und der Rhythmus der Bewegung können zur Steigerung benutzt werden.

Instruktion: In die Länge wachsen, Hinterkopf gleitet sanft nach oben entlang der Wand, die elastische Binde sanft an die Wand drücken. Die Schultern um einen halben Zentimeter nach hinten unten ziehen. Unterschiedliche Armbewegungen durchführen, während sich der Druck am Hinterkopf gegen die Wand und gegen die elastische Binde nicht verändern darf.

Fehlerquellen: Der Hinterkopf drückt vermehrt gegen die Wand oder er verliert den Kontakt mit der Wand. Die Halswirbelsäule geht in Extension.

Schlüsselpunkte: Durch das Feedback an der Wand kann der Patient sich selbst gut kontrollieren. Durch die Schulterbewegung nach hinten unten wird der M. trapezius pars ascendens aktiviert, was eine Überaktivität des M. trapezius pars descendens bei den Armbewegungen verhindert. Die Art der Armbewegungen kann an die funktionellen Bedürfnisse des Patientenalltags angepasst werden. Somit ist früh ein funktionelles Training möglich.

Alternativen/Progression: Braucht der Patient das Feedback der Wand nicht mehr, kann die Übung auf jedem beliebigen Stuhl durchgeführt werden. Patientenspezifisch natürlich auch im Stehen, je nachdem, bei welchen Aktivitäten und Bewegungen der Patient im Alltag die Probleme hat. Weitere Steigerungsmöglichkeiten durch Neigung der Körperlängsachse nach vorn.

Die Übung kann auch durch Kombination mit der Aktivierung des M. transversus abdominis gesteigert werden.

Anwendungsmöglichkeiten: Muskuläre Dysbalancen der oberen Extremität, Verlust einer funktionellen Stabilisierung der Halswirbelsäule, während Armbewegungen ausgeführt werden. Hypermobilität oder Instabilität der Halswirbelsäule, Weiterführung der Haltungskorrektur zur Einordnung des Kopfes in die Körperlängsachse unter funktionellen Armbewegungen.

Abb. 4.18 Aktivierung der tiefen Nackenflexoren und Armbewegungen.

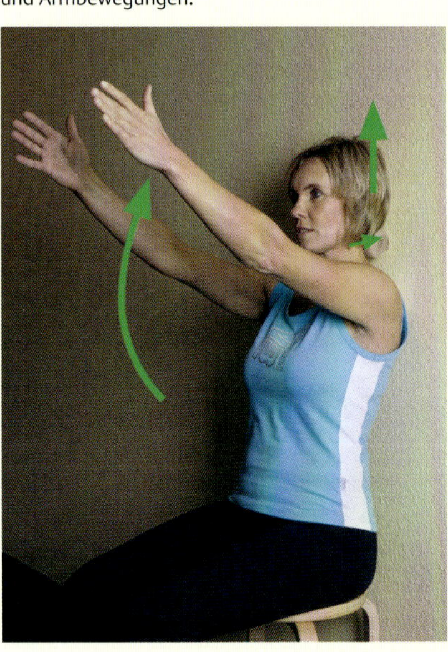

Abb. 4.19 Aktivierung der tiefen Nackenflexoren und Armbewegungen mit kleinen Gewichten.

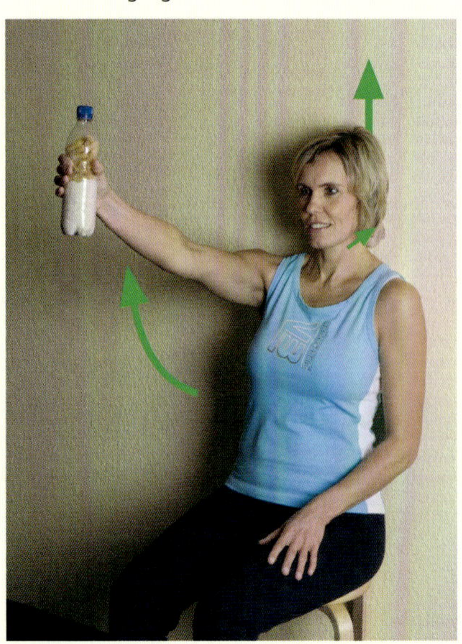

4.2.4 Aktivierung der tiefen Halsmuskeln zur besseren Stabilisation und Haltung des Kopfes während der Durchführung alltagsbezogener Armbewegungen

Wenn Sie gelernt haben, die korrekte Kopfstellung einzunehmen und die richtige Muskulatur zu aktivieren (Übung 4.2.3), haben Sie bereits das Wichtigste geschafft. Im Alltag sind die Bedingungen aber noch etwas schwieriger, denn meistens führen Sie mit den Armen Bewegungen aus, Sie müssen die Arme länger in einer Position halten können oder ein Gewicht halten oder bewegen. Dabei wird oft die ideale Stellung der Halswirbelsäule aufgegeben und der Nacken bewegt sich zu viel mit. Dies kann zu schädlichen Belastungen der Halswirbelsäule führen.

Mit den folgenden Übungsideen können sie Ihre Halswirbelsäulenmuskulatur auf Ihre spezifische Alltagsbelastung hin trainieren.

Ausführung

- ☑ Führen Sie genau die Übung 4.2.3 aus.
- ☑ Während Sie die Stellung exakt einhalten, beginnen Sie langsam beide Arme nach oben und wieder zurück zu bewegen (**Abb. 4.21a**).
- ☑ Es darf zu keiner Druckveränderung des Hinterkopfes an der Wand und Ihrer Halswirbelsäule auf der elastischen Binde kommen.
- ☑ Bewegen Sie Ihre Arme 10-mal langsam nach oben und wieder zurück. Wiederholen Sie die Übung 3-mal, Sie machen also 30 Wiederholungen. Versuchen Sie dann auf 3-mal 20 Wiederholungen zu steigern.

Versuchen Sie folgende Punkte zu beachten:

- Die Übung ist eine Steigerung der Übung 4.2.3, beachten Sie also alle Punkte, um die richtige Aktivierung der Muskulatur ohne Armbewegungen zu erreichen.
- Wenn Sie die Armbewegungen ausführen, dürfen keine Schmerzen in der Halswirbelsäule entstehen.
- Wenn diese Übung mit dem Armheben gut klappt, kann sie vielfältig gesteigert werden: durch schnellere Bewegungen, Rhythmuswechsel und Intensivierung durch kleine Gewichte.
- Anstatt beide Arme zusammen zu bewegen, bewegen Sie abwechselnd den rechten und linken Arm nach oben (**Abb. 4.21b**).
- Anstatt die Arme gerade hoch zu heben, können die Arme auch in diagonalen Richtungen bewegt werden.
- Ihre Muskulatur wird unterschiedlich trainiert, wenn Sie die Übung mit beiden Armen gleichzeitig oder nur mit einem Arm ausführen.
- Wenn Sie die Rückmeldung der Wand nicht mehr als Selbstkontrolle brauchen, können Sie die Übung frei auf jedem Stuhl durchführen oder auch im Stehen (**Abb. 4.20**). Versuchen Sie die ganze Übung 2–3-mal am Tag zu machen.

Abb. 4.20 Stabilisation des Kopfes im Stehen.

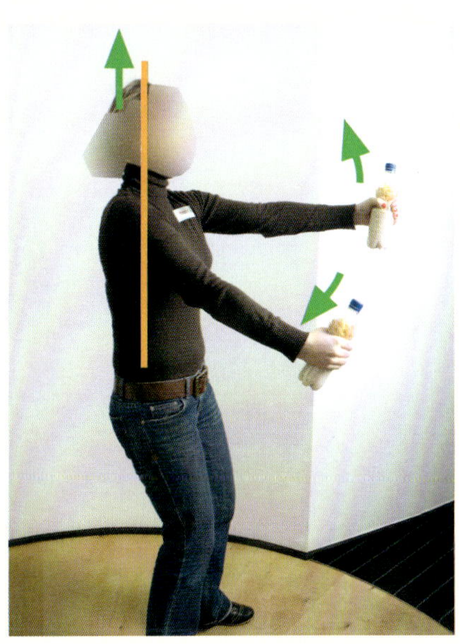

Abb. 4.21a–b Übungsmöglichkeit an der Wand. **a** Beide Arme zusammen heben. **b** Arme abwechselnd anheben.

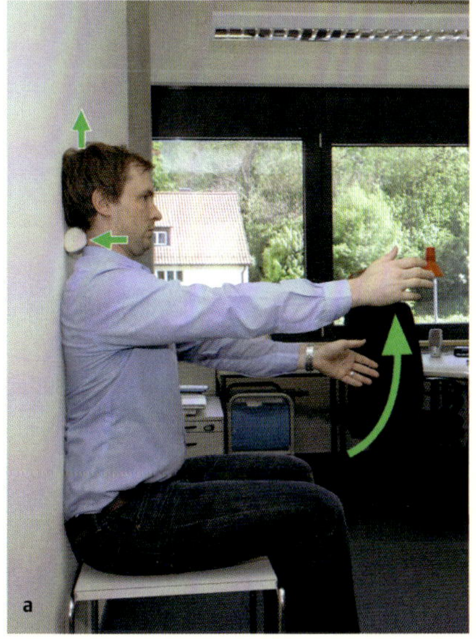

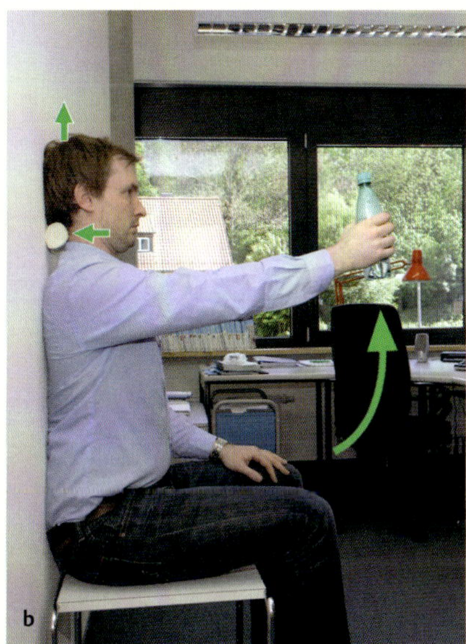

4.2.5 Mobilisation der oberen Halswirbelsäule in Flexion

Ziel der Übung: Die Verbesserung der Beweglichkeit der oberen Halswirbelsäule in Flexion zur Erleichterung der korrekten Kopfstellung.

Hilfsmittel: Hocker oder Stuhl, elastische Binde, Schal oder Kniestrumpf.

Ausgangsstellung: Der Patient sitzt bei eingeordneter Körperlängsachse aufrecht auf einem Stuhl oder Hocker. Der Kniestrumpf wird mit beiden Händen festgehalten und von dorsal auf das Okziput gelegt **Abb. 4.22**, **Abb. 4.24**).

Ausführung: Der Patient macht eine Flexion der oberen Halswirbelsäule. Die Bewegung wird unterstützt durch einen leichten Zug des Kniestrumpfes nach kranial (**Abb. 4.23**, **Abb. 4.25**).

Instruktion: Der Kniestrumpf muss so gehalten werden, dass eine leichte Spannung entsteht. Das Gefühl, in die Länge zu wachsen, wird durch den Zug des Kniestrumpfes nach kranial unterstützt. Es entsteht eine Nickbewegung um eine Achse von Ohr zu Ohr.

Fehlerquellen: Der Patient drückt zu stark nach dorsal in den Strumpf hinein und erhöht dadurch die Spannung der Extensoren.

Schlüsselpunkte: Durch die Mobilisation in die Flexion kommt es zu einem Dehngefühl in der subokzipitalen Muskulatur. Dies wird vom Patienten oft als sehr angenehm und entlastend empfunden.

Alternativen/Progression: Die Übung kann auch problemlos im Stehen durchgeführt werden. Ist kein Hilfsmittel vorhanden oder ist es unpassend eines zu benutzen, können alternativ einfach die Hände auf hinter dem Kopf gefaltet werden (**Abb. 4.26**).

Anwendungsmöglichkeiten: Muskuläre Dysbalancen der oberen Extremität führen häufig zu einer Verkürzung der subokzipitalen Muskeln und zu einer Einschränkung der oberen Halswirbelsäule in Flexion. Dies unterstützt die Haltung mit einer vorgeschobenen Kopfstellung. Damit der Patient seine Gewohnheitshaltung aufgeben kann, braucht er genügend potenzielle Beweglichkeit in die Flexion der oberen Halswirbelsäule. Ist diese nicht vorhanden, ist die Haltungskorrektur mit einem zu hohen Kraftaufwand verbunden.

Abb. 4.22 Ausgangsstellung zur Mobilisation der oberen HWS in Flexion.

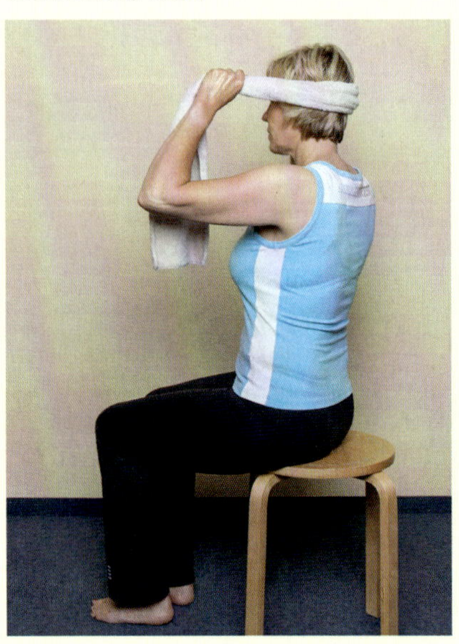

Abb. 4.23 Die obere Flexion wird durchgeführt.

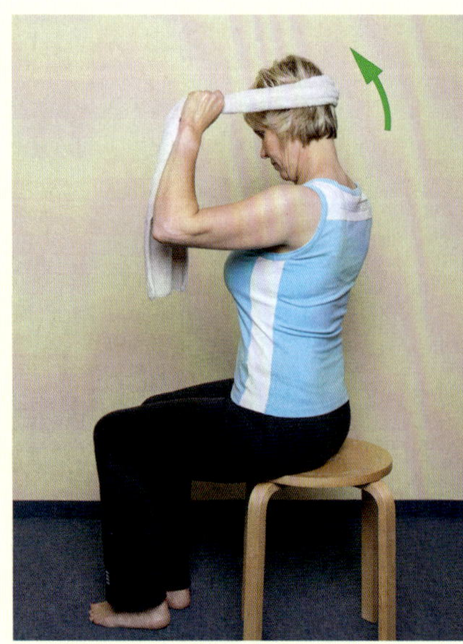

4.2.5 Mobilisation der oberen Halswirbelsäule in Flexion zur Verbesserung der Kopfstellung

Unter ihrem Hinterhaupt befinden sich zahlreiche kleine Muskeln. Durch die vorgeschobene Kopfstellung sind diese Muskeln häufig zu kurz und verspannt. Mit der folgenden Übung werden diese Muskeln sanft gedehnt. Dies hat zwei Vorteile: Einerseits kann die kontrollierte Dehnung als Entlastung empfunden werden und anderseits wird es Ihnen die nötige Beweglichkeit verschaffen, auf Dauer eine bessere Kopfhaltung einnehmen zu können.

Ausführung

- ☑ Setzten Sie sich möglichst gerade auf einen Stuhl. Sie können auch die Rückenlehne des Stuhls benutzen.
- ☑ Nehmen Sie einen Kniestrumpf in beide Hände und legen Sie diesen auf Ihren Hinterkopf (**Abb. 4.24**).
- ☑ Der Kniestrumpf darf etwas auf Spannung sein, so dass Sie das Gefühl haben Sie könnten sich etwas anlehnen mit dem Kopf
- ☑ Jetzt machen Sie eine kleine Nickbewegung. Die Drehachse geht durch Ihre Ohren. Es gibt Ihnen ein Gefühl in die Länge zu wachsen. Unterstützen Sie die Bewegung indem Sie den Strumpf mit den Händen leicht nach oben ziehen (**Abb. 4.25**). Wiederholen Sie diese Bewegung langsam 10x

Versuchen Sie folgende Punkte zu beachten:

- Diese Übung kann eventuell die Vorbereitung für die Übung 4.2.3 sein.
- Das Dehngefühl unter dem Hinterkopf soll als entlastend empfunden werden.
- Wenn es Ihnen angenehm ist, können Sie auch einige Sekunden in der Dehnstellung bleiben.
- Die Übung kann auch ohne Hilfsmittel durchgeführt werden. Falten Sie einfach Ihre Hände und legen Sie sie auf ihren Hinterkopf, so als möchten Sie sich in die Länge strecken (**Abb. 4.26**).
- Sie könnten diese Übung auf jeder Sitzgelegenheit durchführen, es spielt keine Rolle ob Sie sich dabei anlehnen oder frei sitzen.
- Führen Sie die Übung an Ihrem Arbeitsplatz möglichst jede Stunde durch.

Abb. 4.24 Ausgangsstellung mit Strumpf am Hinterkopf.

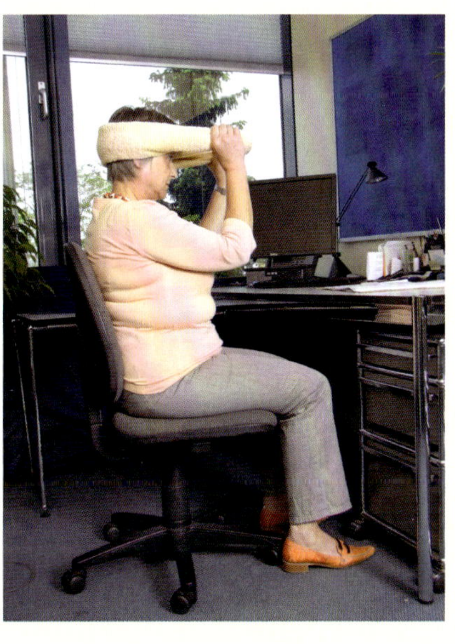

Abb. 4.25 Kleine Nickbewegung.

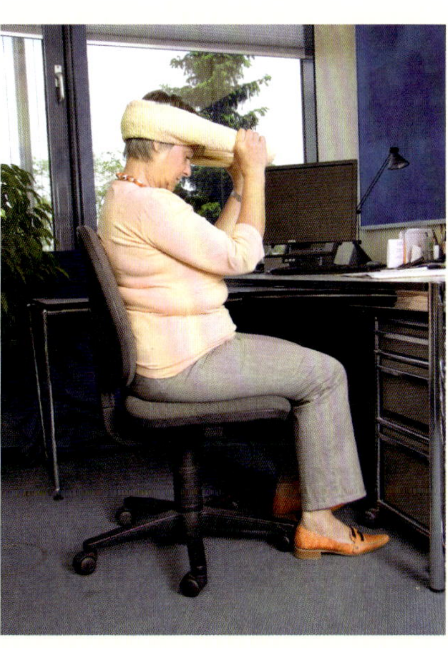

Abb. 4.26 Als Alternative werden die Hände hinter dem Kopf gefaltet.

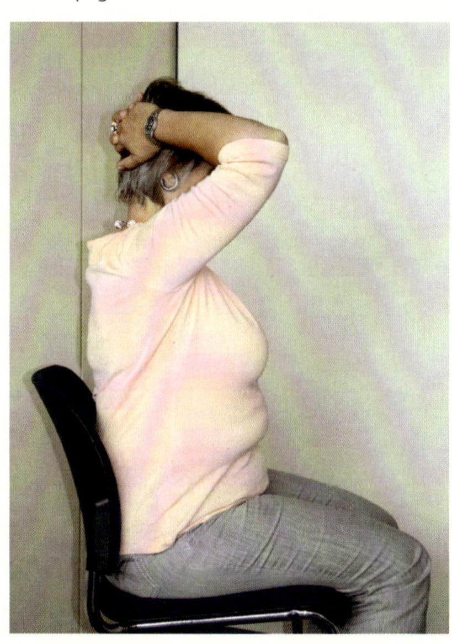

4.2.6 Mobilisation der Halswirbelsäule mit einer sanften Anspannung der tiefen Halsmuskulatur

Ziel der Übung: Die Halswirbelsäule in alle Richtungen schmerzfrei und kontrolliert bewegen zu können.

Hilfsmittel: Eventuell Hocker.

Ausgangsstellung: Der Patient sitzt bei eingeordneter Körperlängsachse und korrekter Kopfstellung auf dem Hocker. Der M. trapezius aszendens wird aktiviert durch ein leichtes nach hinten unten Ziehen der Schulterblätter. (Übung 4.4.2)

Ausführung: Der Patient drückt mit der Zungenspitze von innen leicht in die Mitte der oberen Schneidezähne. Die Lippen bleiben locker. Diese Anspannung führt zu einer Aktivierung der tiefen Nackenflexoren. Die Anspannung soll so leicht sein, dass der Patient Bewegungen der Halswirbelsäule in alle Richtungen ausführen kann.

Instruktion: Auf dem Hocker sitzend in die Länge wachsen, der Hinterkopf gleitet sanft nach oben, als würde er entlang einer Wand gleiten. Die Schultern um einen halben Zentimeter nach hinten unten ziehen. Mit der Zungenspitze an der Innenseite der Frontzähne eine sanfte Spannung aufbauen. Unter dieser Anspannung der tiefen Halsmuskulatur können unterschiedliche Bewegungen der Halswirbelsäule im schmerzfreien Bereich durchgeführt werden (**Abb. 4.27**, **Abb. 4.28**, **Abb. 4.30**, **Abb. 4.31**).

Fehlerquellen: Der Patient baut über die Zunge zu viel Spannung auf und aktiviert so auch die oberflächliche Muskulatur. Diese Muskulatur kann von außen palpiert werden, um eine zu intensive Anspannung zu kontrollieren (**Abb. 4.29**).

Schlüsselpunkte: Durch die Anspannung der tiefen segmentalen Muskulatur können Halswirbelsäulenbewegungen unter besserer muskulärer Kontrolle durchgeführt werden. Dies kann zu einer Reduktion von Schmerzen führen oder auch ein Gefühl von Sicherheit über die Bewegungen vermitteln.

Alternativen / Progression: Die Bewegungen der Halswirbelsäule können in allen möglichen Sitzpositionen mit und ohne Lehne durchgeführt werden. Hat der Patient ein gutes Gefühl für die Einordnung der Körperlängsachse und des Kopfes kann er die Kopfbewegungen auch im Stehen durchführen. Die Progression besteht aus der Vergrößerung bis zum aktiven Bewegungsende, in der Variation der Geschwindigkeit und der Abwechslung der Bewegungsrichtungen.

Anwendungsmöglichkeiten: Frühe aktive Bewegungsmöglichkeiten nach Traumata der Halswirbelsäule, funktionelle Instabilität der Halswirbelsäule und wenn aktive Bewegungen der Halswirbelsäule durch ein Anspannen der tiefen Halsmuskulatur in der Qualität der Bewegung und der Beweglichkeit verbessert werden können, oder wenn Symptome dadurch reduziert werden können.

Abb. 4.27 Unter Zungenspannung Bewegung der HWS in Extension.

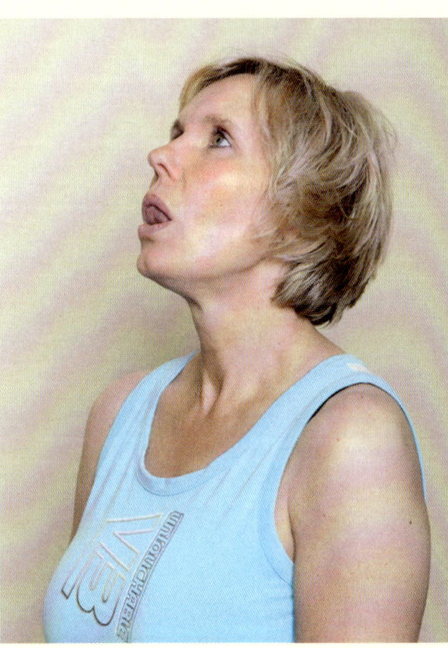

Abb. 4.28 Unter Zungenspannung Bewegung der HWS in Rotation.

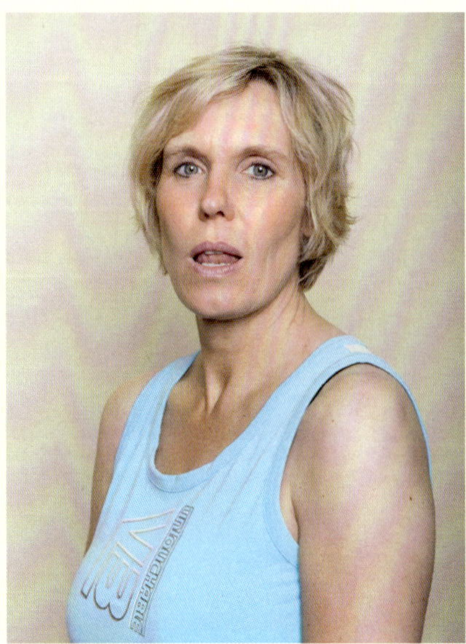

4.2.6 Kontrollierte Mobilisation der Halswirbelsäule in alle Bewegungsrichtungen mit Unterstützung der tiefen Halsmuskeln

Bewegungen der Halswirbelsäule erfordern ein Zusammenspiel von mehreren Muskelgruppen. In der Tiefe sorgen Muskeln dafür, dass die Wirbel korrekt positioniert sind und an der Oberfläche befinden sich die Muskeln, welche die Bewegungsausschläge durchführen. Diese beiden Muskelgruppen müssen zusammenarbeiten um schmerzfreie Bewegungen möglich zu machen. Probleme an der Halswirbelsäule können zu einer Hemmung der tiefen Muskulatur führen. Durch das muskuläre Ungleichgewicht zwischen den beiden Muskelgruppen kommt es zu ungünstigen Belastungen und dadurch eventuell zu Schmerzen und eingeschränkten Bewegungen. Wird die Zunge an die Innenseite der oberen Schneidezähne gedrückt, kommt es zu einer Aktivierung der tiefen Halsmuskeln. Unter dieser Anspannung können die Bewegungen leichter und ohne Schmerzen ausgeführt werden. So wird das korrekte Zusammenspiel der Muskelgruppen wieder aufgebaut.

Ausführung

- ☑ Setzten Sie sich aufrecht auf einen Stuhl oder Hocker. Ihre Wirbelsäule soll lang sein, als würde Sie ein Faden am Hinterkopf in die Länge ziehen.
- ☑ Während Sie die Stellung genau einhalten, drücken Sie mit der Spitze der Zunge an die Innenseite zwischen die oberen Schneidezähne.
- ☑ Die Spannung soll so sanft sein, dass die Muskulatur die Sie von aussen sehen und spüren können am Hals, entspannt bleiben(**Abb. 4.29**).
- ☑ Behalten Sie die Spannung der Zunge und beginnen Sie Ihren Kopf langsam nach vorne / hinten zu bewegen, so weit wie Sie ohne Schmerzen oder Unsicherheit können (**Abb. 4.30**).

Versuchen Sie folgende Punkte zu beachten:

- Es ist nicht wichtig, wie weit Sie Ihren Kopf bewegen können, sondern dass Sie den Kopf ohne Schmerzen oder Angst bewegen können.
- Unter der Zungenspannung können Sie nicht nur Bewegungen nach vorne und hinten durchführen, sondern auch Drehbewegungen oder auch seitliches Neigen (**Abb. 4.31**).
- Versuchen Sie die Bewegungen zu Beginn in einem langsamen aber gleichbleibenden Tempo zu machen. Wenn Sie sich sicherer fühlen, oder die Schmerzen weniger geworden sind, können Sie die Bewegungen auch größer machen.
- Falls Sie eine Halskrause tragen, aber trotzdem schon im schmerzfreien Bereich bewegen dürfen, nehmen Sie die Halskrause für die Übung einfach ab.
- Die Übung wird anspruchsvoller, wenn Sie zum Beispiel abwechseln zwischen kleinen und schnelleren Bewegungen und größeren und langsameren Bewegungen.
- Sie können auch abwechseln zwischen den verschiedenen Bewegungen. Zum Beispiel 3x nach vorne, 3x nach hinten, 3x nach rechts drehen, 3x nach links drehen, 3x nach rechts neigen, 3x nach links neigen

Abb. 4.29 Zungenspannung aufbauen und kontrollieren, dass die äußeren Halsmuskeln entspannt sind.

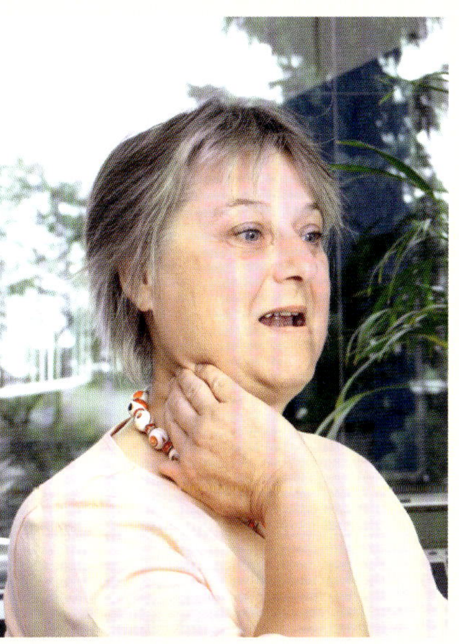

Abb. 4.30 Unter Zungenspannung die Halswirbelsäule strecken.

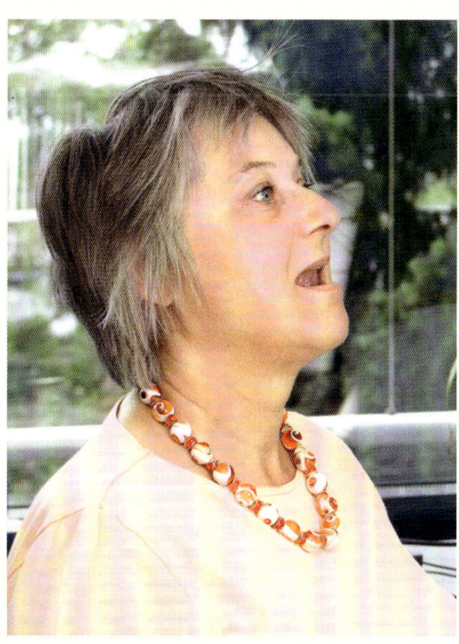

Abb. 4.31 Unter Zungenspannung den Kopf drehen.

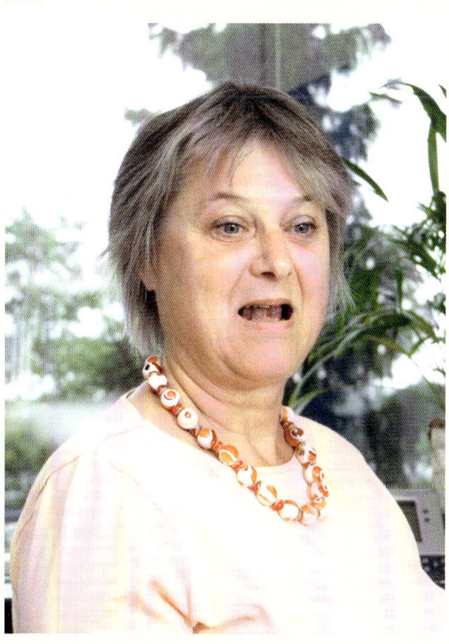

4.2.7 Rotationsmobilisation der oberen Halswirbelsäule

Ziel der Übung: Rotationseinschränkungen der oberen Halswirbelsäule lokalisiert mobilisieren zu können, ohne dabei die mittlere und untere HWS zu bewegen oder auf Stress zu setzen.

Hilfsmittel: Hocker oder Stuhl, elastische Binde, Schal oder Handtuch.

Ausgangsstellung: Der Patient sitzt bei eingeordneter Körperlängsachse aufrecht auf dem Stuhl. Der Schal wird um den Hals gehängt, die Arme sind vor dem Körper gekreuzt und der rechte Arm liegt oben (**Abb. 4.32**, **Abb. 4.34**).

Ausführung: Die Übung wird für eine Mobilisation der oberen Halswirbelsäule nach rechts dargestellt. Den Schal auf der rechten Seite dorsal auf Höhe des Gelenkfortsatzes von C3 plazieren. Mit der linken Hand wird der Schal straff nach vorne gezogen um C3 zu fixieren. Auf der linken Seite wird der Schal dorsal vom Gelenkfortsatz C2 oder C1 angelegt. Der Patient versucht, den Kopf nach rechts zu drehen und hilft durch den Zug am Schal mit der rechten Hand passiv mit (**Abb. 4.33**, **Abb. 4.35**).

Instruktion: In die Länge wachsen, mit der linken Hand wird der untere Teil der Halswirbelsäule fixiert. Nun kann nur noch in den oberen Segmenten gedreht werden. Mithilfe des Zuges des rechten Armes nach rechts versuchen, den Kopf nach rechts zu drehen.

Fehlerquellen: Der Schal oder das Handtuch wird nicht auf der korrekten Höhe angelegt. Der untere Teil der Halswirbelsäule wird nicht genügend fixiert.

Schlüsselpunkte: Durch die relative Fixation der mittleren und unteren HWS kommt es zu einer lokalisierten Mobilisation in der oberen HWS. Da Rotationseinschränkungen vor allem des Segmentes C1/2 die Gesamtrotation massiv einschränken können, kann mit dieser Übung lokalisierter mobilisiert werden. Durch den Zug des Schals wird die aktive Bewegung noch zusätzlich passiv unterstützt.

Alternativen / Progression: Theoretisch kann die HWS mit dieser Übung auf allen Segmenten mobilisiert werden. Für eine Mobilisation C6/7 nach rechts wird der Schal rechts von dorsal an den Gelenkfortsatz von C7 gelegt und links von dorsal auf den Gelenkfortsatz von C6.
Anstelle eines Schals kann auch die eigene Hand verwendet werden (**Abb. 4.36**). Der rechte Kleinfinger wird dabei von dorsal auf der rechten Seite an den Gelenkfortsatz von C3 gelegt. Jetzt kann der Kopf nur aktiv bewegt werden. Auch mit dieser Methode lässt sich die Höhe der Mobilisation verändern.

Anwendungsmöglichkeiten: Einschränkungen der oberen HWS in Rotation wie sie zum Beispiel häufig bei Kopfschmerzpatienten vorkommen. Hypermobilitäten oder Instabilitäten der mittleren und unteren HWS, die durch eine Steifigkeit der oberen HWS beeinflusst werden.

Abb. 4.32 Ausgangsstellung mit Schal um den Hals gehängt, Arme sind gekreuzt, (rechter Arm oben) und halten den Schal fest.

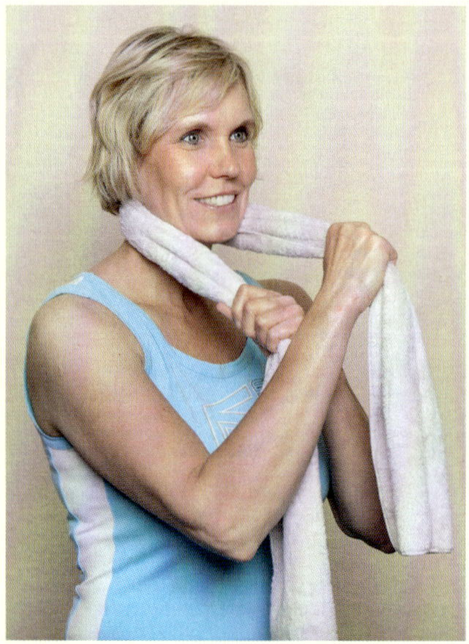

Abb. 4.33 Endstellung Rotation nach rechts der oberen HWS

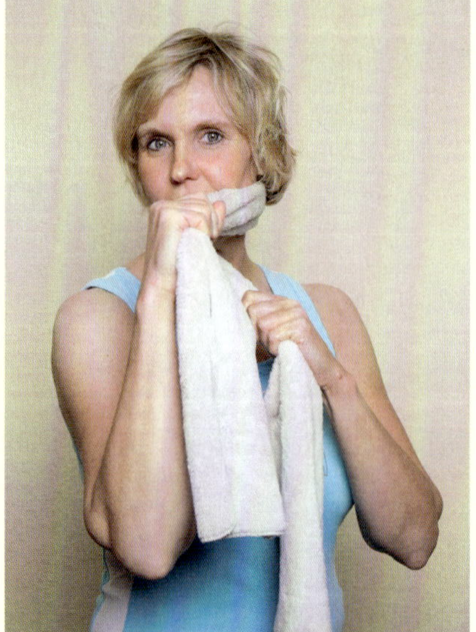

4.2.7 Gezielte Mobilisation der oberen Kopfgelenke in Rotation (Drehung)

Ihre Therapeutin hat bei Ihnen durch die manualtherapeutische Untersuchung eine Steifigkeit in den oberen Kopfgelenken festgestellt. Dies kann zum Beispiel nach einem Schleudertrauma der Fall sein, oder auch bei Kopfschmerzen welche durch die Halswirbelsäule mit ausgelöst werden. Wenn Sie normale Kopfbewegungen durchführen, kommt es zu Bewegung in allen Abschnitten der Halswirbelsäule. Mithilfe eines Schals oder einer elastischen Binde kann der untere Teil der Halswirbelsäule fixiert werden, so dass die Bewegung nur im obersten Teil der Halswirbelsäule stattfindet. Die Übung wird für eine Steifigkeit beim Drehen nach rechts beschrieben.

Ausführung

- ☑ Setzten Sie sich mit aufgerichtetem Rücken auf einen Stuhl oder einen Hocker.
- ☑ Hängen Sie sich einen Schal oder eine elastische Binde von ca. 1,5 m Länge um den Hals. Kreuzen Sie die Arme vor Ihrem Körper, der rechte Arm liegt oben und fassen Sie den Schal an (**Abb. 4.34**).
- ☑ Nun müssen Sie den Schal im Nacken auf die richtige Höhe anlegen. Auf der rechten Seite legen Sie ihn von hinten ca 3 cm unterhalb des Schädels an. Ziehen Sie nun mit der linken Hand den Schal gerade nach vorne.
- ☑ Auf der linken Seite legen Sie den Schal direkt unterhalb des Schädelknochens an.
- ☑ Drehen Sie den Kopf langsam nach rechts und helfen durch den Zug mit der rechten Hand am Schal mit (**Abb. 4.35**).

Versuchen Sie folgende Punkte zu beachten:

- Versuchen Sie, während der gesamten Übung so aufrecht zu sitzen, als würden Sie von einem Faden vom Hinterkopf aus in die Länge gezogen. Eine gute Drehbewegung kann nur stattfinden, wenn sich die Halswirbelsäule in einer aufgerichteten Stellung befindet.
- Wenn Sie das Gefühl haben, Sie können den Kopf nicht mehr weiter drehen, bleiben Sie an diesem Punkt und machen sanfte kleine Drehbewegungen. Legen Sie nach ca 10 Bewegungen eine Pause ein und kehren in die Anfangsstellung zurück. Wiederholen Sie diese Übung mehrmals am Tag.
- Falls es Ihnen nicht möglich ist die Übung mit einem Schal zu machen, können Sie auch einfach Ihre Hand nehmen. Legen Sie dazu Ihre rechte Hand von hinten an Ihren Nacken. Der kleine Finger endet ca. 3 cm unter Ihrem Schädelknochen. Mit dieser Hand fixieren Sie sich den unteren Teil der Halswirbelsäule (**Abb. 4.36**). Versuchen Sie nun, den Kopf soweit es geht nach rechts zu drehen. Am Ende der Bewegung machen Sie kleine federnde Drehbewegungen.

Abb. 4.34 Ausgangsstellung mit Schal. Die Arme kreuzen sich, der rechte liegt oben.

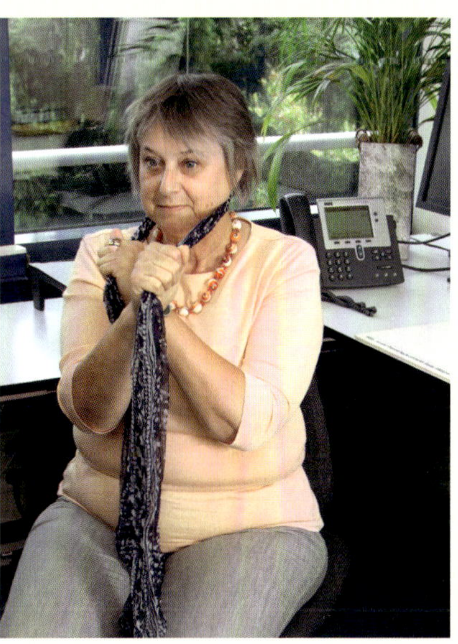

Abb. 4.35 Endstellung Rotation nach rechts mit Schal.

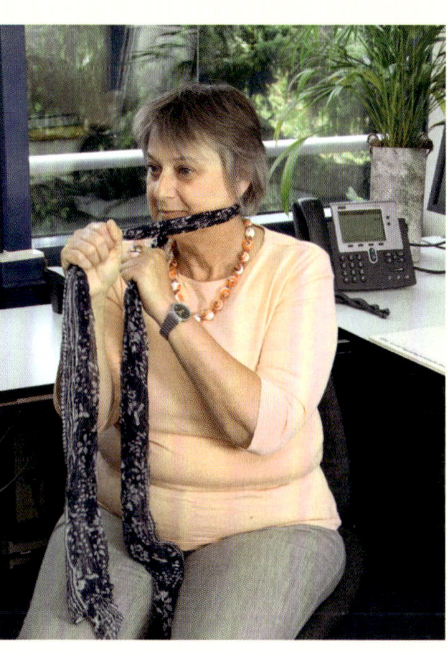

Abb. 4.36 Endstellung Rotation nach rechts nur mit Hand im Nacken.

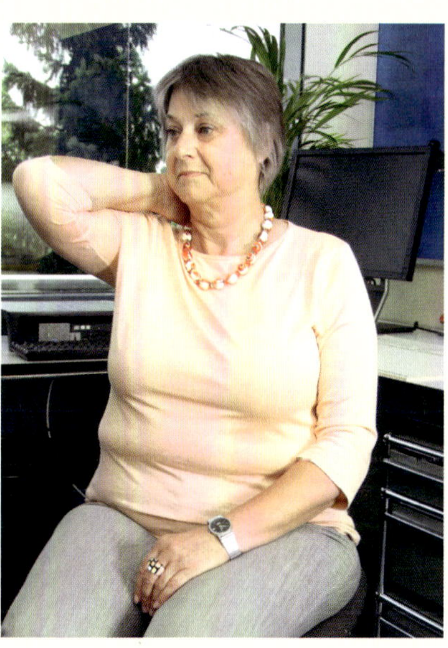

4.3 Brustwirbelsäule

4.3.1 Mobilisation der Brustwirbelsäule in Extension

Ziel der Übung: Lokalisierte endgradige Mobilisation der Brustwirbelsäule in Extension.

Hilfsmittel: Stuhl mit einer geeigneten Lehne, evtl. kleines Handtuch.

Ausgangsstellung: Im Sitzen, Beine überschlagen zur Fixierung der Lendenwirbelsäule, Hände in den Nacken zur Fixierung der Halswirbelsäule.

Ausführung: Leichte federnde Extensionsbewegungen über die Stuhllehne, kleine Bewegungsausschläge.

Instruktion: Brustbein entfernt sich vom Bauchnabel, das Brustbein in Richtung Decke bewegen.

Fehlerquellen: Zu große Bewegungen, ungenügende Fixierung der Lenden- oder Halswirbelsäule.

Schlüsselpunkte: Diese Mobilisation soll endgradig sein. Durch die Stuhllehne entsteht ein Hypomochlion, das eine zusätzliche posteroanteriore Mobilisationsbewegung erzeugt. Der Patient muss spüren, dass er gegen Widerstand bewegt. Es entsteht eine Kombination aus einer physiologischen und einer Gleitbewegung.

Alternativen/Progression: Durch unterschiedliche Stellungen des Beckens auf der Sitzfläche kann die Höhe der Mobilisation variiert werden (**Abb. 4.37, Abb. 4.38**).

Kann die Lendenwirbelsäule durch das Übereinanderschlagen der Beine nicht genügend fixiert werden, müssen die Beine auf einen zweiten Stuhl gelegt werden. Die Ischiocruralmuskulatur bremst nun die Bewegung der Lendenwirbelsäule.

Anwendungsmöglichkeiten: Steifigkeit oder Teilsteifigkeit der Brustwirbelsäule in Extension. Die Übung kann ungefähr auf Höhe von T4 begonnen werden. Für die oberen Segmente siehe Übung 4.3.3.

Bei Haltungsproblemen durch Steifigkeit oder Teilsteifigkeit der Brustwirbelsäule, wenn die Muskulatur auf Dauer die Brustwirbelsäule nicht in einer aufgerichteten Stellung stabilisieren kann und dadurch muskulär bedingte Schmerzen in der Brustwirbelsäule entstehen.

Bei Schulterproblemen oder Problemen in der Lenden- und Halswirbelsäule durch Steifigkeit der Brustwirbelsäule, wenn deren fehlende Bewegungsmöglichkeit in den angrenzenden Abschnitten kompensiert werden muss und zu Überlastungen führt.

Abb. 4.37 Ausgangsstellung zur Mobilisation im unteren BWS-Bereich.

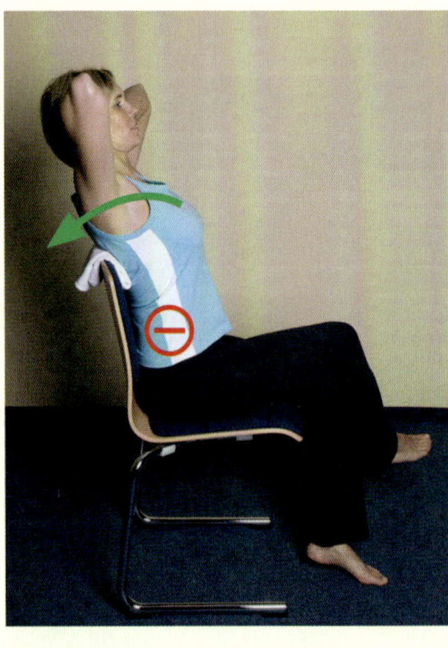

Abb. 4.38 Ausgangsstellung zur Mobilisation im oberen BWS-Bereich.

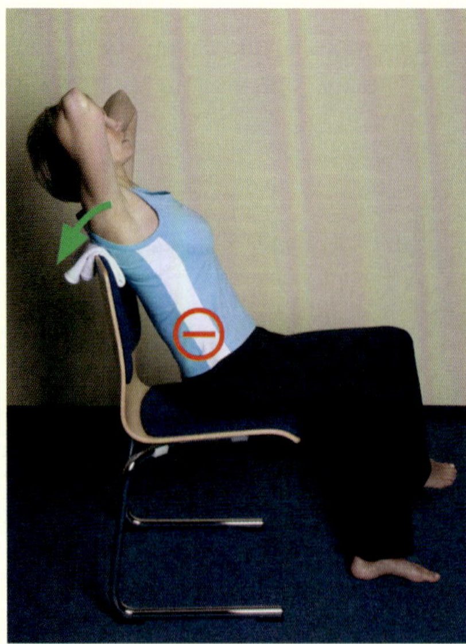

4.3.1 Beweglichkeitsübung der Brustwirbelsäule in die Streckung

Die Brustwirbelsäule ist von Natur aus der stabile Abschnitt der Wirbelsäule. Trotzdem hat dieser Abschnitt eine gewisse Beweglichkeit, die z.B. bei Schulterbewegungen besonders wichtig ist. Damit Sie Ihre Arme komplett nach oben bewegen können, muss sich die Brustwirbelsäule strecken können.

Die Brustwirbelsäule kann teilweise sehr steif sein, vor allem in Richtung der Streckung. Um an diesen Stellen die Beweglichkeit zu verbessern, kann man die Stuhllehne benutzen und damit einen Gegendruck erzeugen. Das ermöglicht eine intensive Mobilisation an ausgesuchten Stellen.

Ausführung

- ☑ Setzen Sie sich auf einen Stuhl mit Lehne und schlagen Sie Ihre Beine übereinander, falten Sie Ihre Hände und legen Sie sie an die Halswirbelsäule.
- ☑ Lehnen Sie sich über die Stuhllehne nach hinten und führen Sie kleine federnde Bewegungen aus (**Abb. 4.39**).
- ☑ Stellen Sie sich vor, Sie möchten sich mit dem Brustbein weg vom Bauchnabel oder gegen die Decke bewegen.
- ☑ Sie können die Höhe der Mobilisation selbst bestimmen, indem Sie Ihr Becken auf der Stuhlfläche verschieben, so verändert sich der Kontaktpunkt an der Stuhllehne (**Abb. 4.40**).

Versuchen Sie folgende Punkte zu beachten:

- Damit die Bewegung auch wirklich in der Brustwirbelsäule ankommt, müssen Sie dafür sorgen, dass Ihre Lenden- und Halswirbelsäule fixiert werden. Dies erreichen Sie durch das Übereinanderschlagen der Beine für die Lendenwirbelsäule und durch die Hände, die Ihre Halswirbelsäule unterstützen.
- Lehnen Sie sich so weit über die Stuhllehne, bis Sie spüren, dass ein Druck an der Kontaktstelle mit der Lehne entsteht.
- Falls die Lehne zu hart ist, legen Sie ein Handtuch zur Polsterung darüber.
- Diese Übung dient auch als Entlastungsstellung, da wir im Alltag selten in eine richtige Streckstellung der Brustwirbelsäule kommen.
- Die Übung kann sehr gut im Alltag durchgeführt werden. Sie können Sie so oft machen, wie es Ihnen angenehm ist oder wie Sie ein natürliches Bedürfnis haben, sich zu strecken, mindestens aber alle 1–2 Stunden für 1–2 Minuten.

Abb. 4.39 Ausgangsstellung zur Mobilisation im unteren Brustwirbelsäulenbereich.

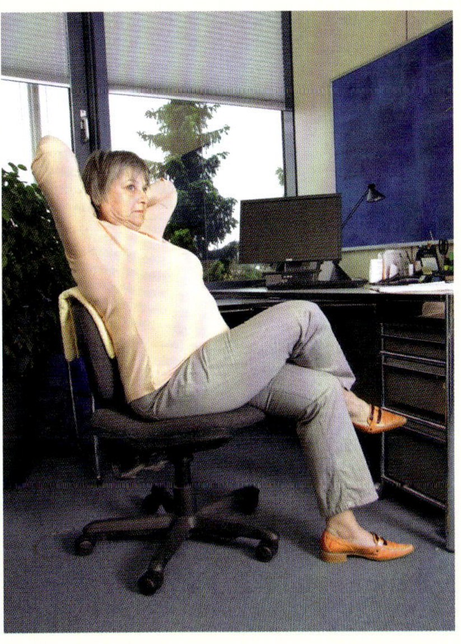

Abb. 4.40 Ausgangsstellung zur Mobilisation im oberen Brustwirbelsäulenbereich.

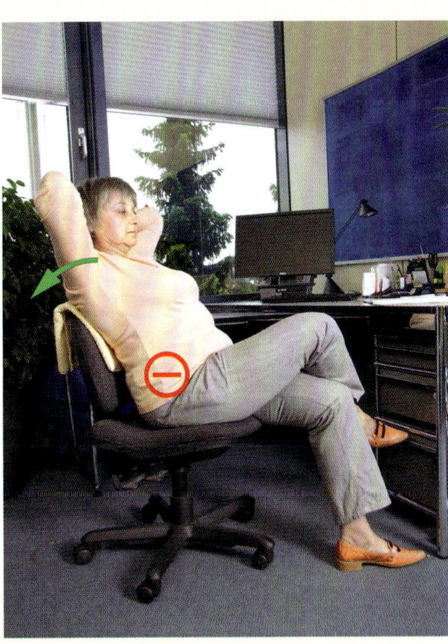

4.3.2 Mobilisation der Brustwirbelsäule in Flexion/Extension

Ziel der Übung: Selektive Mobilisation der Brustwirbelsäule in Flexion und Extension.

Hilfsmittel: Stuhl.

Ausgangsstellung: Kutschersitz, Unterarme auf die Oberschenkel stützen, einen Finger auf das Sternum legen.

Ausführung: Kleine Flexions- und Extensionsbewegungen der Brustwirbelsäule.

Instruktion: Brustbein als Distanzpunkt nach vorn und hinten bewegen, Dornfortsätze zwischen den Schulterblättern abwechselnd herausdrücken und einziehen (**Abb. 4.41 Abb. 4.42**).

Fehlerquellen: Globale Bewegung der ganzen Wirbelsäule, Ausführung mit zu viel Kraft.

Schlüsselpunkte: Es ist keine endgradige Mobilisation, sondern eine selektive Bewegung, der Patient soll lernen, seine Brustwirbelsäule unabhängig von Mitbewegungen der Lenden- und Halswirbelsäule sanft zu bewegen.

Die Übung soll mit einem Minimum an Kraft und einem Maximum an differenzierter Koordination ausgeführt werden. Durch die selektive Bewegung der Brustwirbelsäule werden nicht nur Beweglichkeit, sondern auch Geschicklichkeit, Wahrnehmung und Körpergefühl trainiert. Bei der Übung kommt es durch die Reizung der lokalen Mechanorezeptoren zu einer reflektorischen Senkung des Spannungszustands der Muskulatur.

Alternativen/Progression: Variationen in der Größe und im Tempo der Bewegung steigern die Koordination. Im Stehen, Hände schulterbreit an die Wand gestützt (**Abb. 4.43**).

Anwendungsmöglichkeiten: Steifigkeit der Brustwirbelsäule, kann ein beitragender Faktor bei Problemen in der Halswirbelsäule und Lendenwirbelsäule sein (siehe auch Übung 4.3.1).

Abb. 4.41 Extensionsbewegung der Brustwirbelsäule.

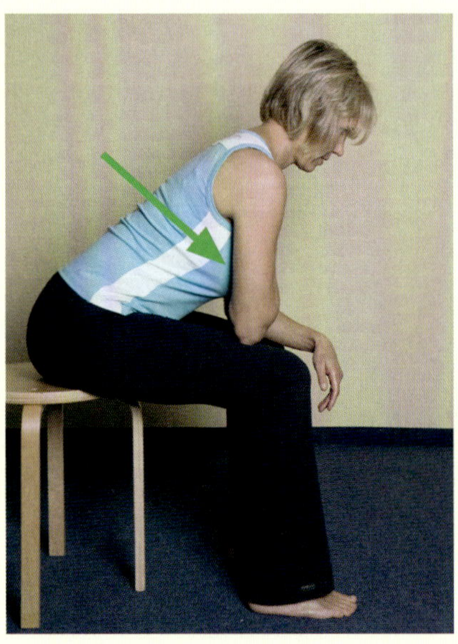

Abb. 4.42 Flexionsbewegung der Brustwirbelsäule.

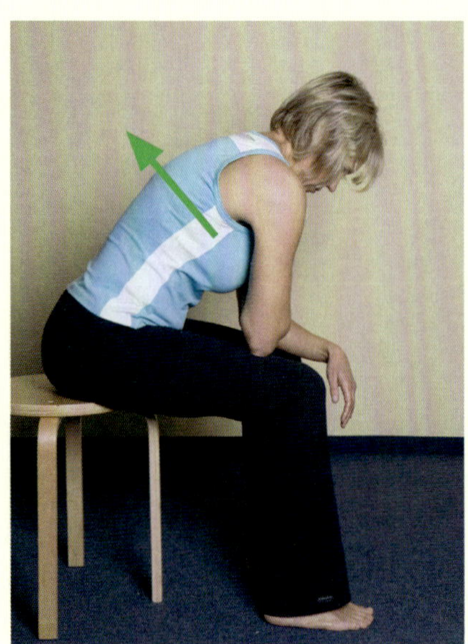

4.3.2 Beweglichkeitsübung der Brustwirbelsäule in Beugung und Streckung

Die Brustwirbelsäule ist von Natur aus der stabile Abschnitt der Wirbelsäule. Trotzdem hat dieser Abschnitt eine gewisse Beweglichkeit, die z.B. bei Schulterbewegungen besonders wichtig ist. Damit Sie Ihre Arme komplett nach oben bewegen können, muss sich die Brustwirbelsäule strecken können.

Wenn die Brustwirbelsäule dieses Minimum an Bewegung nicht aufweist, kann es einerseits zu Schmerzen und Verspannungen in diesem Bereich führen. Anderseits kann diese Bewegungseinschränkung an der Entwicklung von Problemen in der Lenden- und Halswirbelsäule und in den Schultergelenken beteiligt sein.

Diese Übung soll Ihnen helfen, die Brustwirbelsäule unabhängig zu bewegen. Unabhängig bedeutet, dass Sie Bewegungen in der Brustwirbelsäule machen können, ohne dass sich die gesamte Wirbelsäule mitbewegt.

Ausführung

- ☑ Setzen Sie sich auf einen Stuhl. Die Füße müssen bequem auf dem Boden und so weit auseinander stehen, dass ca. 50 cm Abstand zwischen Ihren Knien und Füßen besteht.
- ☑ Stützen Sie sich mit den Unterarmen auf Ihren Oberschenkeln ab (Kutschersitz). Legen Sie einen Finger auf Ihr Brustbein.
- ☑ Versuchen Sie sanft das Brustbein nach vorn (**Abb. 4.44**) und hinten (**Abb. 4.45**) zu bewegen.
- ☑ Ihr Finger hilft Ihnen zu kontrollieren, inwieweit sich Ihr Brustbein bewegt.

Versuchen Sie folgende Punkte zu beachten:

- Die Bewegung soll so klein sein, dass nur eine Bewegung zwischen Ihren Schulterblättern stattfindet und nicht die ganze Wirbelsäule sich bewegt.
- Wenn Ihnen die Vorstellung über das Brustbein nichts sagt, versuchen Sie die Wirbel zwischen Ihren Schulterblättern abwechselnd nach außen zu drücken und wieder einzuziehen.
- Die Bewegung soll mit einem Minimum an Kraft ausgeführt werden.
- Beginnen Sie die Bewegung zuerst ganz klein und versuchen Sie sie dann langsam zu vergrößern.
- Es dürfen bei diesen Bewegungen keine Schmerzen entstehen.
- Als Alternative kann die Übung auch im Stehen durchgeführt werden. Dazu stützen Sie sich auf Schulterhöhe an die Wand. Bewegen Sie nun das Brustbein mit kleinen Bewegungen gegen die Wand und wieder zurück. Die Arme bewegen sich nicht (**Abb. 4.43**).
- Wiederholen Sie diese beiden Bewegungen jede Stunde für 1–2 Minuten.

Abb. 4.43 Ausgangsstellung zur Bewegung der Brustwirbelsäule an der Wand.

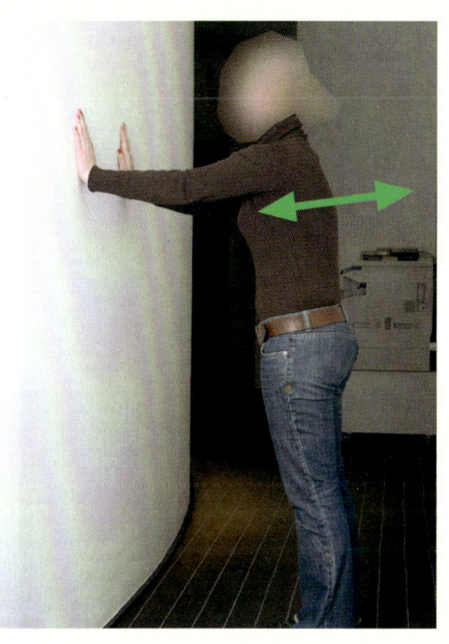

Abb. 4.44 Bewegung des Brustbeins nach vorne, streckt die Brustwirbelsäule.

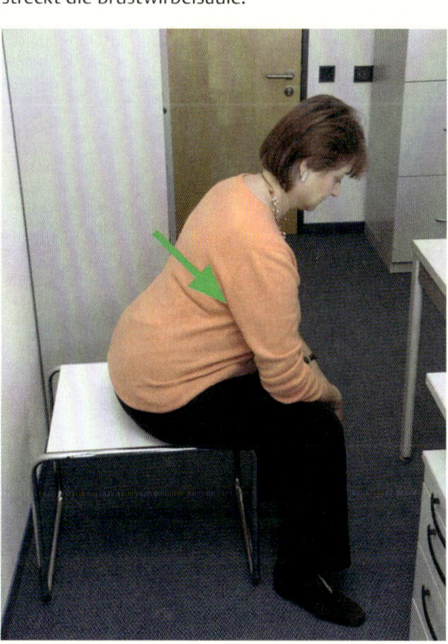

Abb. 4.45 Bewegung des Brustbeins nach hinten, beugt die Brustwirbelsäule.

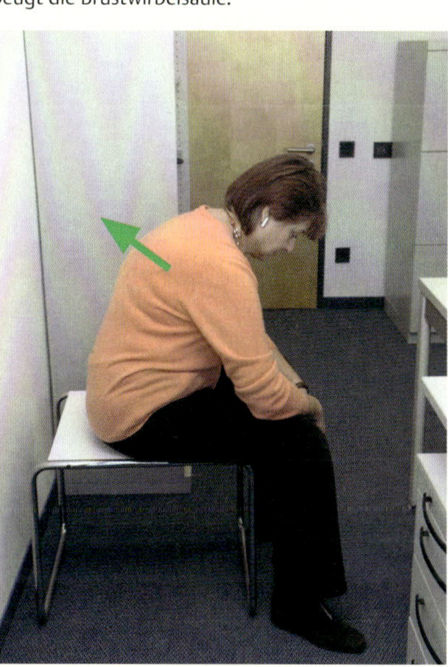

Wiesner, Übungen in der Physiotherapie, 978-3-13-245273-2

4.3.3 Mobilisation der oberen Brustwirbelsäule in Extension

Ziel der Übung: Selektive Mobilisation der oberen Brustwirbelsäule in Extension.

Hilfsmittel: Hocker, Wand, 2 Tennisbälle.

Ausgangsstellung: Auf dem Hocker sitzen, so dass das Becken die Wand berührt, die beiden Tennisbälle auf der gewünschten Höhe beidseits des Dornfortsatzes zwischen Rücken und Wand einklemmen. Die Körperlängsachse ist dadurch leicht nach vorn geneigt (**Abb. 4.46**).

Ausführung: Gegen den Widerstand der Tennisbälle den Scheitelpunkt in einem Bogen nach hinten zur Wand bewegen, ohne dass in der Halswirbelsäule selbst eine Bewegung entsteht (**Abb. 4.47**).

Instruktion: Die Bewegungsrichtung des Scheitelpunkts geht in einem Bogen zur Wand nach hinten. Der Abstand zwischen Kinn und dem Halsgrübchen darf sich dabei nicht verlängern, damit eine Bewegung in der Halswirbelsäule verhindert wird.

Fehlerquellen: Retraktionsbewegung des Kopfes gegen die Wand oder eine extensorische Bewegung in der Halswirbelsäule.

Schlüsselpunkte: Es ist sehr schwierig, die obere Brustwirbelsäule aktiv und selektiv in Extension zu mobilisieren. Durch die Übung 4.3.1 kann die mittlere und untere Brustwirbelsäule sehr gut über die Stuhlkante mobilisiert werden. In dieser Übung wird die Stuhlkante durch die Tennisbälle beidseits der Wirbelsäule ersetzt. Die Tennisbälle haben die Funktion des Hypomochlions und führen eine leicht posteroanteriore Bewegung aus. Der Patient hingegen führt aktiv eine physiologische Extensionsbewegung des Kopfes gegen den Thorax durch. Damit der Patient ein besseres Gefühl für das Nichtbewegen der Halswirbelsäule bekommt, kann ein Tape zwischen Incisura jugularis und der Kinnspitze angebracht werden.

Der Hinterkopf muss nicht unbedingt die Wand berühren, dies ist abhängig von der individuellen Kyphose der Brustwirbelsäule.

Die Übung ist nicht geeignet bei sehr flacher oberer Brustwirbelsäule.

Alternativen/Progression: Die Tennisbälle können auf allen Segmenten zwischen T1 und T4 platziert werden. Die Übung kann auch im Stehen an der Wand durchgeführt werden.

Anwendungsmöglichkeiten: Steifigkeit der oberen Brustwirbelsäule in Extension, als beitragender Faktor bei Halswirbelsäulen- und Schulterproblemen.

Abb. 4.46 Ausgangsstellung zur Mobilisation der oberen BWS mit 2 Tennisbällen.

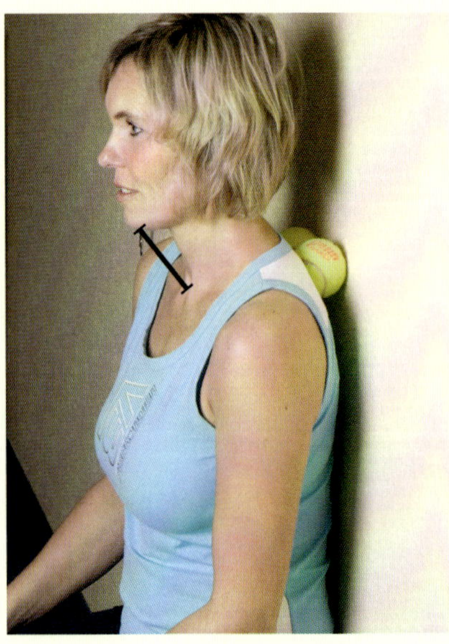

Abb. 4.47 Endstellung der oberen BWS in Extension.

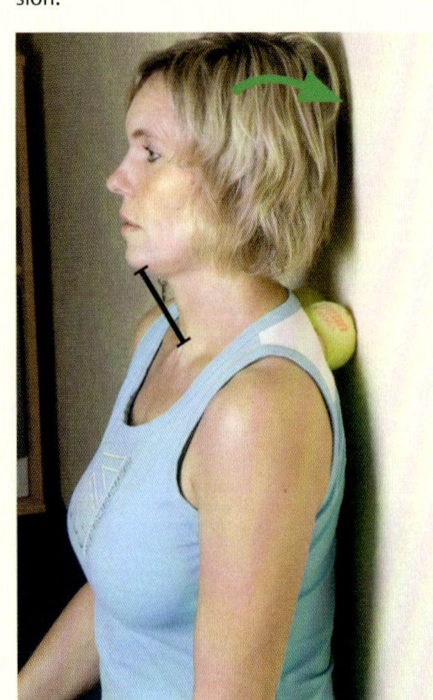

4.3.3 Verbesserung der Beweglichkeit der oberen Brustwirbelsäule

Ihre Therapeutin hat Ihnen mit manueller Therapie die obersten Brustwirbel mobilisiert. In Ihrem Fall hat dies eine positive Wirkung gezeigt. Zur Unterstützung und Erhaltung des Therapieerfolgs ist es ein großer Vorteil, wenn Sie diese Mobilisation auch ohne die Therapeutin ausführen können.

Es ist sehr schwierig, selbst an diesen Teil der Brustwirbelsäule heranzukommen. Mithilfe von zwei Tennisbällen ist es möglich, die Bewegung besser zu lokalisieren.

Die Steifigkeit in diesem Wirbelsäulenabschnitt kann mitverantwortlich sein für Probleme der Halswirbelsäule und der Schultergelenke.

Ausführung

- ☑ Stellen Sie einen Hocker direkt an die Wand.
- ☑ Setzen Sie sich so auf den Hocker, dass Ihr Becken die Wand berührt.
- ☑ Klemmen Sie die Tennisbälle rechts und links der Wirbelsäule gegen die Wand, genau auf der Höhe, in der Sie bewegen möchten (**Abb. 4.48**).
- ☑ Ihr Oberkörper ist jetzt leicht nach vorn geneigt.
- ☑ Bewegen Sie den Scheitelpunkt Ihres Kopfes in einem leichten Bogen nach hinten gegen die Wand (**Abb. 4.49**).
- ☑ Der Abstand zwischen Ihrem Kinn und dem Halsgrübchen darf sich nicht vergrößern.

Versuchen Sie folgende Punkte zu beachten:

- Stellen Sie sich vor, Sie möchten Ihren Hals gegen Ihren Brustkorb bewegen.
- Damit die Bewegung wirklich in der oberen Brustwirbelsäule ankommt, darf möglichst keine Bewegung in der Halswirbelsäule stattfinden. Dies können Sie verhindern, indem Sie sich vorstellen, dass der Faden, der zwischen Ihrem Kinn und dem Halsgrübchen gespannt ist, nicht zerreißen darf.
- Es kann auch eine Hilfe sein, wenn Sie Ihren Daumen in Ihr Halsgrübchen und den Zeigefinger ans Kinn legen. So haben Sie die direkte Kontrolle, dass die Distanz gleich bleibt.
- Der Erfolg der Übung hängt nicht davon ab, ob Sie mit dem Hinterkopf die Wand erreichen. Dies ist abhängig von der Form Ihres Brustkorbs.
- Es dürfen bei diesen Bewegungen keine Schmerzen entstehen, auch keine Symptome in den Armen.
- Idealerweise wiederholen Sie diese Bewegungen jede Stunde ca. 10-mal.

Abb. 4.48 Die Tennisbälle auf die gewünschte Höhe neben die Wirbelsäule klemmen.

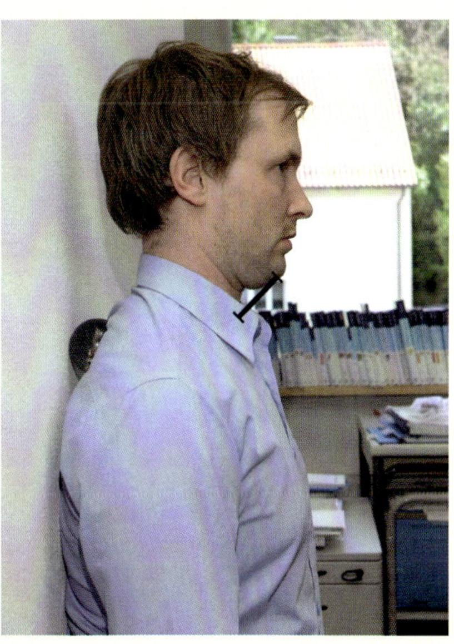

Abb. 4.49 Der Kopf bewegt sich in einem Bogen Richtung Wand.

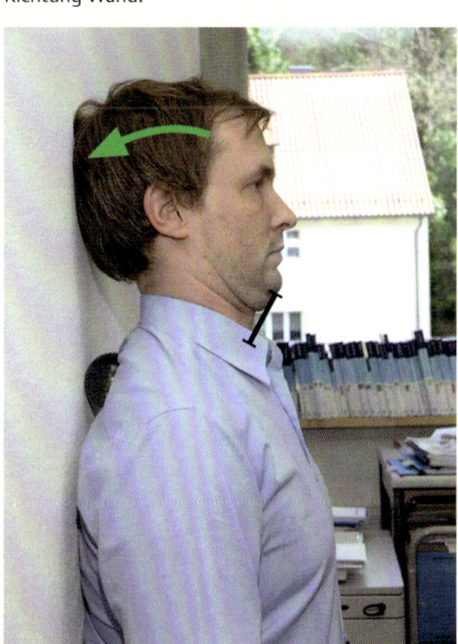

4.3.4 Mobilisation der Brustwirbelsäule in Extension bei gleichzeitiger Dehnung des M. pectoralis major

Ziel der Übung: Aufrichtung der BWS und gleichzeitige Dehnung der Brustmuskulatur als Ausgleichsübung bei sitzender Tätigkeit

Hilfsmittel: Offene Tür

Ausgangsstellung: In Schrittstellung im Türrahmen stehen, beide Arme diagonal nach oben strecken und mit den Händen am Türrahmen festhalten (**Abb. 4.50**, **Abb. 4.52**).

Ausführung: Den M. transversus abdominis aktivieren durch Bauchnabel einziehen (Übung 4.6.1). Mit dem Hinterkopf in die Länge wachsen (Übung 4.2.3 Aktivierung der tiefen Nackenflexoren) Das Gewicht auf das vordere Bein verlagern und kleine oszillierende Extensionsbewegungen der Brustwirbelsäule durchführen (**Abb. 4.51**, **Abb. 4.53**).

Instruktion: Die Wirbelsäule ist lange und aufgerichtet, sie werden am Hinterkopf in die Länge gezogen Das Brustbein als Distanzpunkt nach vorne schieben, Spannung im Unterbauch bleibt konstant. Der Abstand von Kinn zu Brustbein darf sich nicht verändern.

Fehlerquellen: Globale Bewegung der ganzen Wirbelsäule mit einer gleichzeitigen Extension der LWS und/oder HWS.

Schlüsselpunkte: Die Stabilisation der LWS bei gleichzeitiger Extension der BWS erfordert ein hohes Maß an Selektivität. Der Patient soll lernen, seine Brustwirbelsäule zu extendieren unabhängig von der Lendenwirbel-und Halswirbelsäule.
Durch die Stellung der Arme kommt es gleichzeitig zu einer Dehnung des M.pectoralis major.

Alternativen / Progression: Die Arme können in verschiedenen Stellungen im Türrahmen abgestützt werden und so können unterschiedliche Anteile des M.pectoralis major auf Dehnung gebracht werden (**Abb. 4.54**).

Anwendungsmöglichkeiten: Diese Übung ist eine ideale Ausgleichsbewegung für Patienten, die am PC arbeiten und dadurch Schmerzen im Bereich der oberen Extremität haben. Einschränkungen der BWS in Extension bei gleichzeitiger Verkürzung des M.pectoralis major.

Abb. 4.50 Ausgangsstellung im Türrahmen, Schrittstellung.

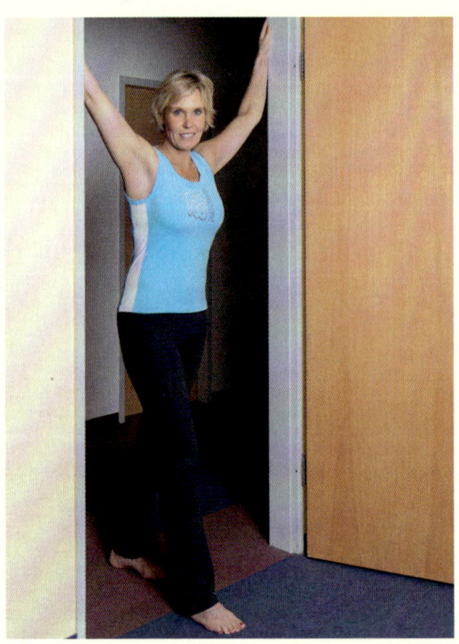

Abb. 4.51 Endstellung mit Brustbein vorne.

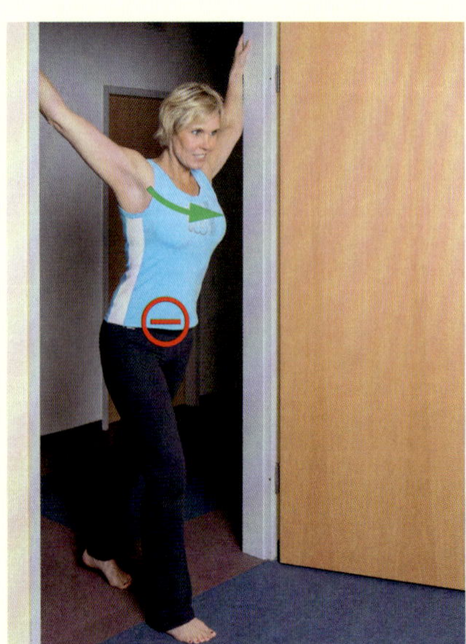

4.3.4 Streckübung der Brustwirbelsäule und Dehnung der Brustmuskulatur

Es ist schwierig, während der Arbeit am PC auf eine gute Haltung zu achten. Häufig kommt es zu einem Zusammensinken der Brustwirbelsäule und einem Vorschieben des Kopfes. Durch die Stellung der Arme am PC ist die Brustmuskulatur auf der Vorderseite immer verkürzt.
Es ist angenehm, wenn Sie während Ihres Arbeitstages regelmäßig eine Ausgleichsbewegung machen. Diese Übung ist genau das Gegenteil Ihrer Haltung am PC.
Zum Ersten wird sie im Stehen durchgeführt, in der Brustwirbelsäule kommt es zu einer Streckung und die Verkürzungen auf der Vorderseite werden gedehnt.
Die Übung kann überall durchgeführt werden, alles was Sie brauchen ist ein Türrahmen.

Ausführung

- ☑ Stellen Sie sich in Schrittstellung, bei geöffneter Tür in den Türrahmen und strecken Sie Ihre Arme schräg nach oben. Halten Sie sich mit den Händen locker am Türrahmen fest (**Abb. 4.52**).
- ☑ Nehmen Sie eine optimale Haltung ein. Die Wirbelsäule ist lang, Sie werden von einem Faden an Ihrem Hinterkopf in die Länge gezogen. Ziehen Sie leicht den Unterbauch/Bauchnabel ein.
- ☑ Verlagern Sie Ihr Gewicht auf das vordere Bein und schieben gleichzeitig das Brustbein nach vorne, bis Sie eine Spannung auf der Vorderseite Ihrer Schultern spüren (**Abb. 4.53**).
- ☑ Führen Sie an diesem Punkt kleine wippende Bewegungen durch.

Versuchen Sie folgende Punkte zu beachten:

- Die Bewegung ist sehr klein. In Ihrer Lendenwirbelsäule und Halswirbelsäule darf keine Bewegung entstehen.
- Die Bewegung in der Lendenwirbelsäule verhindern Sie durch das Anspannen des Unterbauchs.
- Denken Sie von Ihrem Brustbein aus, dies soll sich nach vorne bewegen, nicht Ihr Kinn. Versuchen Sie den Abstand Ihres Kinns vom Brustbein nicht zu verändern.
- Die Dehnung bzw. Spannung soll angenehm sein, keinenfalls schmerzhaft.
- Bewegen Sie 10-20 mal und lockern Sie anschließend Ihre Arme. Sie können das Dehnen / Bewegen 2-3 mal wiederholen. Führen Sie die Übung regelmäßig während Ihres Arbeitstages durch.
- Sie können Ihre Arme in verschiedenen Stellungen am Türrahmen abstützen, so kommt es zur Dehnung verschiedener Anteile der Brustmuskulatur(**Abb. 4.54**)

Abb. 4.52 Ausgangsstellung im Türrahmen: Die Hände sind locker am Türrahmen.

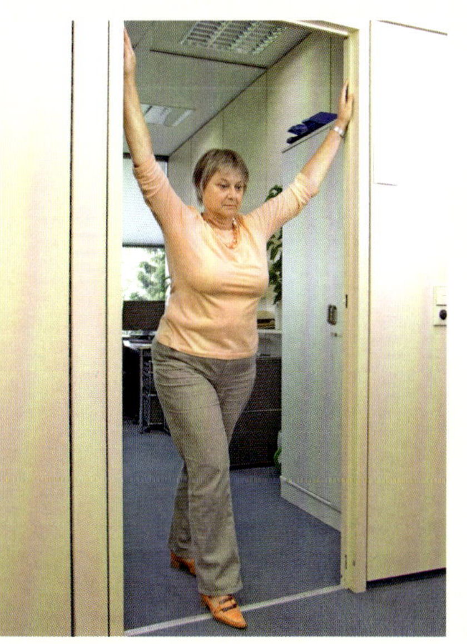

Abb. 4.53 Endstellung mit Brustbein vorne.

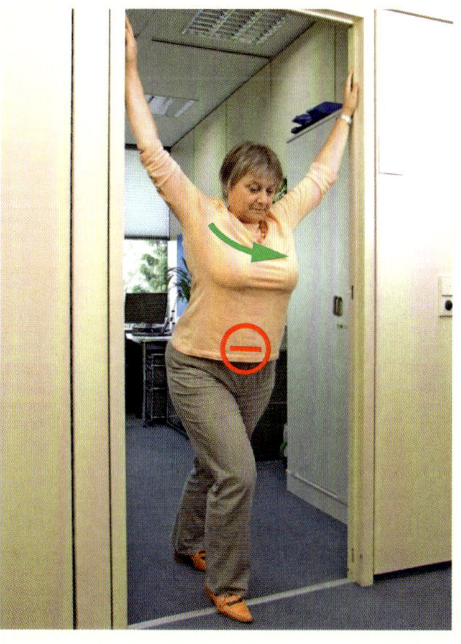

Abb. 4.54 Alternative Armstellung tiefer unten.

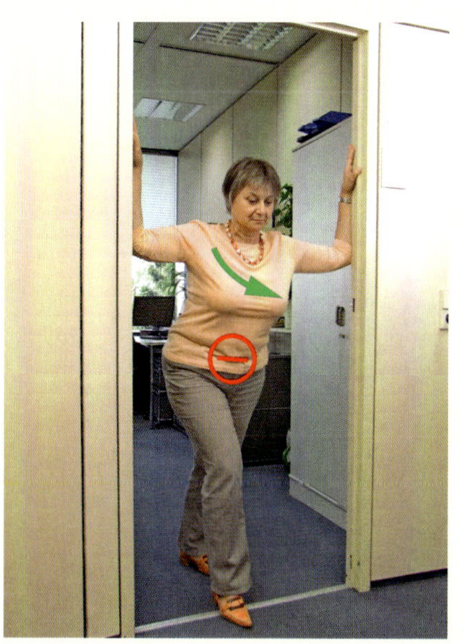

4.3.5 Mobilisation der Brustwirbelsäule in Flexion und Entspannung der interskapulären Muskulatur.

Ziel der Übung: Selektive Mobilisation der Brustwirbelsäule in Flexion und muskuläre Entspannung im interskapulären Breich.

Hilfsmittel: Stuhl mit Lehne, gerolltes großes Handtuch

Ausgangsstellung: Die Handtuchrolle liegt quer auf der Stuhllehne (**Abb. 4.55**, **Abb. 4.57**).

Ausführung: Der Patient lehnt sich aus dem Stehen über die Stuhllehne. Die Handtuchrolle liegt auf dem Sternum, die Arme hängen passiv seitlich runter (**Abb. 4.55**, **Abb. 4.57**). Die Schulterblätter ganz leicht zur Wirbelsäule ziehen (Retraktion) (**Abb. 4.56**) und anschließend bewusst hängen lassen (Protraktion)

Instruktion: Möglichst entspannt über die Rolle hängen, die Dornfortsätze zwischen den Schulterblättern werden durch die Rolle herausgedrückt, das macht die Brustwirbelsäule rund. Die Schulterblätter abwechselnd leicht hinten zusammenziehen und dann bewusst hängen lassen.

Fehlerquellen: Der Patient hält seine Arme und den Schultergürtel aktiv und kann ihn nicht hängen lassen.

Schlüsselpunkte: Die Handtuchrolle hat eine antero-posteriore Wirkung auf das Brustbein, was eine Flexion der Brustwirbelsäule begünstigt. Zusätzliche Wirkung entsteht durch das Gewicht des Thorax, der auf der Stuhllehne abgelegt wird und die Protraktion des Schultergürtels durch die passiv hängenden Arme.

Alternativen / Progression: Ein ähnlicher Effekt kann im Sitzen erreicht werden. Dazu wird ein weicher Fußball oder Volleyball auf die Oberschenkel gelegt und der Oberkörper darauf gelegt (**Abb. 4.59**).

Anwendungsmöglichkeiten: Muskuläre Verspannungen paravertebral in der Brustwirbelsäule und im intraskapulären Bereich kommen häufig bei Patienten mit einer extrem flachen Brustwirbelsäule vor. Eine Mobilisation in Flexion bringt meist Entlastung und die Möglichkeit der muskulären Entspannung.

Abb. 4.55 Ausgangsstellung über der Stuhllehne hängend: Die Brustwirbelsäule wird in Flexion gedrückt.

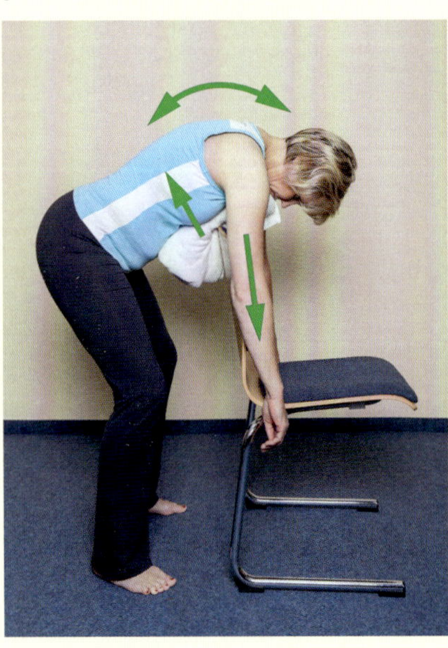

Abb. 4.56 Abwechselnd kleine Retraktionsbewegungen des Schultergürtels machen und dann die Arme wieder bewusst hängen lassen.

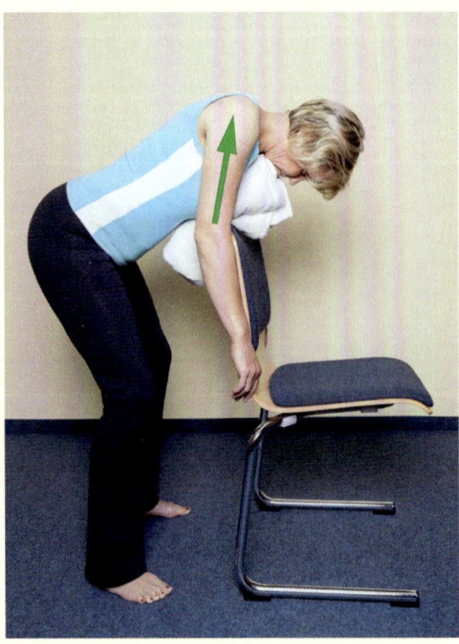

4.3.5 Beweglichkeitsübung der Brustwirbelsäule in Beugung und Entspannung der Muskulatur zwischen den Schulterblättern

Die Brustwirbelsäule ist von Natur aus leicht gebeugt. Viele Patienten mit einem sogenannten Flachrücken haben eine ganz gerade Brustwirbelsäule. Muskuläre Verspannungen zwischen den Schulterblättern können eine Folge davon sein, besonders bei monotonen Arbeitsstellungen oder bei Tätigkeiten mit gehobenen Armen. Es entsteht das Bedürfnis, diesen Bereich auf Dehnung zu bringen und ihn rund zu machen. Um dies mit einer gewissen Intensität tun zu können, braucht man ein Hilfsmittel, das von vorne gegen das Brustbein drückt.
Dies kann mit einem fest gerollten großen Handtuch oder mit einem weicheren Fussball oder Volleyball oder einem Kinderspielball gemacht werden.

Ausführung

- ☑ Legen Sie das gerollte Handtuch quer auf eine Stuhllehne (**Abb. 4.57**).
- ☑ Legen Sie sich mit dem Brustkorb auf die Stuhllehne, so dass das Handtuch auf Ihrem Brustbein liegt. Versuchen Sie dabei, so entspannt wie möglich zu sein. Lassen Sie Ihre Arme einfach seitlich herunter hängen (**Abb. 4.57**).
- ☑ Stellen Sie sich vor, das Handtuch drückt Ihre Dornfortsätze in der Brustwirbelsäule nach außen.
- ☑ Ziehen Sie die Schulterblätter hinten ganz leicht zusammen und lassen Sie sie anschließend bewusst hängen (**Abb. 4.58**).
- ☑ Wiederholen Sie das Anspannen und Loslassen bis Sie eine angenehme Dehnung zwischen den Schulterblättern spüren.

Versuchen Sie folgende Punkte zu beachten:

- Wenn Ihnen die Ausgangsstellung im Stehen unangenehm ist, oder wenn das Handtuch zu viel Druck auf das Brustbein ausübt, versuchen Sie die Übung im Sitzen durchzuführen.
- Dazu legen Sie einen Ball auf Ihre Oberschenkel und legen sich mit dem Oberkörper nach vorne über den Ball (**Abb. 4.59**). Versuchen Sie jetzt, die Arme ganz entspannt seitlich runter hängen zu lassen.
- Versuchen Sie diese Übung so häufig wie möglich in Ihrem Alltag durchzuführen. Idealerweise alle 1-2 Stunden für 1-2 Minuten.

Abb. 4.57 Die Stuhllehne drückt gegen das Brustbein, Arme hängen.

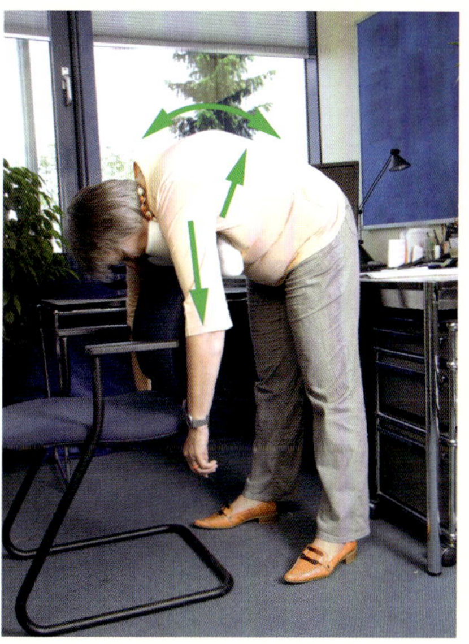

Abb. 4.58 Die Schulterblätter hinten zusammenziehen.

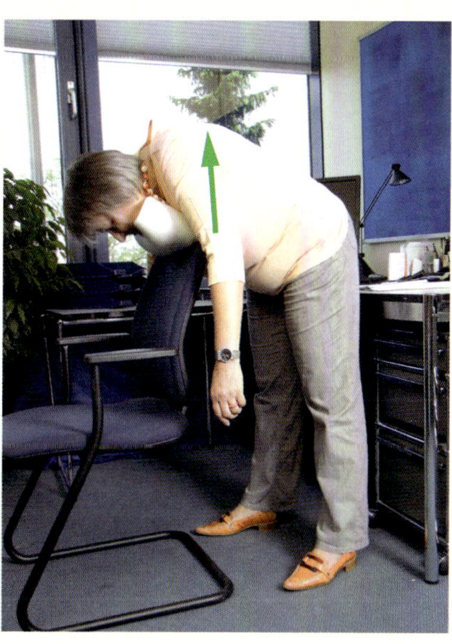

Abb. 4.59 Im Sitzen mit Ball.

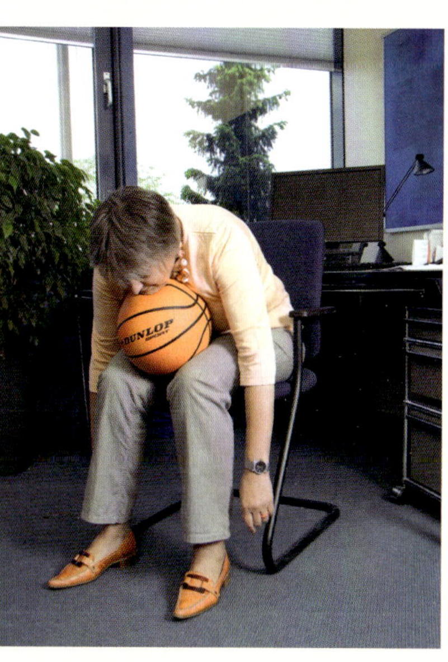

4.4 Schulterkomplex

4.4.1 Selbstmassage der Schultermuskulatur

Ziel der Übung: Mithilfe von Tennisbällen eine Selbstmassage bzw. tiefe Friktion der Schultergürtelmuskulatur ausführen.

Hilfsmittel: Stuhl mit Lehne oder Wand, Kniestrumpf gefüllt mit drei Tennisbällen.

Ausgangsstellung: Aufrechter Sitz auf dem Stuhl oder im Stand mit leicht gebeugten Knien an die Wand gelehnt (**Abb. 4.60, Abb. 4.61**).

Ausführung: Kniestrumpf so über die Schulter hängen, dass die Tennisbälle unilateral zwischen Skapula und Wirbelsäule zu liegen kommen. Mit sanftem Druck die Tennisbälle leicht hin und her oder hoch und runter rollen.

Instruktion: Tennisbälle leicht ins Rollen bringen, mit so viel Druck dagegen lehnen, dass ein „angenehmer" Druckschmerz entsteht.

Fehlerquellen: Zu hohe Intensität, wodurch sich die Muskulatur reaktiv mehr verspannt.

Schlüsselpunkte: Durch die Tennisbälle entsteht eine Art Druckmassage, die an unterschiedliche Stellen dirigiert werden kann. Wichtig ist, dass die Tennisbälle nicht über knöcherne Strukturen gerollt werden. Der Patient kann die Intensität durch die sitzende oder stehende Ausgangsstellung selbst dosieren.

Alternativen/Progression: Im Stehen kann die Intensität erhöht werden, indem die Füße weiter von der Wand entfernt stehen. Im Alltag kann die Übung sehr gut auf dem Bürostuhl (**Abb. 4.60**) durchgeführt werden.

Anwendungsmöglichkeiten: Verspannungen und Schmerzen im Bereich der Schultergürtelmuskulatur, wie M. levator scapulae, M. trapezius pars ascendens und descendens, Mm. rhomboidei. Häufig entstehen solche Probleme bei sitzenden, monotonen Tätigkeiten. Folgen davon können z. B. Spannungskopfschmerzen sein.

Abb. 4.60 Der Kniestrumpf mit 3 Tennisbällen zwischen Wand und Körper platzieren.

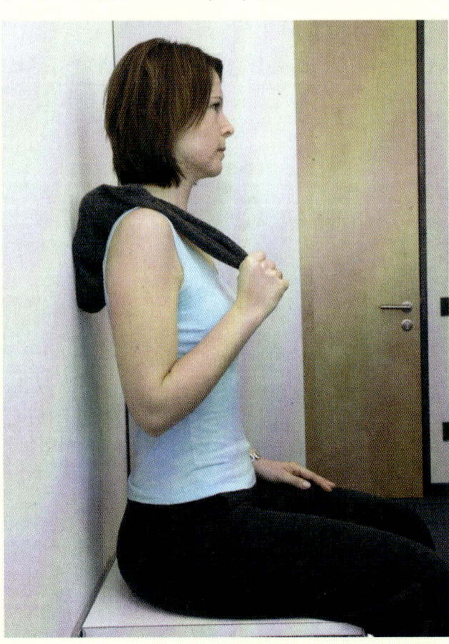

Abb. 4.61 Im Stehen kann die Intensität sehr gut dosiert werden.

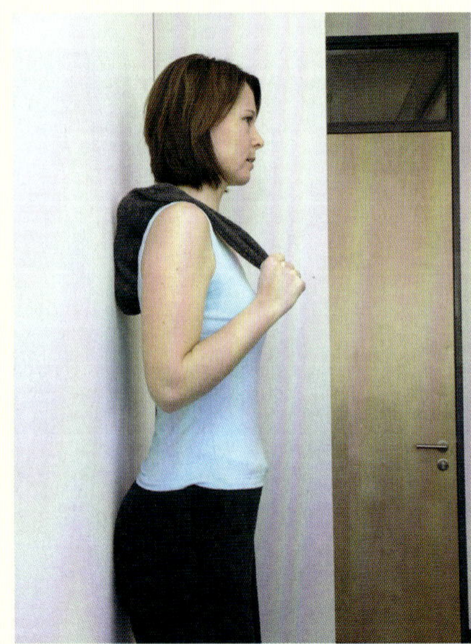

4.4.1 Selbstmassage schmerzhafter und verspannter Muskulatur im Schulterbereich

Durch sitzende Arbeitsstellungen entstehen häufig Verspannungen und Schmerzen im Schultergürtel- und Nackenbereich. Die Muskulatur befindet sich in einer Dauerspannung und dadurch reduziert sich die Durchblutung. Nicht durchblutete Muskulatur wird schmerzhaft. Zusätzlich können die Konzentration und/oder die Stresssituationen diese Anspannung verstärken.

Aus diesem Grund ist es wichtig, regelmäßige Pausen einzulegen. Einfach um die Stellung zu verändern, um kurz aufzustehen oder ein paar kreisende Bewegungen mit den Schultern durchzuführen. Durch ein Zeichen (z.B. ein farbiger Punkt an Ihrem PC) kann man sich an die Pausen erinnern lassen. Idealerweise unterbricht man die Stellungen jede halbe Stunde.

Zusätzlich können Sie Ihrer Muskulatur etwas Gutes tun, wenn Sie in einer solchen Pause eine „Selbstmassage" durchführen. Vielleicht kennen Sie das Gefühl, dass es angenehm ist, auf die schmerzhaften Punkte zu drücken. Durch eine solche Massage kann sich die Muskulatur entspannen und die Durchblutung wird wieder verbessert. Durch diese Effekte haben Sie selbst eine Möglichkeit, während der Arbeit Einfluss auf Ihre Verspannungen und Schmerzen zu nehmen.

Ausführung

- ☑ Setzen Sie sich auf einen Stuhl mit Lehne.
- ☑ Füllen Sie einen Kniestrumpf mit drei Tennisbällen.
- ☑ Legen Sie den Kniestrumpf über eine Schulter, so dass die Bälle genau zwischen Ihrem Schulterblatt und der Wirbelsäule zu liegen kommen (**Abb. 4.62**).
- ☑ Lehnen Sie sich mit so viel Druck gegen die Bälle, dass ein angenehmer Schmerz entsteht.
- ☑ Rollen Sie die Bälle leicht hin und her, so dass Sie verschiedene Stellen erreichen.
- ☑ Wechseln Sie nach ca. 1 Minute die Seite.

Versuchen Sie folgende Punkte zu beachten:

- Sie bestimmen selbst, wie viel Druck Sie ausüben wollen.
- Währen der Massage darf ein „angenehmer" Schmerz auftreten, aber das Resultat der Übung soll eine Reduktion Ihrer Schmerzen und Verspannungen sein.
- Idealerweise stellt sich hinterher ein Wärmegefühl oder ein Gefühl der Entspannung ein.
- Die Übung kann auch im Stehen an der Wand durchgeführt werden (**Abb. 4.63**).
- Versuchen Sie die Übung regelmäßig in Ihre Arbeitssituation einzubauen, Sie können dadurch Vorsorge betreiben, dass es gar nicht erst zu Verspannungen kommt.
- Wie oben beschrieben, ist eine Pause nach einer halben Stunde Arbeit ideal. Da Sie von Ihrer Therapeutin wahrscheinlich mehrere Übungen erhalten, versuchen Sie in jeder Pause eine der Übungen zu machen.

Abb. 4.62 Der Kniestrumpf mit 3 Tennisbällen zwischen Wand und Körper platzieren.

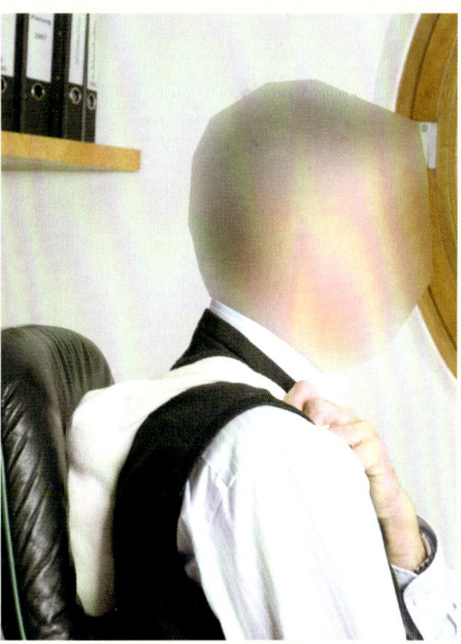

Abb. 4.63 Im Stehen können Sie gut bestimmen wie viel Druck Sie verwenden.

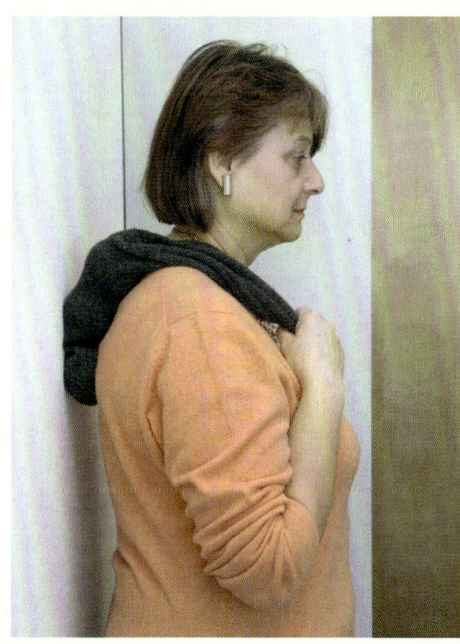

4.4.2 Aktivierung des M. trapezius pars ascendens

Ziel der Übung: Aktivierung des M. trapezius pars ascendens zur Verbesserung der Skapulastellung und zur Entlastung des M. trapezius pars descendens.

Hilfsmittel: Stuhl mit Rückenlehne, die Lehne sollte ungefähr auf Höhe des unteren Skapulawinkels enden.

Ausgangsstellung: Der Patient sitzt mit eingeordneter Körperlängsachse angelehnt, so dass die unteren Skapulawinkel gerade die Stuhllehne berühren (**Abb. 4.64**).

Ausführung: Der Patient führt eine leichte Retraktion und Depression des Schultergürtels aus. Die Stellung 10 Sekunden halten, 10 Wiederholungen.

Instruktion: Mit der unteren Spitze des Schulterblatts sanft auf die Stuhllehne drücken. Der Schultergürtel geht um 5 mm nach hinten und unten. Obwohl die Schulterblätter nach unten drücken, soll das Gefühl entstehen, als wenn der Kopf von einem Faden in die Länge nach oben gezogen wird und die Schulterblätter nach hinten unten in eine Kapuze gesteckt werden.

Fehlerquellen: Der Patient führt zu viel Retraktion durch, dadurch kommt es zur Aktivierung der Mm. rhomboidei. Dies ist unerwünscht, da eine Rotation der Skapula nach unten stattfindet.

Schlüsselpunkte: Durch die korrekte Aktivierung wird die Skapula näher an die Wirbelsäule nach unten gezogen und gleichzeitig nach oben rotiert. Durch die Stuhllehne bekommt der Patient einen propriozeptiven Input, wo sich seine Schulterblätter befinden und wohin sie bewegt werden sollen.

Die Intensität der Anspannung ist niedrig, es geht um eine tonische Aktivität. Sie beträgt ca. 20 % der maximal möglichen Anspannung.

Die Entspannung des M. trapezius pars descendens wird durch die Anspannung seines Antagonisten erreicht.

Alternativen/Progression: Braucht der Patient die Rückmeldung der Stuhllehne nicht mehr, kann die Übung auf jedem Stuhl oder im freien Sitzen durchgeführt werden.

Die Übung kann kombiniert werden mit der Aktivierung der tiefen Nackenflexoren (Übung 4.2.3).

Anwendungsmöglichkeiten: Muskuläre Dysbalancen im Schultergürtel-Nackenbereich, z. B. bei protrahiertem oder eleviertem Schultergürtel. Bessere Ausrichtung des Glenoids bei Schulterproblemen (Impingement).

Abb. 4.64 Der untere Skapulawinkel ist in der Ausgangsstellung in Kontakt mit der Stuhllehne.

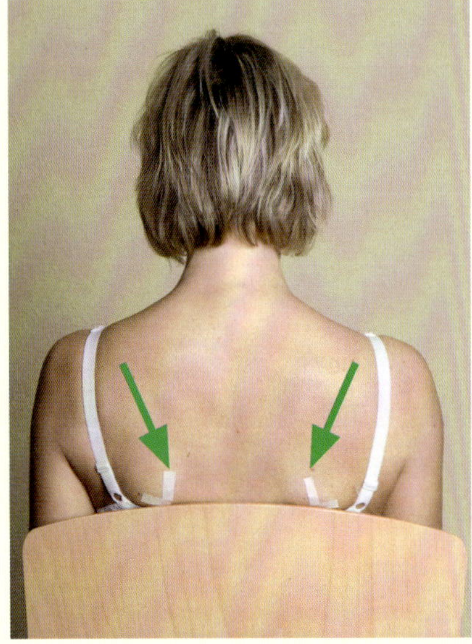

4.4.2 Entspannung der Schultermuskulatur

Häufig werden die Schultern im Alltag unbewusst nach oben gezogen. Eine solche Haltung kann zu muskulären Ungleichgewichten führen. Das heißt, Ihre obere Schultermuskulatur kann sich leicht verspannen, während die Muskulatur, die den Schultergürtel nach unten halten sollte, immer schwächer wird, weil sie unter ungünstigen Bedingungen arbeiten muss.

Man kann versuchen, die verspannte obere Schultermuskulatur zu dehnen oder zu massieren. Das kann kurzfristig helfen, aber es behebt nicht die Ursache. Damit die obere Muskulatur auf Dauer entspannen kann, muss die Muskulatur, die den Schultergürtel nach unten hält, gekräftigt werden.

Mit dieser Übung können Sie lernen, diese Muskulatur auf einfache Art und Weise im Alltag anzuspannen. Damit erreichen Sie eine Verbesserung Ihrer Haltung und Entspannung der oberen Schultermuskulatur.

Ausführung

- ☑ Setzen Sie sich auf einen Stuhl mit passender Lehne. Das obere Ende der Lehne soll gerade die untere Spitze Ihrer Schulterblätter berühren.
- ☑ Versuchen Sie Ihre Wirbelsäule möglichst gerade einzustellen: Becken, Brustkorb und Kopf sind im Lot.
- ☑ Versuchen Sie mit den Schulterblättern sanft auf die Stuhllehne zu drücken. Dabei bewegen sich Ihre Schultern leicht nach hinten und unten (**Abb. 4.65**).
- ☑ Gleichzeitig versuchen Sie mit dem Kopf in die Länge zu wachsen, als würde ein Faden Ihren Hinterkopf nach oben ziehen.

Abb. 4.65 Die untere Spitze der Schulterblätter liegen direkt auf der Stuhllehne.

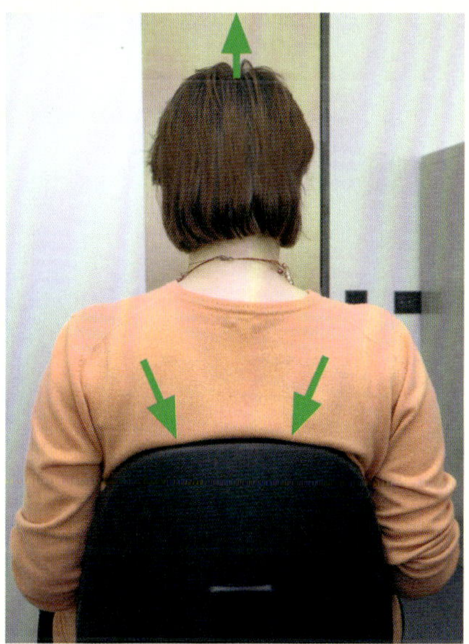

Versuchen Sie folgende Punkte zu beachten:

- Die Intensität der Spannung beträgt nur 20 % Ihrer maximalen Spannung, es geht um ein Ausdauertraining.
- Wiederholen Sie die Übung immer 10-mal, halten Sie die Spannung jedes Mal 10 Sekunden lang an, mehrmals am Tag.
- Die Bewegung soll schmerzfrei sein.
- Wenn diese Übung gut klappt, versuchen Sie die Spannung ohne die Rückmeldung der Stuhllehne auszuführen. Das gibt Ihnen die Möglichkeit, die Übung auf jedem Stuhl oder auch im Stehen auszuführen.
- Diese Übung können Sie kombinieren mit einer korrekten Einstellung Ihres Kopfes. Fragen Sie Ihre Therapeutin nach dieser Übung.

4.4.3 Mobilisation der 1. Rippe

Ziel der Übung: Selbstmobilisation der 1. Rippe in die longitudinale kaudale Richtung.

Hilfsmittel: Hocker/Stuhl, Schal (kein zu elastisches Material).

Ausgangsstellung: Aufrechter Sitz auf Stuhl oder Hocker, ohne anzulehnen. Um die rechte 1. Rippe zu mobilisieren, wird der Schal in die linke Hand genommen und über die rechte Schulter und den Rücken unter das Gesäß gelegt. Der Patient sitzt auf dem Schal und fixiert ihn (**Abb. 4.66**).

Ausführung: Mit der linken Hand oszillierende Bewegungen nach unten ausführen, dabei die aufrechte Haltung beibehalten (**Abb. 4.67**).

Instruktion: Mit der linken Hand den Schal in Richtung Bauchnabel ziehen und zwar so fest, dass der Schal in Spannung kommt, trotzdem das Gefühl bekommen, dass der Kopf durch einen Faden am Hinterkopf nach oben gezogen wird.

Fehlerquellen: Zu intensiver Zug kann zu einer Gegenspannung der Muskulatur oder zu einer Rumpfflexion führen.

Schlüsselpunkte: Der Schal muss ganz nah am Hals verlaufen, damit er auf der 1. Rippe zu liegen kommt. Aus diesem Grund ist es wichtig, dass der Schal schmal ist und mit der gegenüberliegenden Hand gehalten wird.

Alternativen/Progression: Ist die 1. Rippe an einem Schulterproblem beteiligt, kann die Schulter in der problematischen Stellung platziert werden. Das kann z. B. durch das Lagern auf der Stuhllehne in Abduktion erreicht werden.

Anwendungsmöglichkeiten: Eine Steifigkeit der 1. Rippe nach kaudal ist ein häufiger Befund bei Schulterproblemen, Problemen im zervikothorakalen Übergang, bei thorakalen Austrittsstellenproblemen und allgemein bei Problemen in der oberen Extremität mit einer neuralen Beteiligung.

Abb. 4.66 Ausgangsstellung zur Mobilisation der rechten 1. Rippe nach longitudinal kaudal.

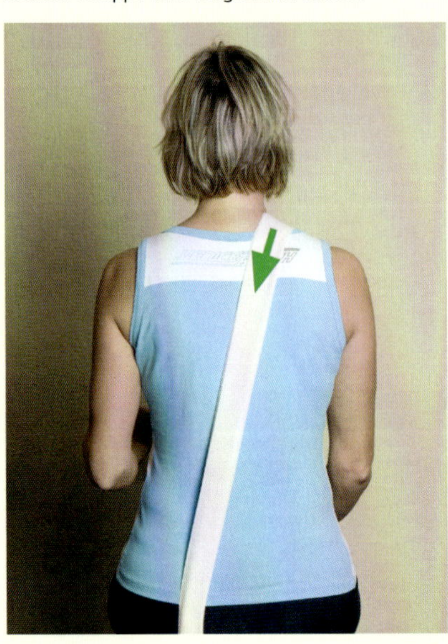

Abb. 4.67 Die linke Hand führt oszillierende Bewegungen nach unten, Richtung Bauchnabel, aus.

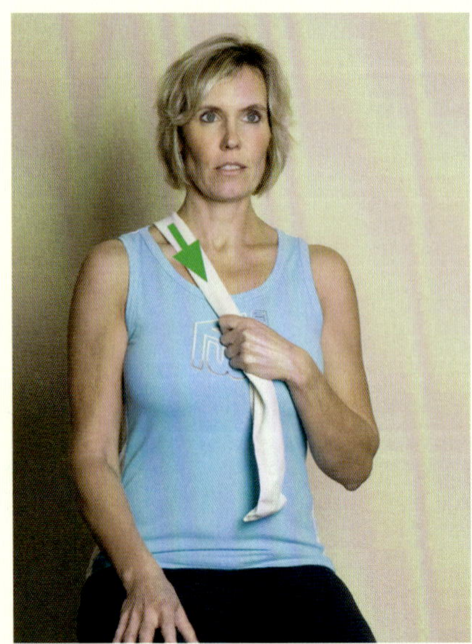

4.4.3 Eigenmobilisation der ersten Rippe

Ihre Therapeutin hat bei Ihnen eine Beteiligung der ersten Rippe festgestellt. Das kommt vor allem bei Problemen im Übergang zwischen Hals- und Brustwirbelsäule und bei Schulterproblemen vor.

Zwischen der ersten Rippe und dem Schlüsselbein befindet sich ein wichtiger Durchgang für die Nerven und Gefäße, die in Ihren Arm ziehen. Wenn die erste Rippe zu hoch steht, wird der Durchgang kleiner. Es kann zu einer Verbesserung der Symptome kommen, wenn die erste Rippe nach unten mobilisiert wird.

Mit der folgenden Übung können Sie selbst Ihre erste Rippe nach unten mobilisieren.

Ausführung

- ☑ Setzen Sie sich auf einen Hocker oder Stuhl. Die Hüftgelenke sind höher als die Kniegelenke und Ihre Wirbelsäule ist aufgerichtet.
- ☑ Um Ihre rechte erste Rippe zu mobilisieren, nehmen Sie einen unelastischen Schal. Halten Sie das eine Ende des Schals in der rechten Hand fest, schlagen Sie den Schal über Ihre rechte Schulter und lassen Sie ihn so über den Rücken hängen, dass Sie sich auf das andere Ende des Schals setzen können (**Abb. 4.68**).
- ☑ Der Schal soll leicht gespannt sein.
- ☑ Ziehen Sie den Schal mit Ihrer rechten Hand mit federnden Bewegungen in Richtung Ihres Bauchnabels (**Abb. 4.69**).

Versuchen Sie folgende Punkte zu beachten:

- Versuchen Sie während des Runterziehens das Gefühl zu haben, dass Sie nicht gleichzeitig kleiner werden, sondern im Gegenteil in die Länge wachsen. Stellen Sie sich vor, ein Faden zieht an Ihrem Scheitel nach oben.
- Achten Sie darauf, dass der Schal ganz nah an Ihrem Hals liegt. Die erste Rippe verläuft ganz dicht am Hals vorbei, ungefähr da, wo eine kurze Perlenkette liegen würde.
- Führen Sie die Bewegungen in einem zügigen Rhythmus durch, ca. 1–2 Bewegungen pro Sekunde.
- Wechseln Sie nach 20 Wiederholungen die Seite und führen Sie die Übung pro Seite 3-mal aus.
- Versuchen Sie die Übung in Ihren Alltag zu integrieren. Ideal ist es, wenn die Übung mehrmals am Tag durchgeführt wird.

Abb. 4.68 Der Schal wird fixiert und über die rechte Schulter geschlagen.

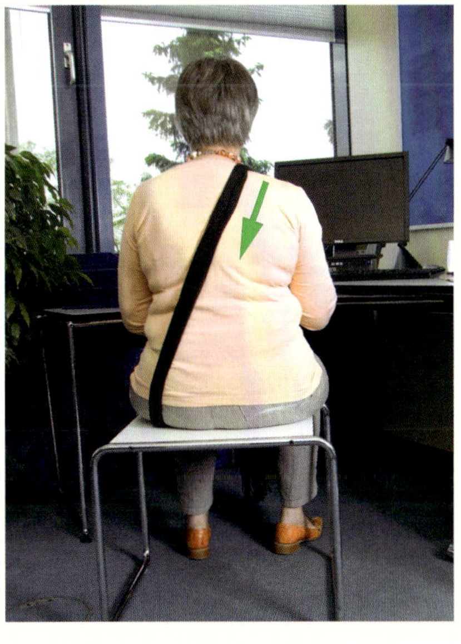

Abb. 4.69 Der Schal wird mit der linken Hand in Richtung Bauchnabel gezogen.

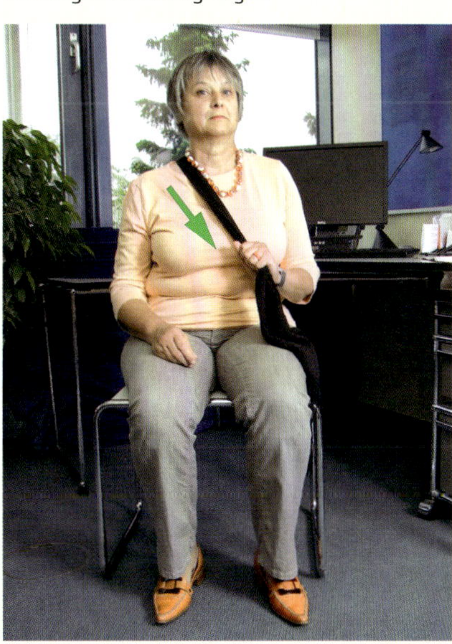

4.4.4 Elevation in der Skapulaebene (Skaption)

Ziel der Übung: Synchronisierung der Aktivität des M. deltoideus und des M. supraspinatus, Kräftigung der Rotatorenmanschette.

Hilfsmittel: Keine, bei Progression kleine Gewichte (kleine Mineralwasserflaschen füllen).

Ausgangsstellung: Die Übung kann im Sitzen oder Stehen ausgeführt werden, Arme seitlich am Körper.

Ausführung: Bilaterales Armheben in der Skapulaebene, der Daumen zeigt nach oben, Arme knapp über 90° anheben (**Abb. 4.70**).

Instruktion: Daumen zeigen zur Decke, die Arme langsam seitlich heben, so dass beide Daumen im Blickwinkel sind, gleichzeitig versuchen, die Schultern bewusst unten zu halten.

Fehlerquellen: Ausweichen in die Frontal- oder Sagittalebene, Schulterelevation zu früh.

Schlüsselpunkte: Die Skapulaebene ist für das Schultergelenk eine optimale Bewegungsebene. Das Glenoid hat optimalen Kontakt zum Humerus und die Muskeln der Rotatorenmanschette haben die optimalen Längenverhältnisse. Die Übung beinhaltet sowohl konzentrische wie exzentrische Muskelaktivität. Besonders die exzentrische Aktivität ist sehr wirkungsvoll, wenn es sich um Sehnenprobleme handelt. Die Arme nur so weit anheben, wie es schmerzfrei möglich ist.

Alternativen/Progression: Am Anfang ohne Gewichte, bis der Patient 3 Serien à 20 Wiederholungen ohne Probleme mehrmals am Tag durchführen kann. Progression 0,5 kg, 1,0 kg, 1,5 kg (**Abb. 4.71**).

Anwendungsmöglichkeiten: Diese ausgesprochen einfache und wirkungsvolle Übung kann als Kräftigung bei jedem Schulterproblem angewandt werden und sollte zum Standardprogramm gehören.

Abb. 4.70 Bilaterales Armheben in der Skapulaebene.

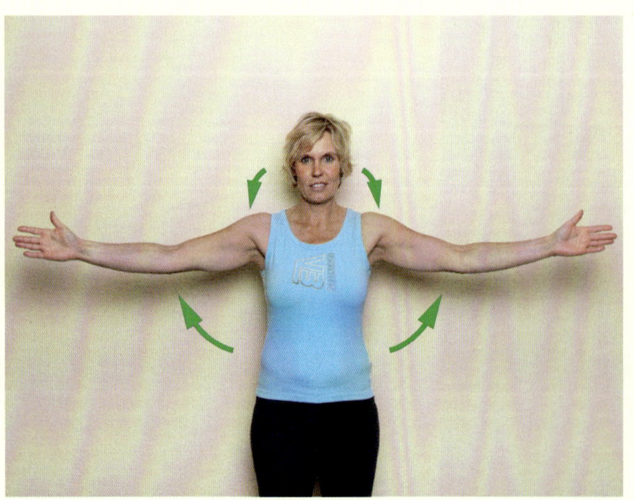

Abb. 4.71 Progressionsmöglichkeit mit kleinen Gewichten.

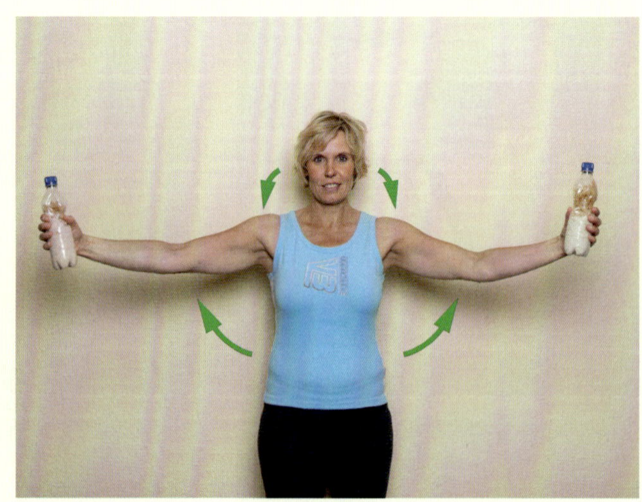

4.4.4 Kräftigung und Zusammenspiel der Schultermuskulatur durch Armheben

Das Schultergelenk ist ein ganz besonderes Gelenk. Seine Konstruktion ermöglicht eine sehr große Beweglichkeit, die Pfanne ist relativ klein und der Oberarmkopf relativ groß.

Die enorme Beweglichkeit des Schultergelenks wird nur durch das optimale Zusammenspiel vieler verschiedener Muskeln gewährleistet. Diese Aufgabe wird von zwei unterschiedlichen Muskelsystemen wahrgenommen. Das tiefe System sorgt dafür, dass der Oberarmkopf immer gut zentriert zur Pfanne steht, und das oberflächliche System ist für die grobe Bewegung des Arms verantwortlich.

Es ist sehr wichtig, dass die Funktion dieser beiden Systeme aufeinander abgestimmt ist. Ein großer Teil der Schulterprobleme entsteht durch Störungen in diesem Bereich.

Der oberflächliche Muskel, der den Arm heben kann, bewirkt gleichzeitig, dass der Kopf nach oben gezogen wird. Es braucht ein Muskelsystem in der Tiefe, das den Kopf in diesem Moment nach unten bewegen kann. Findet diese nach unten gerichtete Bewegung nicht statt, kommt es zu einem Einklemmen zwischen dem Oberarmkopf und dem Schulterdach, was zu Verletzungen an den Sehnen und zu Schulterschmerzen führen kann.

Ausführung

- ☑ Stellen Sie sich aufrecht hin, die Arme hängen seitlich an Ihrem Körper.
- ☑ Versuchen Sie die Wirbelsäule gut aufzurichten und die Schultern bewusst unten zu halten.
- ☑ Heben Sie beide Arme langsam seitlich hoch, so dass die Daumen zur Decke zeigen (**Abb. 4.72**). Die Arme müssen dabei soweit vorne sein, dass sich die Hände noch im Blickwinkel befinden.
- ☑ Wenn Sie leicht über die Horizontale gekommen sind, bewegen Sie die Arme langsam wieder nach unten.

Versuchen Sie folgende Punkte zu beachten:

- Versuchen Sie während des Armhebens die Schultern bewusst unten zu halten.
- Heben Sie die Arme nur so hoch, wie es ohne Schmerzen möglich ist, maximal aber nur leicht über die Horizontale.
- Machen Sie die Übung zu Beginn 3-mal à 10 Wiederholungen. Steigern Sie, bis Sie 3-mal 20 Wiederholungen mehrmals am Tag machen können, ohne dass Ihre Schmerzen dadurch zunehmen. Erst dann können Sie die Übung mit 0,5 kg Gewicht durchführen (**Abb. 4.73**).
- Wenn Sie mit dem Gewicht arbeiten, beginnen Sie wieder mit 3-mal 10 Wiederholungen und steigern wieder in der oben beschriebenen Weise.
- Bewegen Sie bewusst langsam. Auch das langsame Absenken der Arme ist Teil der Übung.

Abb. 4.72 Beide Arme seitlich anheben, so dass Sie die Hände gerade noch sehen können.

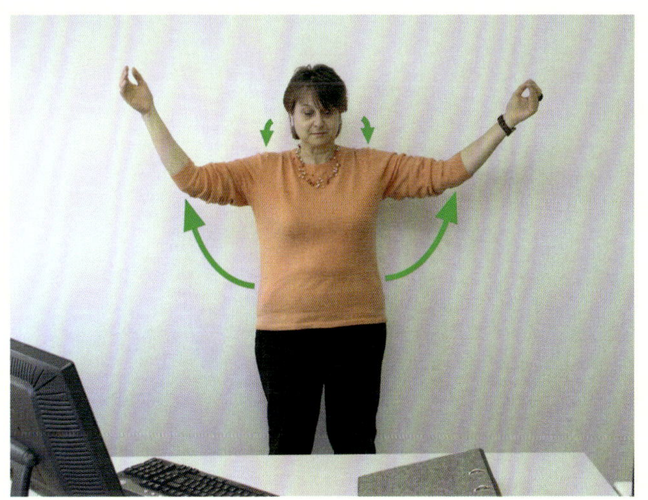

Abb. 4.73 Die Übung kann zur Steigerung auch mit kleinen Gewichten durchgeführt werden.

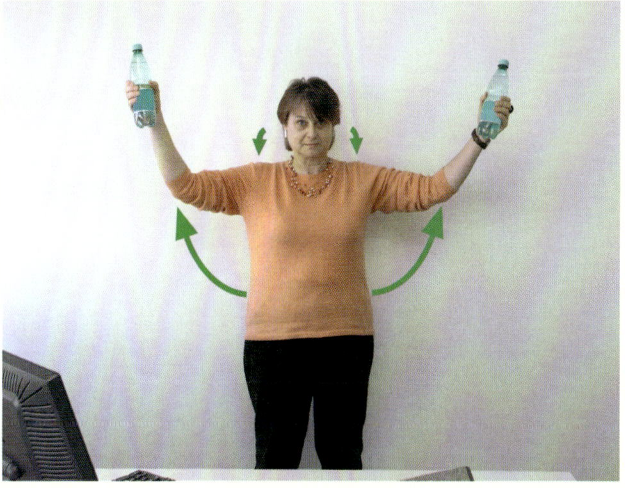

4.4.5 Pendeln

Ziel der Übung: Schmerzlinderung, Entlastung und sanfte Mobilisation des Schultergelenks durch Pendeln des Arms mit dem Eigengewicht oder kleinen Gewichten.

Hilfsmittel: Evtl. Stuhl, evtl. kleine Mineralwasserflaschen, unterschiedlich gefüllt.

Ausgangsstellung: Die Übung kann im Sitzen oder Stehen ausgeführt werden. Durch das Neigen des Oberkörpers nach vorn oder seitlich kann die Stellung, in der gependelt wird, variiert werden (**Abb. 4.74**).

Ausführung: Der Patient neigt sich im Sitzen oder Stehen so weit nach vorn oder zur Seite, dass ein Arm frei neben dem Körper pendeln kann. Der Arm soll mit seinem Eigengewicht hängen und leicht in Schwingung gebracht werden. Die Pendelbewegungen können in unterschiedlichen Richtungen durchgeführt werden (**Abb. 4.75**). Die Bewegungen sollen in der Regel schmerzfrei sein.

Instruktion: Oberkörper nach vorn lehnen oder zur Seite, der Oberkörper kann mit dem nicht betroffenen Arm abgestützt werden. Den betroffenen Arm entspannt hängen lassen und wie ein Uhrpendel in Bewegung bringen, ohne den Arm selbst anzuheben.

Fehlerquellen: Die Bewegung wird aktiv ausgeführt und nicht als passives Pendel.

Schlüsselpunkte: Durch die Hängefunktion des Arms kommt es zu einer relativ passiven Mobilisation der Schulter. Die Muskulatur ist weitgehend ausgeschaltet, was bei schmerzhaften Weichteilproblemen ein Vorteil ist. Durch das Armgewicht und ein evtl. zusätzliches Gewicht entsteht ein Traktionseffekt.

Alternativen/Progression: Das Pendeln kann nicht nur nach vorn und hinten ausgeführt werden, sondern auch seitlich. Es können auch kreisrunde Bewegungen gemacht werden.

Durch die Veränderung des Oberkörpers im Raum kann der Winkelbereich, in dem gependelt wird, verändert werden.

Anwendungsmöglichkeiten: Frühmobilisation bei akuten Schulterschmerzen, z.B. bei einer Impingement-Problematik, auch bei postoperativen Schultern. Wenn in der Behandlung eine Traktion entlang des Humerus schmerzlindernd wirkt.

Abb. 4.74 Ausgangsstellung zum Pendeln, leichte Vorneigung des Oberkörpers.

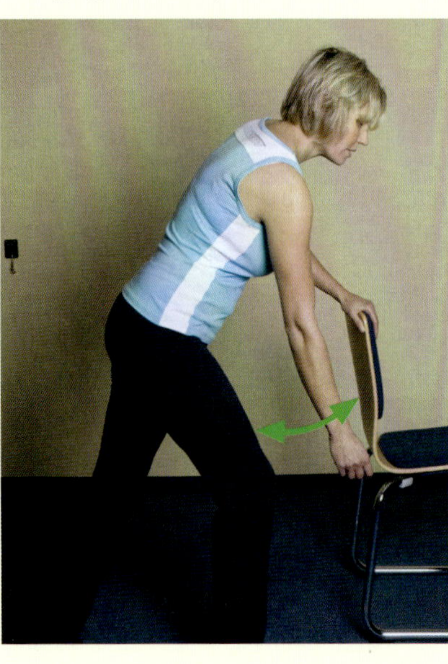

Abb. 4.75 Pendelübungen in der Frontalebene.

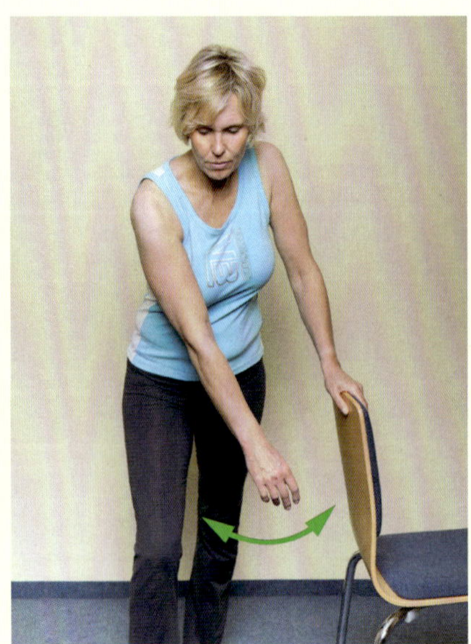

4.4.5 Schonende Schulterbewegungen durch Pendeln des Arms

Bei sehr schmerzhaften Zuständen in der Schulter oder auch nach Operationen ist es nötig, dass die Schulter möglichst früh wieder bewegt wird. Diese Bewegungen sollen aber nicht schmerzhaft sein und die Schulter möglichst wenig belasten.

Pendelübungen mit dem Arm sind eine einfache Möglichkeit, dies zu erreichen. Der Vorteil dieser Übung ist, dass Sie sie überall durchführen können und die Belastung auf die Schulter sehr gering ist.

Die Pendelübung wird Ihnen hier für eine stehende Ausgangsstellung beschrieben. Sie kann aber genauso im Sitzen ausgeführt werden.

Ausführung

- ☑ Stellen Sie sich so hin, dass Sie sich mit dem nicht betroffenen Arm bequem auf einem Tisch oder einer Stuhllehne abstützen können.
- ☑ Ihr Oberkörper soll sich durch das Abstützen leicht nach vorn neigen.
- ☑ Lassen Sie den betroffenen Arm mit seinem Eigengewicht nach unten hängen, die Stellung soll Ihnen angenehm sein.
- ☑ Bringen Sie den Arm nun wie ein Pendel zum Schwingen, ohne dass Sie den Arm selbst versuchen anzuheben (**Abb. 4.76**).

Versuchen Sie folgende Punkte zu beachten:

- Diese Übung soll für Sie möglichst schmerzfrei sein und Ihnen das Gefühl von Entlastung geben.
- Sie können die Pendelbewegungen in verschiedene Richtungen ausführen, vor und zurück oder auch zur Seite (**Abb. 4.77**). Sie können Ihren Arm auch in einem Kreis pendeln.
- Wichtig dabei ist, dass der Arm mit seinem Eigengewicht schwingt und Sie den Arm möglichst nicht aktiv anheben.
- Sie können auch die Größe der Bewegung variieren, je nachdem, wie viel Bewegung Ihre Schulter zulässt.
- Wenn Sie sich im Stehen seitlich neigen, können Sie den Arm in einer anderen Stellung schwingen lassen. Auch wenn Sie sich beim Pendeln weiter nach vorn neigen, findet die Bewegung in einer anderen Stellung statt. Probieren Sie aus, wie es Ihnen am angenehmsten ist.
- Durch das Eigengewicht des Arms entsteht ein leichter Zug auf Ihre Schulter. In der Therapie wird dies Traktion genannt. Sie können diesen Effekt erhöhen, wenn Sie beim Pendeln ein Gewicht in die Hand nehmen, z. B. eine kleine Mineralwasserflasche.
- Wiederholen Sie die Übung für 1–2 Minuten möglichst jede Stunde und versuchen Sie die Bewegungsrichtungen zu variieren.

Abb. 4.76 Pendelbewegungen nach vorne und hinten.

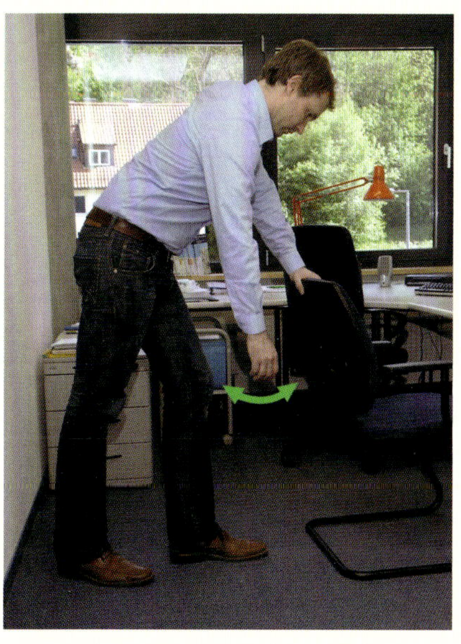

Abb. 4.77 Pendelbwegungen zur Seite.

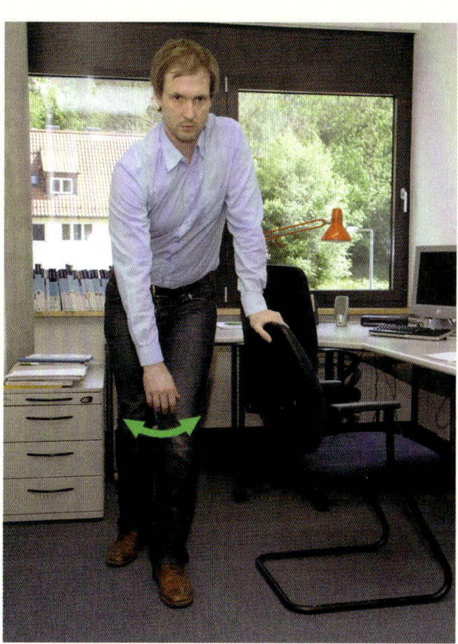

4.4.6 Flexionsmobilisation

Ziel der Übung: Verbesserung der Schultermobilität in Flexion.

Hilfsmittel: Stuhl, Tisch, Teigrolle.

Ausgangsstellung: Sitzend am Tisch, mit beiden Händen die Teigrolle anfassen.

Ausführung: Oberkörper nach vorn neigen und die Rolle auf dem Tisch nach vorn schieben (**Abb. 4.78**).

Instruktion: Die Teigrolle auf dem Tisch nach vorn rollen. Der Patient muss wissen, ob er die Übung nur bis vor den Schmerz ausführen oder ob er auch ein gewisses Ausmaß an Schmerzen tolerieren soll. Dies hängt davon ab, welche Dosierung in der Therapie gewählt wird: Wenn in den Widerstand hinein mobilisiert wird, muss der Patient auch während der Eigenmobilisation bis zum Gefühl des Widerstands gehen.

Fehlerquellen: Nichteinhalten der richtigen Dosierung.

Schlüsselpunkte: Es entsteht eine Kombination aus Drehpunktverschiebung und Mobilisation von proximal. Die Schulter wird hauptsächlich passiv mobilisiert und kann eingesetzt werden, wenn die aktive Bewegung noch nicht möglich oder wenn eine Anspannung der Muskulatur noch nicht gewollt ist. Das Rollen kann in kleinen Bewegungen mit unterschiedlicher Geschwindigkeit durchgeführt werden, was eine zusätzliche koordinative Komponente darstellt.

Alternativen/Progression: Die Übung kann auch ohne Teigroller ausgeführt werden. Jetzt können die Hände während des Schiebens nach vorn kleine Wischbewegungen ausführen. Die Übung kann auch im Stehen an der Wand durchgeführt werden. Der Patient stellt sich so an die Wand, dass er sich mit beiden Händen schulterbreit an der Wand vor dem Körper abstützen kann. Die Ellbogen sind leicht flektiert. Mit kleinen Wischbewegungen bis ans Ende der möglichen Flexion gehen.

Anwendungsmöglichkeiten: Jegliche Einschränkung der Beweglichkeit in die Flexionsrichtung. Bei großen Einschränkungen eignet sich die Variante im Sitzen, bei endgradigen Einschränkungen ein Sitzen mit größerem Abstand oder die Progression im Stehen (**Abb. 4.79 a-b**).

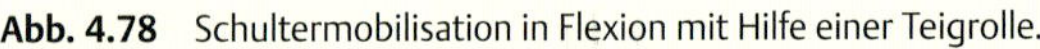

Abb. 4.78 Schultermobilisation in Flexion mit Hilfe einer Teigrolle.

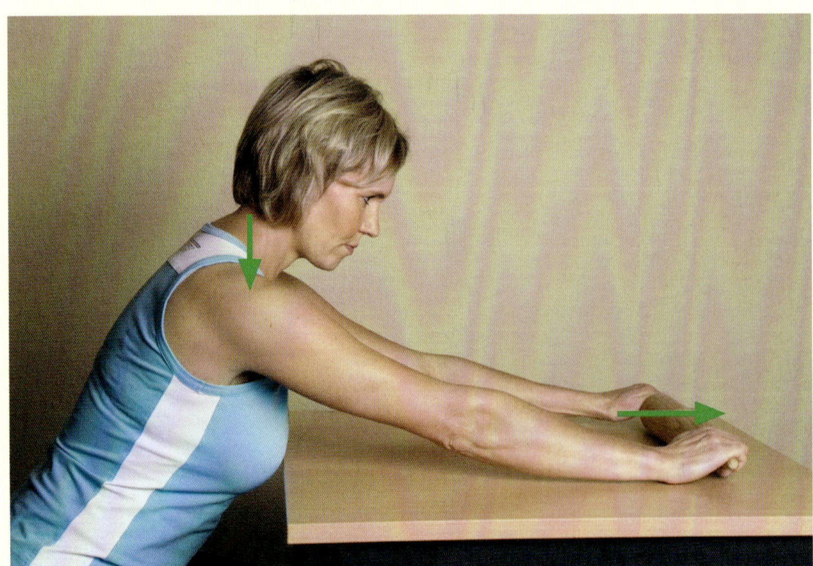

4.4.6 Verbesserung der Beweglichkeit beim Armheben

Wenn die Beweglichkeit Ihres Schultergelenks eingeschränkt ist, wird Ihre Therapeutin während der Therapie versuchen, die Beweglichkeit zu verbessern. Dies kann mit manueller Therapie – dabei wird Ihre Schulter von der Therapeutin mobilisiert – oder durch aktive Mobilisationen geschehen.

Solche Mobilisationen führen am besten zum Erfolg, wenn sie möglichst häufig durchgeführt werden. Ihre Schulter sollte also auch außerhalb der Therapie regelmäßig in die eingeschränkte Bewegungsrichtung gebracht werden. Darum ist es sehr wichtig, dass Sie selbst die Möglichkeit haben, Ihre Schulter auch während des normalen Alltags immer wieder zu bewegen.

Die folgende Übung stellt eine einfache und sichere Möglichkeit dar, wie Sie die Schulter selbst regelmäßig mobilisieren können.

Ausführung

- ☑ Setzen Sie sich auf einen Stuhl vor einen Tisch mit einer glatten Oberfläche. Sie sollten nicht zu nah am Tisch sitzen. Nehmen Sie eine Teigrolle in die Hände.
- ☑ Neigen Sie Ihren Oberkörper langsam nach vorn und rollen Sie die Teigrolle auf dem Tisch nach vorn (**Abb. 4.79a**).
- ☑ Wie weit Sie beim Rollen nach vorn gehen, hängt davon ab, ob Sie nur bis an den Anfangspunkt des Schmerzes gehen oder soweit, bis Sie eine Spannung in der Schulter spüren.
- ☑ Bleiben Sie ca. 3 Sekunden an dem Punkt, bevor Sie wieder zurück rollen.

Versuchen Sie folgende Punkte zu beachten:

- Die Übung kann auch ohne Teigrolle ausgeführt werden, nur mit den Händen. So als möchten Sie den Tisch polieren. Mit dieser Variante verrichten Sie mehr Muskelarbeit und machen zusätzlich ein Geschicklichkeitstraining.
- Wiederholen Sie die Übung 10-mal und versuchen Sie dies jede Stunde zu tun.
- Je weiter Sie vom Tisch entfernt sitzen, desto weiter können Sie sich nach vorn lehnen und umso mehr kann Ihre Schulter mobilisiert werden.
- Wenn Ihre Schulter mehr belastet werden darf, kann die Übung auch im Stehen an der Wand ausgeführt werden.
- Stellen Sie sich ca. einen halben Meter von einer glatten Wand entfernt hin und stützen Sie sich mit den Händen schulterbreit an die Wand (**Abb. 4.79b**).
- Bewegen Sie beide Hände mit symmetrischen Wischbewegungen nach oben, bleiben Sie wiederum ca. 3 Sekunden am höchsten Punkt und bewegen Sie die Hände mit Wischbewegungen wieder nach unten.
- Eine andere Variante: Stellen Sie Sich seitlich an die Wand und führen Sie die Wischbewegungen nur mit dem betroffenen Arm aus. Jetzt wird Ihre Schulter in das seitliche Armheben mobilisiert.

Abb. 4.79a Teigrolle auf dem Tisch langsam nach vorne Rollen.

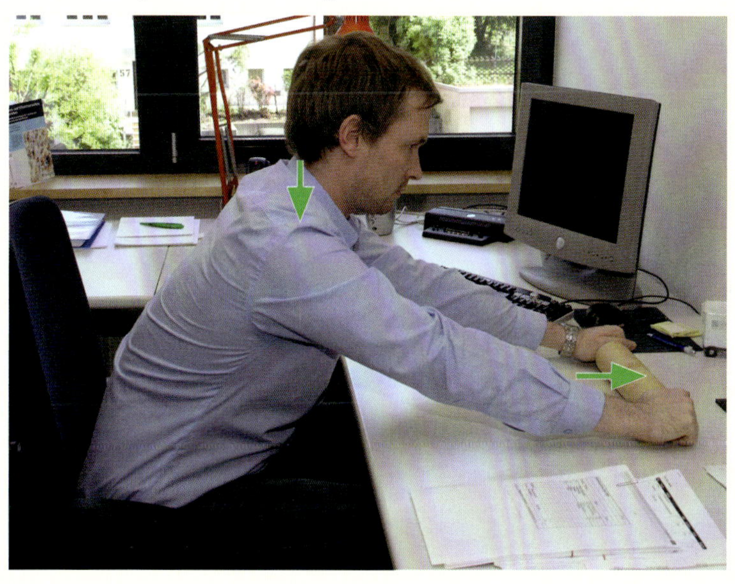

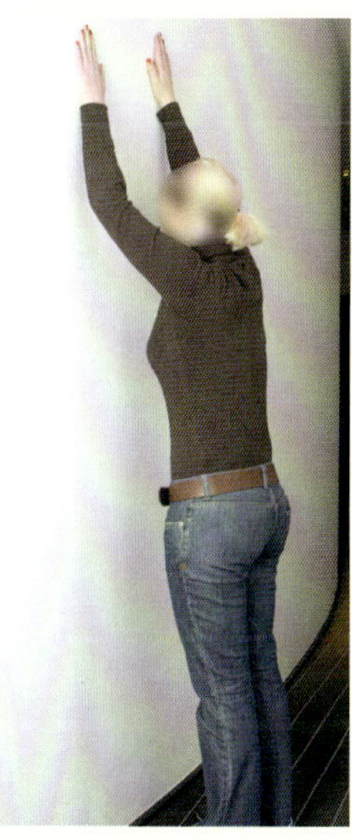

Abb. 4.79b An der Wand kann die Schulter durch Wischbewegungen nach oben bewegt werden.

4.4.7 Mobilisation der Schulter in Außenrotation

Ziel der Übung: Mobilisation der Außenrotation in einer neutralen Schulterstellung.

Hilfsmittel: Schirm, evtl. Stuhl.

Ausgangsstellung: Die Übung kann im Sitzen oder Stehen ausgeführt werden. Der Schirm wird mit beiden Händen vor dem Körper gehalten, die Humeruslängsachse befindet sich seitlich am Körper, die Ellbogengelenke sind 90° flektiert.

Ausführung: Wird der Schirm nach rechts geschoben, entsteht in der rechten Schulter eine Außenrotation (**Abb. 4.80**).

Instruktion: Der Schirm wird nach rechts oder links verschoben, der Abstand vom Stab zum Körper bleibt gleich. Die Oberarme bleiben seitlich am Körper und verändern Ihre Stellung nicht. Die Aktivität geht vom gesunden Arm aus, er schiebt den Schirm, damit die betroffene Schulter passiv in die Außenrotation bewegt wird.

Fehlerquellen: Der betroffene Oberarm bleibt nicht am Körper.

Schlüsselpunkte: Die Außenrotation ist ein wichtiger Faktor für die Armhebung in jeder Ebene. So kann das Tuberculum majus nach dorsal bewegt werden, damit der subakromiale Raum frei wird.

Da diese Übung in der neutralen Stellung stattfindet, kann sie in einem sehr frühen Stadium durchgeführt werden und es bestehen keine Kontraindikationen.

Der Schirm wird als Bewegungsmotor benutzt, somit findet die Außenrotation passiv statt. Dadurch kann ein größeres Bewegungsausmaß erreicht werden als durch eine aktive Bewegung.

Alternativen/Progression: Anstelle eines Schirms kann ein Stab, ein Besenstiel, ein Golfschläger o.Ä. verwendet werden.

Anwendungsmöglichkeiten: Jegliche Einschränkungen in die Außenrotation (z.B. „frozen shoulder"). Bei postoperativen Zuständen oder nach Frakturen, um möglichst früh die Außenrotation zu ermöglichen, als Vorbereitung für Flexions- und Abduktionsbewegungen.

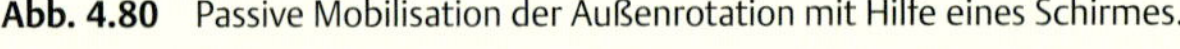

Abb. 4.80 Passive Mobilisation der Außenrotation mit Hilfe eines Schirmes.

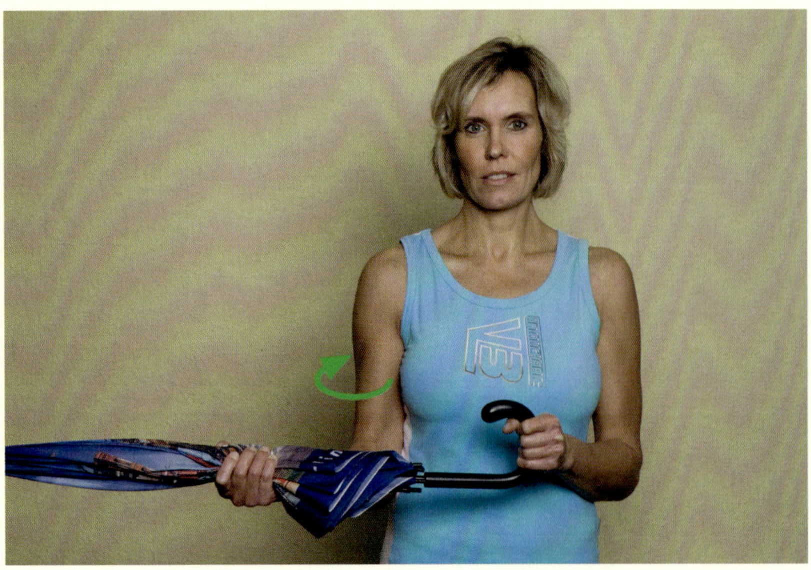

4.4.7 Beweglichkeitsübung für die Außendrehung

Die Außendrehung ist eine Schlüsselbewegung für die Schulter. Dies hat mit der Konstruktion der Schulter zu tun. Der Oberarm hat direkt unter dem Schulterdach einen großen Höcker (Tuberculum majus). Um den Arm nach oben zu heben, muss dieser Höcker weggedreht werden, damit genügend Raum unter dem Schulterdach entsteht. Durch die Außendrehung wird der Höcker nach hinten und somit aus dem Weg gedreht. Nun ist der Raum unter dem Schulterdach frei für die Armhebung.

Mit der folgenden Übung können Sie schon die Außendrehung üben, auch wenn Sie den Arm noch nicht heben können oder dürfen. Die Übung ist für die rechte Schulter dargestellt.

Ausführung

- ☑ Stellen oder setzen Sie sich aufrecht hin.
- ☑ Halten Sie mit beiden Händen einen Schirm vor Ihrem Körper fest.
- ☑ Die Oberarme befinden sich seitlich an Ihrem Körper, die Unterarme sind rechtwinklig angebeugt.
- ☑ Schieben Sie mit Ihrem gesunden Arm den Schirm in Richtung des betroffenen Arms. Dabei bleibt der Schirm immer im gleichen Abstand zu Ihrem Körper und die Oberarme bleiben am Körper (**Abb. 4.81**).
- ☑ Schieben Sie den Schirm hin und her, als wenn Sie Zahnseide zwischen den Zähnen hin und her ziehen.

Versuchen Sie folgende Punkte zu beachten:

- Stellen Sie sich vor, Ihre Oberarme sind bis zu den Ellbogen an Ihrem Körper festgewachsen. Sie können sich nur um ihre eigene Achse drehen.
- Versuchen Sie mit Ihrer betroffenen Schulter möglichst nicht aktiv mitzumachen, der Schirm schiebt Ihre Schulter in die Außendrehung.
- Erkundigen Sie sich genau bei Ihrer Therapeutin, wo die Grenze Ihrer Bewegung sein soll: der Beginn des Schmerzes, die Tolerierung einer bestimmten Schmerzintensität oder ein Spannungsgefühl in der Schulter.
- Wiederholen Sie die Übung 10–20-mal und versuchen Sie dies im Alltag jede Stunde zu wiederholen.

Abb. 4.81 Der Schirm hilft die Schulter in die Außendrehung zu bewegen.

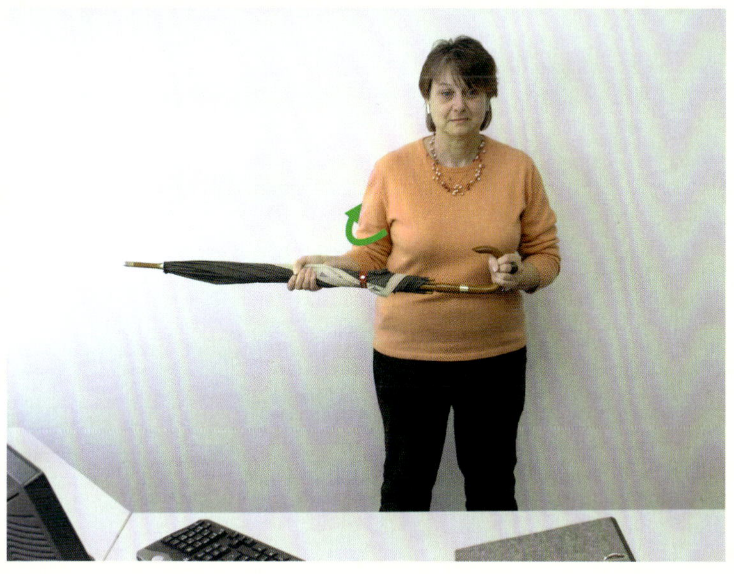

4.4.8 Mobilisation der Schulter in Hand auf Rücken

Ziel der Übung: Verbesserung der Beweglichkeit in Hand auf Rücken, entspricht der Bewegungskombination Extension/Adduktion/Innenrotation oder funktionell dem Schürzengriff.

Hilfsmittel: Handtuch, wenn nicht möglich, kann auch der Ärmel eines Pullovers genommen werden.

Ausgangsstellung: Die Übung kann im Sitzen oder Stehen ausgeführt werden.

Ausführung: Das Handtuch wird über die gesunde Schulter auf den Rücken gehängt. Es muss so weit nach unten reichen, dass es mit der betroffenen Hand gefasst werden kann (**Abb. 4.82**).

Mit dem gesunden Arm werden oszillierende Bewegungen ausgeführt, die den betroffenen Arm passiv in die gewünschte Bewegungsrichtung ziehen.

Instruktion: Das Handtuch so über den Rücken hängen, als wenn man sich den Rücken abtrocknen möchte. Der Patient muss aufgeklärt sein, wie weit er gehen darf: bis zum Anfangspunkt des Schmerzes, bis zu einer gewissen Schmerztoleranz oder bis an das Gefühl des Widerstands heran.

Fehlerquellen: Der Oberkörper neigt sich nach vorn.

Schlüsselpunkte: Durch die Mithilfe eines Handtuchs kann der betroffene Arm weitgehend passiv mobilisiert werden.

Alternativen/Progression: Je kürzer das Tuch gefasst wird, desto intensiver ist die Mobilisation. Als Alternative kann die Übung im Alltag ohne Tuch durchgeführt werden. Der Handrücken wird an die Stelle gelegt, an der es noch angenehm ist. Es werden kleine Wischbewegungen mit dem Handrücken auf dem eigenen Rücken (oder Gesäß) durchgeführt. Jetzt ist der Effekt nicht mehr der einer möglichst passiven Mobilisation. Die Wischbewegungen bewirken Kokontraktionen, verbessern die Durchblutung und erhöhen die koordinative Komponente.

Anwendungsmöglichkeiten: Jegliche Einschränkungen in die Bewegungsrichtung Hand auf Rücken.

Abb. 4.82 Passive Mobilisationsmöglichkeit in Hand auf Rücken, mit Hilfe eines Handtuches.

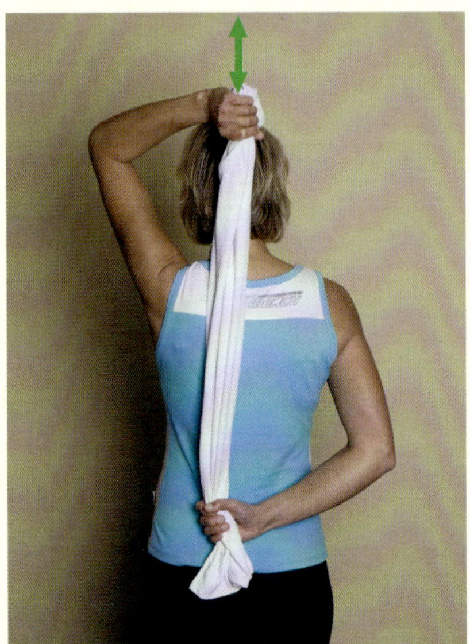

4.4.8 Beweglichkeitsübung für die Bewegung mit der Hand hinter dem Rücken (Schürzengriff)

Die Bewegung mit der Hand hinter dem Rücken kommt im Alltag in verschiedenen Varianten vor, z. B. wenn Sie mit dem Arm in die Jacke einfädeln, wenn Sie das Portemonnaie in die hintere Hosentasche stecken oder wenn Sie beim Autofahren mit dem Arm auf den Rücksitz greifen.

Diese funktionelle Bewegung ist eine Kombination von drei verschiedenen Bewegungsrichtungen und für eine uneingeschränkte Benutzung des Arms sehr wichtig. Oft ist diese Richtung bei Schulterproblemen erheblich eingeschränkt.

Ein einfaches Handtuch kann Ihnen helfen, diese Bewegung zu verbessern.

Ausführung

- ☑ Stellen oder setzen Sie sich aufrecht hin.
- ☑ Hängen Sie sich mit Ihrem gesunden Arm ein Handtuch über die nicht betroffene Schulter auf Ihren Rücken. Es muss so lang sein, dass Sie es mit der Hand des betroffenen Arms zu fassen bekommen (**Abb. 4.83**).
- ☑ Sie befinden Sich jetzt genau in der Stellung, um sich mit dem Handtuch den Rücken abzutrocknen.
- ☑ Führen Sie kleine Bewegungen aus, als wenn Sie Ihren Rücken trocken rubbeln möchten.

Versuchen Sie folgende Punkte zu beachten:

- Die Hauptaktivität kommt von Ihrem gesunden Arm. Er zieht den betroffenen Arm mit kleinen Bewegungen den Rücken hoch.
- Versuchen Sie dabei mit dem Oberkörper ruhig und aufrecht zu bleiben und sich auf keinen Fall nach vorn zu neigen.
- Erkundigen Sie sich genau bei Ihrer Therapeutin, wo die Grenze Ihrer Bewegung sein soll: der Beginn des Schmerzes, die Tolerierung einer bestimmten Schmerzintensität oder ein Spannungsgefühl in der Schulter.
- Beginnen Sie mit einer etwas tieferen Stellung und arbeiten Sie sich langsam zu Ihrer Grenze hoch, anschließend lockern Sie wieder auf, indem Sie etwas tiefer gehen. Wiederholen Sie diese Sequenz 5–10-mal. Idealerweise wiederholen Sie diese Übung jede Stunde.
- Befinden Sie sich im Alltag in einer Situation, in der es Ihnen nicht möglich ist, ein Handtuch zu benutzen, können Sie auch den Ärmel eines Pullovers nehmen.
- Falls Sie gar kein Hilfsmittel zur Verfügung haben, können Sie die Übung alternativ auch ganz aktiv ausführen.
- Dabei legen Sie Ihren Handrücken an eine noch angenehme Stelle auf Ihrem Rücken oder Gesäß. Führen Sie kleine Wischbewegungen mit Ihrem Handrücken aus und arbeiten Sie sich langsam höher.

Abb. 4.83 Das Handtuch mit dem gesunden Arm auf den Rücken hängen.

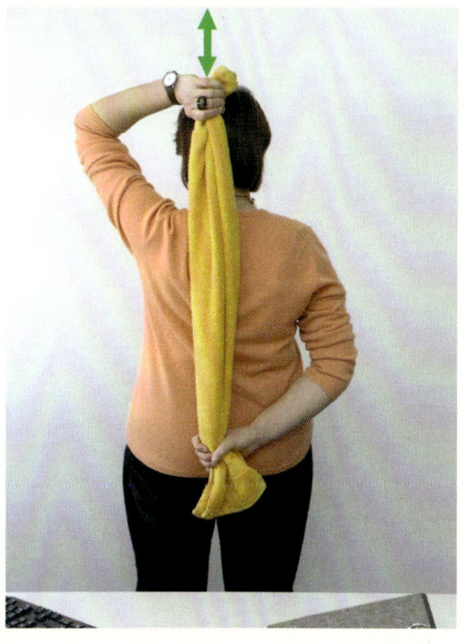

4.4.9 Endgradige Schultermobilisation in der Bewegungskombination von Flexion/Abduktion (Schulterquadrant)

Ziel der Übung: Endgradige Verbesserung der Schulterbeweglichkeit in Flexion/Abduktion.

Hilfsmittel: Türrahmen oder Schrank.

Ausgangsstellung: Im Stehen wird der Unterarm in einer Schrittstellung im Türrahmen oder am Schrank in der möglichen Endstellung von Flexion/Abduktion aufgestützt (**Abb. 4.84a-b**).

Ausführung: Der Oberkörper bewegt sich mit oszillierenden Bewegungen nach vorn.

Instruktion: Gewichtsverlagerung auf das vordere Bein (Schrittstellung) mit sanften kleinen Wippbewegungen. Mit dem Brustbein mit Gefühl nach vorn federn.

Fehlerquellen: Falsche Dosierung der Wippbewegung.

Schlüsselpunkte: Die Ausgangsstellung in einer Kombination von Flexion und Abduktion entspricht einer funktionellen Bewegungskombination. Die meisten Alltagsbewegungen über der Horizontalen finden in einer kombinierten Stellung statt (Wurfbewegungen, An- und Ausziehen etc.).

Die Bewegung wird von proximal durch den Körper ausgeführt. Dies ermöglicht eine Intensität der Mobilisation, die durch aktive Bewegungen nicht erreicht werden kann.

Alternativen/Progression: Der Unterarm kann in unterschiedlichen Endstellungen zwischen Flexion und Abduktion in der Ausgangsstellung platziert werden. Wird der Arm sehr nah am Kopf aufgestützt, kann die Bewegung mit einer Außenrotation kombiniert werden (**Abb. 4.84b**).

Anwendungsmöglichkeiten: Einschränkungen in den letzten 20°–30° der Flexion und Abduktion. Entspricht als Eigenmobilisation dem glenohumeralen Quadranten (Maitland 1986).

Abb. 4.84a-b Der Arm wird im Türrahmen in der gewünschten Stellung platziert. **a** Die Bewegung wird durch den Oberkörper ausgeführt. **b** Bewegungskombination Flexion/Abduktion/Außenrotation.

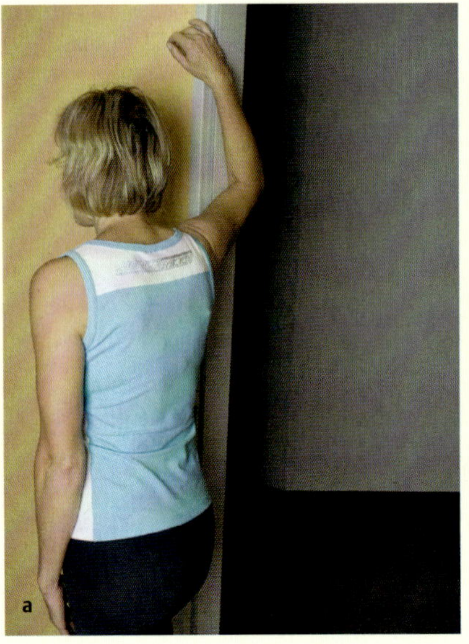

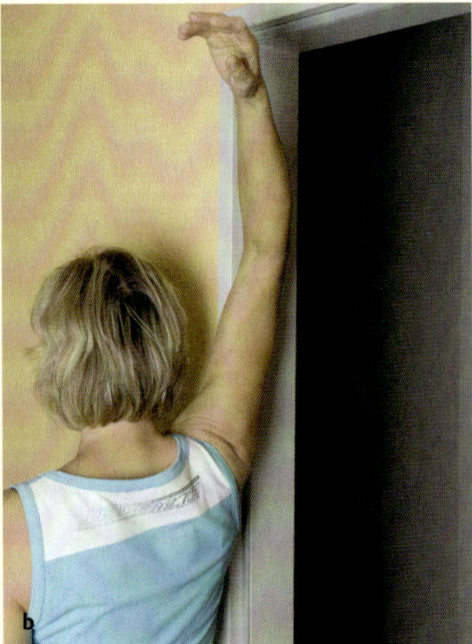

4.4.9 Beweglichkeitsübung, um den letzten Bereich des Armhebens zu verbessern

Die Konstruktion des Schultergelenks als Kugelgelenk ermöglicht Bewegungen in viele Richtungen und verfügt über eine sehr große Beweglichkeit.

Bei vielen Schulterproblemen kommt es zu einer Reduktion der Beweglichkeit. Es ist besonders schwierig, die letzten Bereiche der Beweglichkeit wieder zu erreichen. In dieser Situation ist es nicht ausreichend, wenn die Schulter nur während der wöchentlich vielleicht 2–3-mal stattfindenden Therapie bis ans Ende bewegt wird. Das Gewebe um Ihr Schultergelenk herum muss regelmäßig gedehnt und die Bewegung an ihr Limit gebracht werden.

Mit der folgenden Übung können Sie Ihre Beweglichkeit beim Armheben selbst verbessern und so den Effekt der Therapie unterstützen und weiterführen.

Ausführung

- ☑ Stellen Sie Sich in Schrittstellung in einen Türrahmen.
- ☑ Bringen Sie Ihren Arm so weit nach oben, wie es möglich ist und stützen Sie dann den Arm mit dem Unterarm im Türrahmen ab (**Abb. 4.85a–b**).
- ☑ Verschieben Sie Ihr Körpergewicht mit einer wippenden Bewegung leicht auf den vorderen Fuß.
- ☑ Der aufgestützte Arm soll dabei so inaktiv wie möglich sein.
- ☑ Das Spannungsgefühl und der eventuelle Schmerz, der dadurch entsteht, sollen dem entsprechen, was Sie in der Therapie spüren, wenn Ihre Schulter in diese Richtung bewegt wird.

Versuchen Sie folgende Punkte zu beachten:

- Bleiben Sie mit den wippenden Bewegungen ca. 20–30 Sekunden in dieser Stellung. Nehmen Sie den Arm langsam herunter und schütteln Sie ihn etwas aus oder lassen Sie ihn locker hin und her pendeln. Wiederholen Sie die Übung auf diese Weise 10-mal. Versuchen Sie, die ganze Übung jede Stunde zu machen.
- Sie können Ihren Arm in verschiedenen Stellungen platzieren, näher am Kopf oder etwas weiter seitlich vom Kopf entfernt (**Abb. 4.85b).**
- Das Ziel dieser Übung ist die Verbesserung der Beweglichkeit Ihrer Schulter. Dies darf aber auf keinen Fall zunehmende Schmerzen verursachen.
- Das bedeutet, dass während der Übung ein gewisses Maß an Schmerzen auftreten kann, diese sollen aber nach der Übung wieder verschwinden.
- Erkundigen Sie sich bei Ihrer Therapeutin genau, wie intensiv Sie diese Mobilisation machen sollen.

Abb. 4.85a–b Der Arm wird im Türrahmen in der gewünschten Stellung platziert. **a** Die Bewegung wird durch den Oberkörper ausgeführt. **b** Der Arm wird weiter oben, näher beim Kopf plaziert.

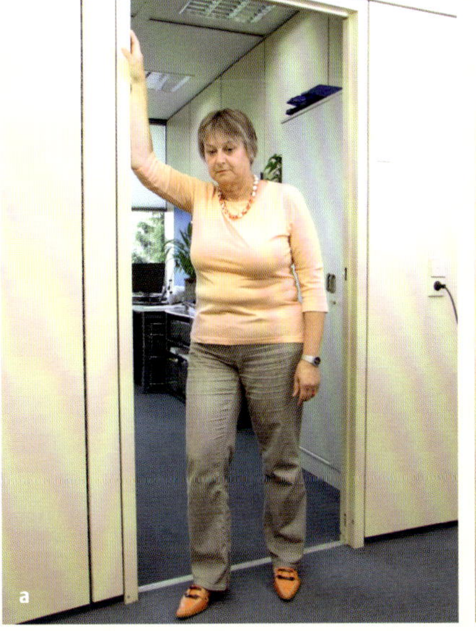

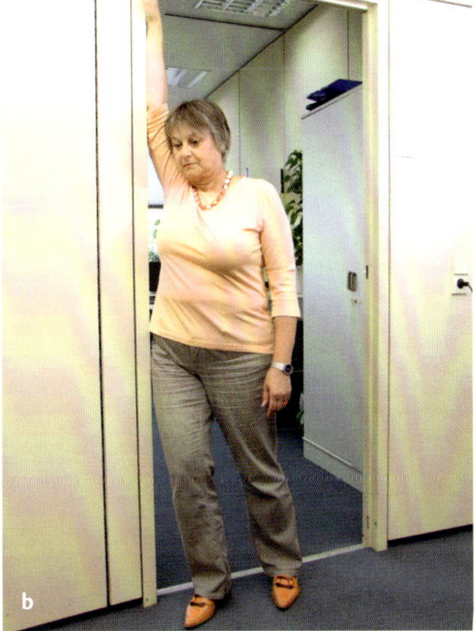

4.4.10 Dehnung der hinteren Kapsel und der Außenrotatoren

Ziel der Übung: Dehnung der posterioren Strukturen, um eine bessere Zentralisierung des Humeruskopfes zu erreichen.

Hilfsmittel: Wand.

Ausgangsstellung: Im Stehen, der Patient lehnt sich mit seiner Skapula an die Wand, er steht somit in der Skapulaebene. Mit dem nicht betroffenen Arm wird der Humerus in die horizontale Flexion gebracht (**Abb. 4.86**).

Ausführung: Der Humerus kann nun durch oszillierende Bewegungen weiter in die horizontale Flexion mobilisiert werden oder die Übung kann als Dehnübung durchgeführt werden.

Instruktion: Den Oberarm horizontal vor den Köper ziehen, bis auf der Rückseite der Schulter eine Spannung entsteht.

Fehlerquellen: Der Schultergürtel rutscht in Elevation, was den Dehneffekt reduziert.

Schlüsselpunkte: Durch die zu hohe Festigkeit der dorsalen Strukturen wird der Humerus vermehrt nach ventral und nach kranial geschoben. Das kann ein beitragender Faktor bei Impingement-Problemen oder bei funktionellen Instabilitäten sein.

Durch das Anlehnen mit der Skapula an die Wand wird diese fixiert und kann nicht nach ventral um den Thorax gezogen werden.

Alternativen/Progression: Keine.

Anwendungsmöglichkeiten: Impingement mit „posterior tightness“, ventrale Laxität mit „posterior tightness“, muskuläre Dysbalance mit Verkürzung der Außenrotatoren.

Abb. 4.86 Durch Anlehnen der Skapula an der Wand kann sie fixiert werden.

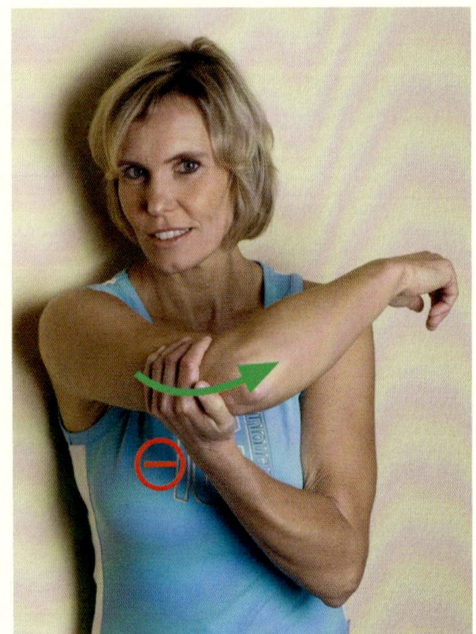

4.4.10 Dehnung der hinteren Schultermuskulatur

Durch die Konstruktion des Schultergelenks als Kugelgelenk entsteht eine sehr große Beweglichkeit des Arms. Das bedeutet aber auch, dass genügend Muskulatur gebraucht wird, um die Oberarmkugel gut in der Pfanne zu halten. Die Funktion, die Oberarmkugel in der Mitte zu halten, nennt man Zentralisieren. Die Muskelgruppe, die dafür verantwortlich ist, ist die Rotatorenmanschette. Sie zieht wie eine Kappe über die Kugel und besteht aus verschiedenen Muskeln.

Unterschiedliche Faktoren können dazu führen, dass die Muskeln auf der Rückseite der Oberarmkugel verkürzen und die Muskeln auf der Vorderseite eher zu lang werden.

Bevor Sie den Arm bewegen, kann es jetzt sein, dass der Kopf nicht mehr genau in der Mitte steht, sondern zu weit vorn und häufig zu weit oben. Beim Armheben kann das zum Einklemmen unter dem Schulterdach führen oder der Kopf rutscht zu weit nach vorn und reizt Strukturen auf der Vorderseite der Schulter.

Mit der folgenden Übung können Sie die Strukturen auf der hinteren Seite des Schultergelenks selbst dehnen.

Ausführung

- ☑ Lehnen Sie Sich mit dem Schulterblatt an die Wand.
- ☑ Nehmen Sie den Oberarm in die Hand der nicht betroffenen Seite.
- ☑ Bringen Sie den Oberarm in eine horizontale Stellung und ziehen Sie ihn so weit vor Ihren Körper, bis Sie auf der Rückseite der Schulter eine Spannung spüren (**Abb. 4.87**).
- ☑ An diesem Punkt können Sie kleine federnde Bewegungen ausführen oder die Dehnstellung für ca. 8–10 Sekunden halten.
- ☑ Das Spannungsgefühl und der eventuelle Schmerz, der dadurch entsteht, sollen dem entsprechen, was Sie in der Therapie spüren, wenn Ihre Schulter in diese Richtung bewegt wird.

Versuchen Sie folgende Punkte zu beachten:

- Bleiben Sie mit den federnden Bewegungen ca. 10 Sekunden in dieser Stellung. Nehmen Sie den Arm langsam herunter und schütteln Sie ihn etwas aus oder lassen Sie ihn locker hin und her pendeln (**Abb. 4.88**). Wiederholen Sie die Übung auf diese Weise 5-mal. Versuchen Sie die Übung 2–3-mal pro Tag zu machen.
- Sie können die Übung auch als Dehnung durchführen. Bleiben Sie dazu ca. 10 Sekunden in der Dehnstellung und wiederholen dies 5-mal, 2–3-mal pro Tag.
- Sie können auch gut abwechseln zwischen Federn und Dehnen.
- Achten Sie darauf, dass Ihre Schulter während der Übung nicht nach oben rutscht.

Abb. 4.87 Mit dem Schulterblatt an die Wand lehnen, so wird es fixiert.

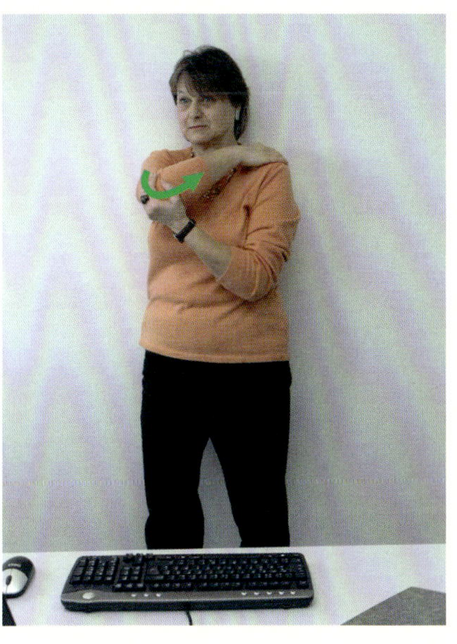

Abb. 4.88 Arm zwischendurch locker schwingen lassen.

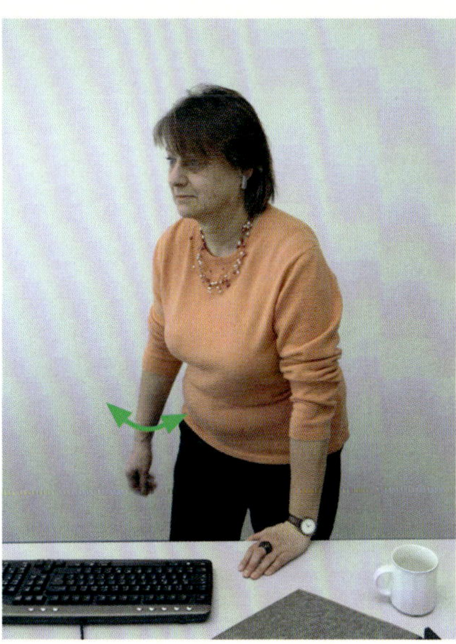

4.4.11 Kräftigung des M. serratus anterior

Ziel der Übung: Kräftigung des M. serratus anterior zur besseren Protraktion und Außenrotation der Skapula.

Hilfsmittel: Wand, für die Progression: Tisch oder Geländer.

Ausgangsstellung: Der Patient stützt sich mit gestreckten Armen schulterbreit an die Wand. Die Wirbelsäule befindet sich in einer aufgerichteten Stellung, Schultergelenke in 90° Flexion. Die Füße sind eine Armlänge von der Wand entfernt (**Abb. 4.89**).

Ausführung: Der Patient führt eine Protraktionsbewegung des Schultergürtels durch, indem er das Sternum von der Wand entfernt. Die Brustwirbelsäule bleibt stabil.

Instruktion: Das Brustbein von der Wand entfernen, die Schulterblätter möchten um den Brustkorb herum wandern. Die Ellbogen dürfen nicht einknicken, wenn sich das Brustbein wieder der Wand nähert.

Fehlerquellen: Die Brustwirbelsäule und die Ellbogen bewegen mit, anstatt stabil zu bleiben.

Schlüsselpunkte: Der M. serratus anterior ist für die korrekte Ausrichtung des Schulterblatts (Glenoids) während des Armhebens zuständig. Er protrahiert die Skapula und dreht sie nach oben, somit wird der subakromiale Raum geöffnet. Durch verschiedene Muskelungleichgewichte kommt es häufig zu einer Schwäche des M. serratus anterior, sichtbar durch das Abheben des medialen Skapularandes. Durch diese Schwäche kann es zu einem Impingement im subakromialen Raum kommen.

Alternativen/Progression: Die Ausführung an der Wand ist die niedrigste Intensitätsstufe. Durch weiteres Entfernen der Füße von der Wand kommt der ganze Körper in eine Vorneigung und die Übung wird leicht gesteigert. Um eine weitere Steigerung zu erreichen, kann sich auf einen Tisch oder auf den Badewannenrand gestützt werden (**Abb. 4.90 a-b**) (adaptierte Stellung für einen Liegestütz).

Anwendungsmöglichkeiten: Impingement, Schwäche des M. serratus anterior (oft kombiniert mit einer Überaktivität der Mm. rhomboidei).

Abb. 4.89 Aktivierung des M. serratus anterior an der Wand.

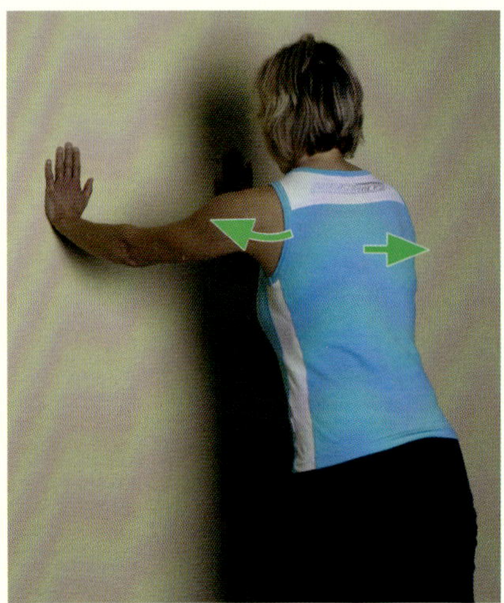

4.4.11 Kräftigung der Schulterblatt-Drehmuskulatur

Nicht nur die Muskulatur, die direkt mit dem Schultergelenk zusammenhängt, ist wichtig, um eine einwandfreie Bewegung zu ermöglichen. Ein entscheidender Teil davon muss von den Muskeln des Schulterblatts erfüllt werden.

Diese Muskelgruppe muss dafür sorgen, dass sich das Schulterblatt immer im richtigen Abstand zum Oberarm und in der richtigen Drehstellung befindet. In das Schulterblatt ist die Pfanne des Schultergelenks integriert und diese Pfanne sollte immer optimal zum Oberarmkopf ausgerichtet sein.

Ein wichtiger Muskel aus dieser Gruppe ist der große Sägemuskel. Bei zahlreichen Schulterproblemen ist er abgeschwächt.

Mit der folgenden Übung können Sie gezielt diesen Muskel trainieren.

Ausführung

- ☑ Stützen Sie sich so an die Wand, als wenn Sie im Stehen Liegestütze an der Wand machen möchten (**Abb. 4.90a**).
- ☑ Anstatt Liegestütze zu machen, versuchen Sie sich so von der Wand wegzudrücken, dass Ihr Brustbein etwas weiter von der Wand abrückt.
- ☑ Ihre Ellbogengelenke ändern dabei nie die Stellung, sie sind gestreckt, aber nicht überstreckt.
- ☑ Wenn sich Ihr Brustbein von der Wand entfernt, bewegen sich Ihre Schulterblätter um Ihren Thorax herum nach vorn.
- ☑ Dann nähern Sie das Brustbein wieder der Wand, ohne Bewegung in den Ellbogen.

Versuchen Sie folgende Punkte zu beachten:

- Bei dieser Übung kommt es nur zu einem kleinen Bewegungsausschlag.
- Versuchen Sie dabei Ihren ganzen Körper auf einer Linie zu stabilisieren.
- Versuchen Sie wenn möglich 10 Wiederholungen ohne Pause zu machen und dieses 3-mal zu wiederholen. Ideal ist es, auf 3-mal 20 Wiederholungen zu steigern. Machen Sie die ganze Übung wenn möglich 2–3-mal pro Tag.
- Eine weitere Steigerung erreichen Sie, indem Sie Ihren Körper weiter nach vorn neigen, also mit den Füßen weiter von der Wand entfernt stehen, oder Sie stützen sich auf den Rand der Badewanne, einen Tisch oder ein Geländer (**Abb. 4.90b**).

Abb. 4.90ab **a** Mit beiden Händen auf Schulterhöhe an die Wand stützen. **b** Kräftigung der Schulterblattmuskulatur im Stütz auf dem Schreibtisch.

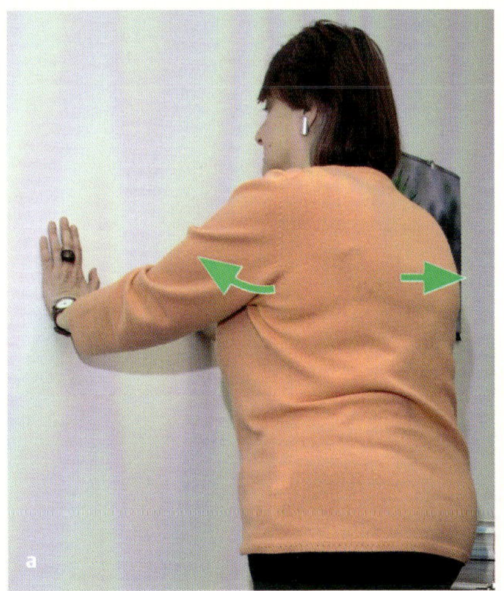

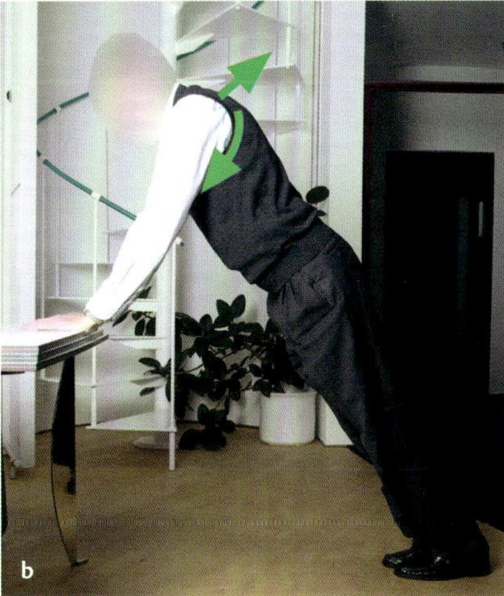

4.4.12 Training der Rotatorenmanschette im Stehen

Ziel der Übung: Aktivierung der Rotatorenmanschette zur besseren Zentrierung des Humeruskopfes.

Hilfsmittel: Sprungseil oder dicke Schnur (Länge ca. 2m), kleine, gefüllte Mineralwasserflasche oder kleine Tüte mit Reis gefüllt (0,5 bis 1,0 kg), Türklinke oder Geländer. Die Tüte wird am Ende des Seils befestigt.

Ausgangsstellung: Das Seil wird über die Türklinke oder das Geländer gehängt, sodass das kleine Gewicht gerade frei über dem Boden hängt. Der Patient wickelt das Seil um die Hand und stellt sich so weit von Klinke oder Geländer entfernt hin, dass das Seil gespannt ist. Der Oberarm befindet sich seitlich am Körper, der Ellbogen ist 90° flektiert. Einordnung des Kopfes über dem Brustkorb und leichte Aktivierung des unteren M. trapezius (siehe auch Übung 4.4.2).

Ausführung: Für das Training der Außenrotatoren der rechten Schulter steht der Patient mit der linken Schulter zur Türklinke oder zum Geländer (**Abb. 4.91**). Er zieht mit der rechten Hand das Seil so weit nach außen, wie er schmerzfrei außenrotieren kann. Dann lässt er das Gewicht langsam wieder zu Boden sinken. Der Oberarm muss immer am Körper bleiben, damit eine Rotation um die Humeruslängsachse stattfindet.

Für das Training der Innenrotatoren der rechten Schulter steht der Patient mit der rechten Schulter zur Türklinke bzw. zum Geländer. Nun zieht er mit der rechten Hand in Richtung seines Bauches (**Abb. 4.92**).

Instruktion: Der Kopf steht über dem Brustkorb, Schulterblätter 5 mm nach hinten unten ziehen. Der Unterarm bewegt sich wie ein Zeiger nach außen oder nach innen. Das Handgelenk bewegt sich nicht und der Oberarm behält seinen Kontakt seitlich am Brustkorb. Die Bewegung soll langsam und gleichmäßig ausgeführt werden, ohne Schmerzen.

Fehlerquellen: Haltung in der Ausgangsstellung, Humerus entfernt sich vom Körper, nicht stabiles Handgelenk.

Schlüsselpunkte: Der selbstgemachte Seilzug bietet ein gleichmäßiges Gewicht während des gesamten Bewegungsausmaßes. Dies ist ein wesentlicher Vorteil gegenüber dem Theraband. Die Übung beinhaltet sowohl konzentrische wie exzentrische Aktivität der Rotatorenmanschette und kann sowohl zuhause als auch unterwegs ausgeführt werden.

Alternativen/Progression: Wenn der Patient 3 Serien à 20 Wiederholungen ohne Probleme mehrmals am Tag durchführen kann, ist eine Progression von 0,5 kg auf 1 kg möglich.

Kann die Rotationsbewegung nicht schmerzfrei ausgeführt werden, muss der Radius des Bewegungsausmaßes verkleinert werden.

Anwendungsmöglichkeiten: Alle Schulterprobleme, bei denen die Rotatorenmanschette mitbeteiligt ist.

Abb. 4.91 Kräftigung der Außenrotation.

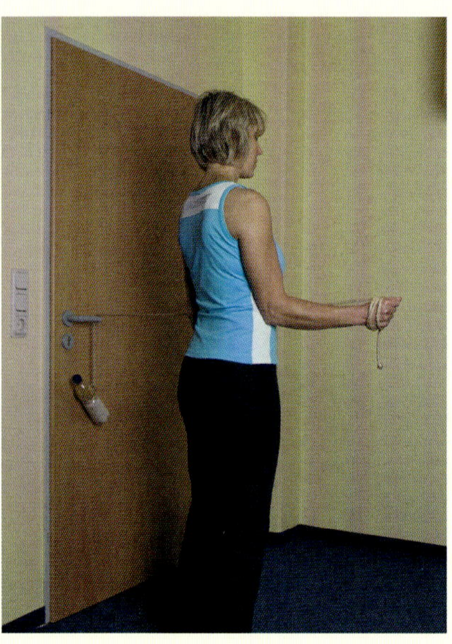

Abb. 4.92 Kräftigung der Innenrotation.

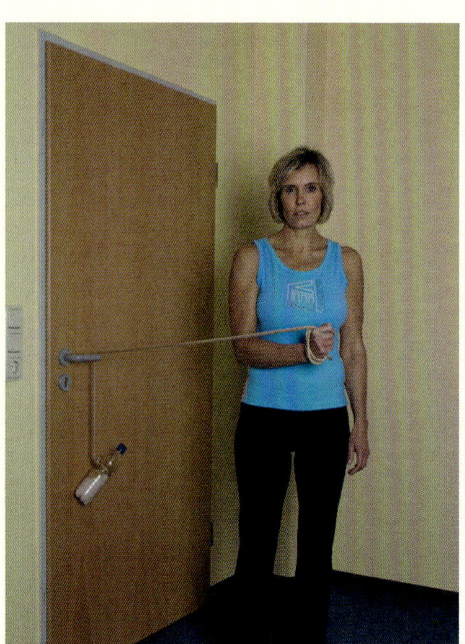

4.4.12 Kräftigung der tiefen Schultermuskulatur im Stehen

Die enorme Beweglichkeit des Schultergelenks wird nur durch das optimale Zusammenspiel vieler verschiedener Muskeln gewährleistet. Diese Aufgabe wird von zwei unterschiedlichen Muskelsystemen wahrgenommen. Das tiefe System sorgt dafür, dass der Oberarmkopf immer gut zentriert zur Pfanne steht, und das oberflächliche System ist für die großen Bewegungen des Arms verantwortlich.

Das tiefe System ist die sogenannte Rotatorenmanschette, sie stülpt sich wie eine Kappe über den Oberarm. Sie besteht aus Muskeln, die den Oberarm nach außen und nach innen drehen. Gleichzeitig ziehen sie den Oberarm auch nach unten und verhindern, dass es zu einem schmerzhaften Einklemmen zwischen Schulterdach und Oberarmkopf kommt.

Normalerweise weist diese Muskelgruppe ab einem Alter von 60 Jahren kleine Defekte auf. Ein spezifisches Training kann die Funktion aber verbessern und so zur Schmerzlinderung beitragen.

Ausführung

- ☑ Stellen Sie aus einem ca. 2 m langen Seil und einem kleinen Gewicht (kleine, gefüllte Mineralwasserflasche oder kleine Tüte mit 0,5 kg Reis gefüllt) einen Seilzug her.
- ☑ Hängen Sie das Gewicht über eine Türklinke oder ein Geländer, sodass das Gewicht knapp über dem Boden hängt.
- ☑ Wickeln Sie das Seil um Ihre rechte Hand und stellen Sie sich so weit von Tür oder Geländer entfernt hin, dass das Seil gespannt ist. Der Oberarm liegt seitlich am Körper und der Ellbogen ist im rechten Winkel angebeugt. Jetzt ist Ihr Unterarm wie ein Zeiger, der das Gewicht nach außen und innen ziehen kann.
- ☑ Wenn Tür oder Geländer auf Ihrer rechten Seite stehen, können Sie die Innendrehung Ihrer rechten Schulter trainieren (**Abb. 4.93**). Steht die Tür auf Ihrer linken Seite, trainieren Sie die Außendrehung Ihrer rechten Schulter (**Abb. 4.94**).

Versuchen Sie folgende Punkte zu beachten:

- Bei dieser Übung ist eine korrekte Haltung äußerst wichtig: Versuchen Sie aufrecht zu stehen und die Schulterblätter ganz leicht nach hinten/unten zu ziehen.
- Beim Bewegen des Gewichts muss das Handgelenk stabil bleiben und der Oberarm bleibt während des Drehens seitlich am Körper.
- Wiederholen Sie die Übung zu Beginn 3-mal bei 10 Wiederholungen. Steigern Sie, bis Sie die Übung 3-mal mit 20 Wiederholungen mehrmals am Tag machen können, ohne dass Ihre Schmerzen dadurch zunehmen. Erst dann können Sie das Gewicht auf 1 kg erhöhen.
- Bewegen Sie bewusst langsam und gleichmäßig.
- Trainieren Sie immer die Innen- und Außendrehung.

Abb. 4.93 Training für die Innendrehung der rechten Schulter.

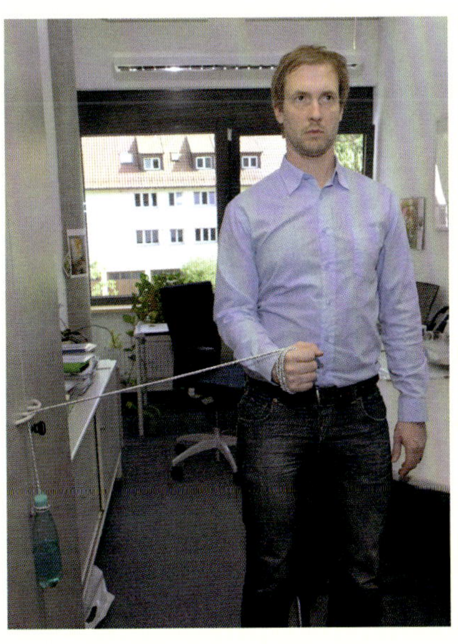

Abb. 4.94 Training für die Aussendrehung der rechten Schulter.

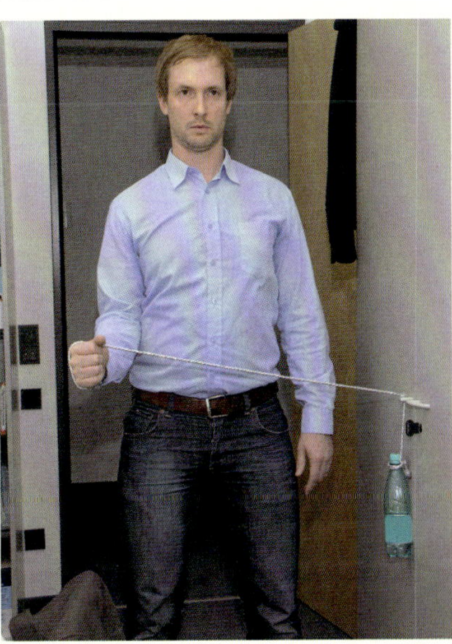

4.4.13 Training der Rotatorenmanschette im Sitzen

Ziel der Übung: Aktivierung der Rotatorenmanschette in einer funktionellen Ausgangsstellung im Sitzen.

Hilfsmittel: Tisch, Stuhl, kleine Gewichte von 0,5–2,0 kg.

Ausgangsstellung: Der Patient sitzt am Tisch, der Ellbogen wird seitlich aufgestützt und 90° flektiert. Der Oberarm soll sich in der Skapulaebene befinden. Die Wirbelsäule ist aufgerichtet, der Kopf befindet sich über dem Brustkorb und der untere M. trapezius ist leicht aktiviert (siehe Übung 4.4.2). In der Hand befindet sich das gewünschte Gewicht und die Hand zeigt zur Decke.

Ausführung: Für das Training der Außenrotatoren: Der Unterarm bewegt sich wie ein Scheibenwischer nach innen und wieder zurück zur Ausgangsstellung (**Abb. 4.95 a-b**).

Für das Training der Innenrotatoren: Den Oberkörper seitlich zum Arm hin lehnen, die Hand zeigt immer noch zur Decke. Jetzt kann der Unterarm wie ein Scheibenwischer nach außen und zurück bewegt werden (**Abb. 4.96**).

Instruktion: Schulterblätter 5 mm nach hinten unten bewegen. Die Scheibenwischerbewegung mit dem Unterarm soll langsam und gleichmäßig ausgeführt werden, ohne Schmerzen.

Fehlerquellen: Nicht korrekte Haltung in der Ausgangsstellung, nicht stabiles Handgelenk.

Schlüsselpunkte: Die Ausgangsstellung der Übung ist funktionell und trotzdem sehr einfach, da durch das Aufstützen die Stellung stabil ist. Es entsteht eine leichte Kompression des Humeruskopfes in der Pfanne, was die Zentrierung unterstützt. Die Übung beinhaltet sowohl konzentrische wie exzentrische Aktivität der Rotatorenmanschette und kann sowohl zuhause als auch an den meisten Arbeitsplätzen ausgeführt werden.

Alternativen/Progression: Wenn der Patient 3 Serien à 20 Wiederholungen ohne Probleme mehrmals am Tag durchführen kann. Progression von 0,5 auf 1,0 und weiter auf 1,5–2,0 kg.

Kann die Rotationsbewegung nicht schmerzfrei ausgeführt werden, muss der Radius des Bewegungsausmaßes verkleinert werden.

Anwendungsmöglichkeiten: Alle Schulterprobleme, bei denen die Rotatorenmanschette mitbeteiligt ist.

Abb. 4.95 a-b Ausgangsstellung im Sitzen. Der Ellbogen seitlich des Körpers aufstützen (Skapulaebene).

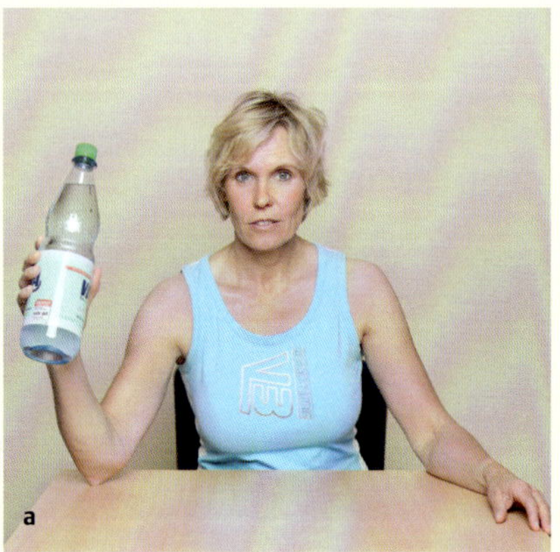

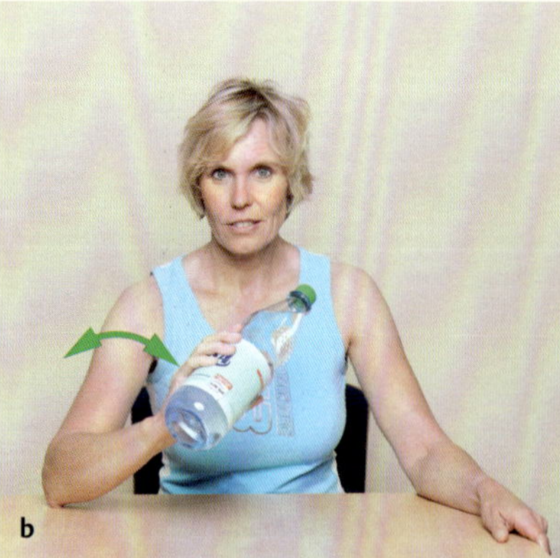

Abb. 4.96 Für das Training der Innenrotatoren muss der Körper nach rechts geneigt sein.

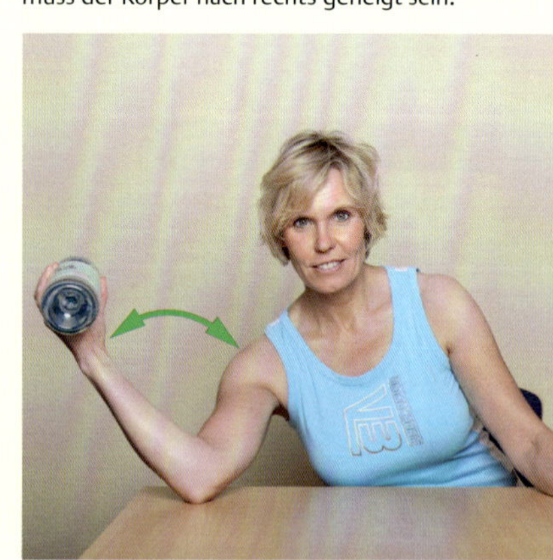

4.4.13 Kräftigung der tiefen Schultermuskulatur im Sitzen

Die enorme Beweglichkeit des Schultergelenks wird nur durch das optimale Zusammenspiel vieler verschiedener Muskeln gewährleistet. Diese Aufgabe wird von zwei unterschiedlichen Muskelsystemen wahrgenommen. Das tiefe System sorgt dafür, dass der Oberarmkopf immer gut zentriert zur Pfanne steht, und das oberflächliche System ist für die großen Bewegungen des Arms verantwortlich.

Das tiefe System ist die sogenannte Rotatorenmanschette, sie stülpt sich wie eine Kappe über den Oberarm. Sie besteht aus Muskeln, die den Oberarm nach außen und nach innen drehen. Gleichzeitig ziehen sie den Oberarm auch nach unten und verhindern, dass es zu einem schmerzhaften Einklemmen zwischen Schulterdach und Oberarmkopf kommt.

Normalerweise weist diese Muskelgruppe ab einem Alter von 60 Jahren kleine Defekte auf. Ein spezifisches Training kann die Funktion aber verbessern und so zur Schmerzlinderung beitragen.

Ausführung

- ☑ Setzen Sie sich an den Tisch und stützen Sie den Ellbogen leicht seitlich vor sich auf den Tisch.
- ☑ Nehmen Sie das Gewicht in die Hand, der Ellbogen ist in einem rechten Winkel gebeugt und die Hand zeigt zur Decke.
- ☑ Für das Training der Außenrotatoren bewegen Sie den Unterarm wie einen Scheibenwischer nach innen und wieder zurück zur Ausgangsstellung (**Abb. 4.97**).
- ☑ Für das Training der Innenrotatoren müssen Sie sich mit dem Oberkörper seitlich gegen den Arm lehnen, ohne dass die Stellung des Unterarms verändert wird. Jetzt können Sie den Unterarm wie einen Scheibenwischer nach außen und wieder zurück bewegen (**Abb. 4.98**).

Versuchen Sie folgende Punkte zu beachten:

- Die Scheibenwischerbewegung darf nur so groß sein, dass der Oberarm immer stabil um seine eigene Achse drehen kann (versuchen Sie das mit der anderen Hand zu spüren, indem Sie die Hand direkt unter dem Schulterdach auf den Oberarm legen) und dass die Bewegung schmerzfrei ist.
- Das Handgelenk ist stabil.
- Beginnen Sie mit einem Gewicht von 0,5 kg.
- Wiederholen Sie die Übung zu Beginn 3-mal bei 10 Wiederholungen. Steigern Sie, bis Sie die Übung 3-mal mit 20 Wiederholungen mehrmals am Tag machen können, ohne dass Ihre Schmerzen dadurch zunehmen. Erst dann können Sie das Gewicht erhöhen.
- Bewegen Sie bewusst langsam und gleichmäßig.
- Trainieren Sie immer die Innen- und Außendrehung.

Abb. 4.97 Der Ellbogen wird leicht seitlich vor dem Körper aufgestützt.

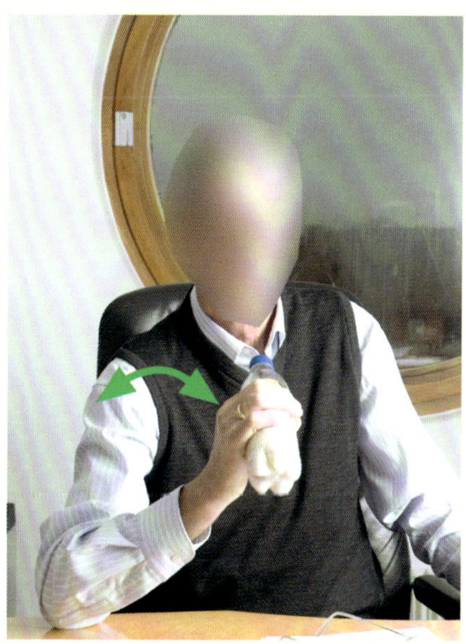

Abb. 4.98 Für das Training der Innendrehung muss der Oberkörper leicht nach rechts geneigt werden.

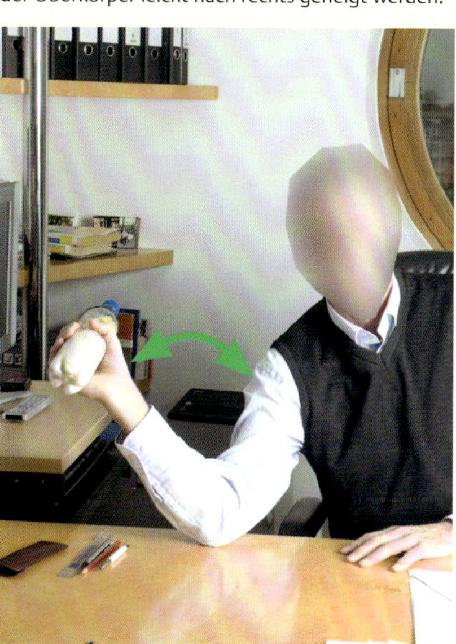

4.5 Region Ellbogen und Hand

4.5.1 Ballistische Eigendehnung der Handextensoren

Ziel der Übung: Durch Dehnung der Handextensoren (M. extensor digitorum, M. extensor carpi radialis longus und brevis, M. extensor carpi ulnaris) eine bessere Entspannung und Durchblutung dieser Muskelgruppe erzielen.

Hilfsmittel: Stuhl.

Ausgangsstellung: Aufrechter Sitz auf dem Stuhl oder aufrechter Stand, die Hand wird in Palmarflexion gehalten, der Ellbogen ist leicht flektiert (**Abb. 4.99**).

Ausführung: Durch oszillierende Extensionsbewegungen des Ellbogens bei gehaltener Palmarflexion entsteht eine ballistische Dehnung der Handextensoren (**Abb. 4.100**).

Instruktion: Den Ellbogen sanft in die Streckung bringen, bis ein angenehmes Dehngefühl entsteht. Die Streckbewegungen des Ellbogens rhythmisch durchführen, nicht halten.

Fehlerquellen: Zu starke Dehnung über die Palmarflexion der Hand, Verspannung des Schultergürtels beim Halten des Arms.

Schlüsselpunkte: Zahlreiche Arbeitsstellungen führen zu einer Daueranspannung der Unterarmmuskulatur. Durch diese einfache Eigendehnung kann die Muskulatur in jeder Situation selbst behandelt werden. Die Endstellung der Dehnung wird nicht gehalten, sondern es wird aktiv in die Dehnung hineinoszilliert. Das hat den Vorteil, dass der Patient die Übung nicht übertreiben kann, es kommt nicht zur Durchblutungsreduktion oder zu einer neuralen Einengung.

Alternativen/Progression: Diese Übung kann in jeder Alltagssituation durchgeführt werden. Eine spezielle Progression gibt es nicht.

Anwendungsmöglichkeiten: Typische Anwendung ist der Tennisellbogen. Aber auch bei Verspannungen und Schmerzen im Bereich der Unterarmmuskulatur, wie sie durch monotone Arbeitsstellungen vorkommen können.

Abb. 4.99 Ausgangsstellung mit leichter Ellbogenflexion.

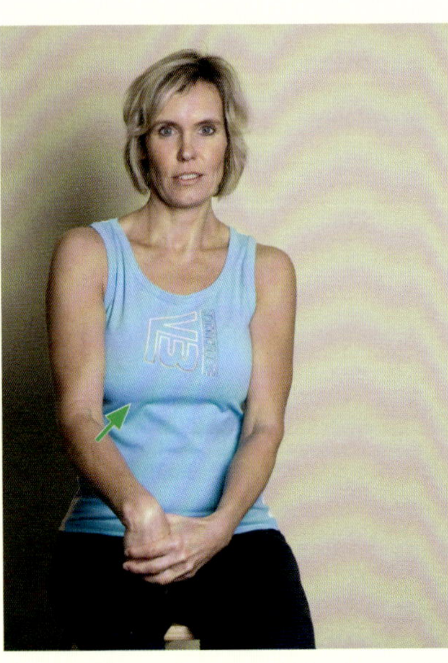

Abb. 4.100 Endstellung in Ellbogenextension.

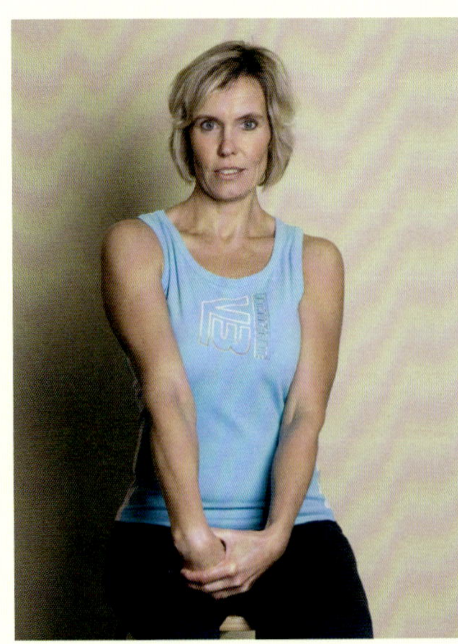

4.5.1 Rhythmische Eigendehnung der Unterarm-Streckmuskulatur

Den meisten Patienten ist der „Tennisellbogen“ ein Begriff. Es kommt durch eine Überlastung der Unterarmmuskulatur zu schmerzhaften Stellen, wo die Muskulatur am Ellbogen ansetzt. Der typische Schmerzpunkt ist an der Außenseite des Ellbogens, direkt am Knochen. Die Muskulatur kann verspannt und auch verkürzt sein, was wiederum mehr Zugbelastung auf den schon empfindlichen Übergang zum Knochen bedeutet.

Regelmäßige sanfte Dehnung dieser Muskulatur kann die Beschwerden reduzieren. Da Sie als Patient diese Übung sehr leicht selbst durchführen können, können Sie einen wesentlichen Beitrag zur Verbesserung selbst erzielen.

Dies ist keine klassische Dehnübung, bei der die Endstellung der Dehnung gehalten wird, sondern sie bewegen aktiv in die Dehnstellung hinein.

Ausführung

- ☑ Setzen Sie sich auf einen Stuhl mit Lehne.
- ☑ Beugen Sie mit der nicht betroffenen Hand die andere Hand nach unten, bis Sie eine leichte Spannung auf dem Handrücken spüren. Der Ellbogen ist leicht gebeugt (**Abb. 4.101**).
- ☑ Strecken Sie langsam den Ellbogen, bis Sie eine Spannung im ganzen Unterarm spüren (**Abb. 4.102**).
- ☑ Wiederholen Sie diese Streckung in einem ruhigen Rhythmus ca. 20-mal.
- ☑ Führen Sie die Übung auch mit dem „gesunden“ Arm in der gleichen Weise durch.

Versuchen Sie folgende Punkte zu beachten:

- Sie bestimmen selbst, wie intensiv Sie in die Streckung bewegen.
- Bei der Übung darf ein „angenehmer“ Dehnschmerz auftreten.
- Versuchen Sie die Übung regelmäßig in Ihre Arbeitssituation einzubauen.
- Ideal ist es, wenn Sie stündlich ca. 20 Steckbewegungen pro Seite durchführen.
- Wenn Sie eine gleichbleibende monotone Bewegung mit Ihren Händen am Arbeitsplatz durchführen – wie z. B. am PC – ist es wichtig, dass Sie Ihre Arbeit immer wieder durch kleine Pausen unterbrechen. Dies könnte eine Ihrer Pausenübungen sein.
- Achten Sie darauf, dass Sie beim Strecken und Dehnen den Schultergürtel möglichst locker lassen.

Abb. 4.101 Ausgangsstellung mit leicht gebeugtem Ellbogen.

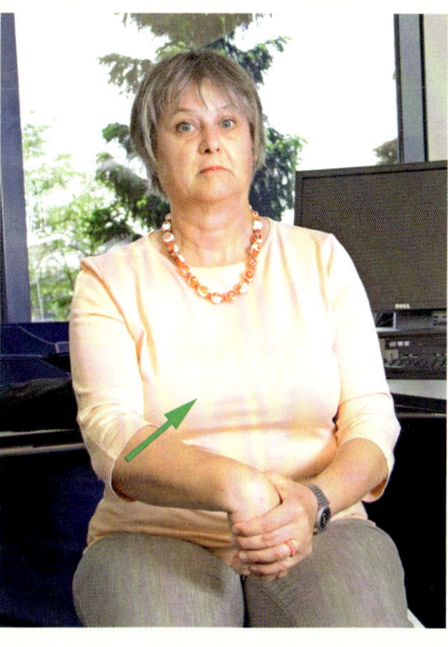

Abb. 4.102 Endstellung mit gestrecktem Ellbogen.

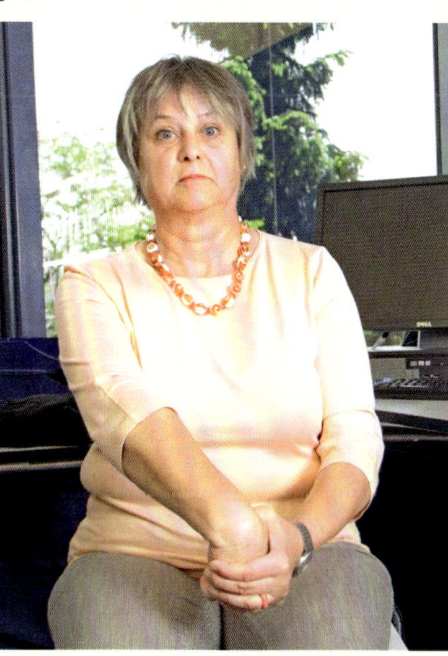

4.5.2 Ballistische Eigendehnung der Hand- und Fingerflexoren

Ziel der Übung: Durch Dehnung der Hand- und Fingerflexoren eine bessere Entspannung dieser Muskelgruppe erzielen und Verkürzungen/Muskelungleichgewichte im Bereich Unterarm günstig beeinflussen.

Hilfsmittel: Stuhl.

Ausgangsstellung: Aufrechter Sitz auf dem Stuhl oder aufrechter Stand, die nicht betroffene Hand hält die Dorsalextension der anderen Hand, der Ellbogen ist leicht flektiert.

Ausführung: Durch oszillierende Extensionsbewegungen des Ellbogens bei gehaltener Dorsalextension entsteht eine ballistische Dehnung der Hand- und Fingerflexoren (**Abb. 4.103**).

Instruktion: Den Ellbogen sanft in die Streckung bringen, bis ein angenehmes Dehngefühl entsteht. Die Streckbewegungen des Ellbogens rhythmisch durchführen, nicht halten.

Fehlerquellen: Verspannung des Schultergürtels beim Halten des Arms.

Schlüsselpunkte: Zahlreiche Arbeitsstellungen führen zu einer Daueranspannung der Unterarmmuskulatur. Durch diese einfache Eigendehnung kann die Muskulatur in jeder Situation selbst behandelt werden. Die Endstellung der Dehnung wird nicht gehalten, sondern es wird aktiv in die Dehnung hineinoszilliert. Das hat den Vorteil, dass der Patient die Übung nicht übertreiben kann, es kommt nicht zur Durchblutungsreduktion oder zu einer neuralen Einengung.

Alternativen/Progression: Diese Übung kann in jeder Alltagssituation durchgeführt werden. Die Übung kann auch bilateral durchgeführt werden, indem die Hände gefaltet und dann gedreht werden. Die Hände können in dieser Position nach vorn oder auch nach oben gedehnt werden (**Abb. 4.104**, **Abb. 4.105**).

Anwendungsmöglichkeiten: Die Übung ist eine ideale Ausgleichsübung bei Tätigkeiten, die eine dauernde Aktivität der Fingerflexoren beinhalten, z. B. Tippen am PC, an der Kasse, Klavierspielen etc.

Abb. 4.103 Durch die Extensionsbewegung des Ellbogens bei gehaltener Handstellung entsteht die Dehnung.

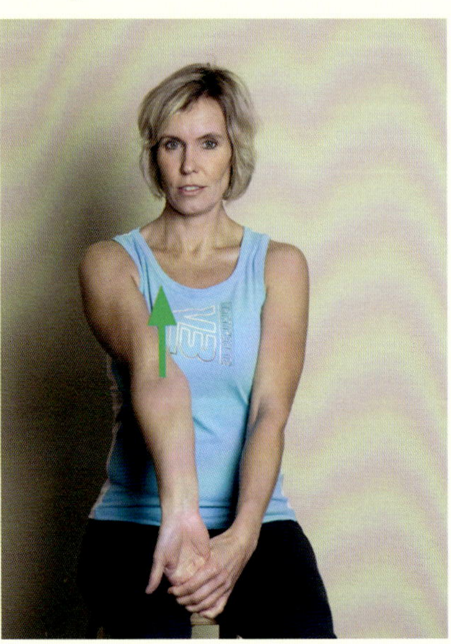

Abb. 4.104 Bilaterale Dehnung.

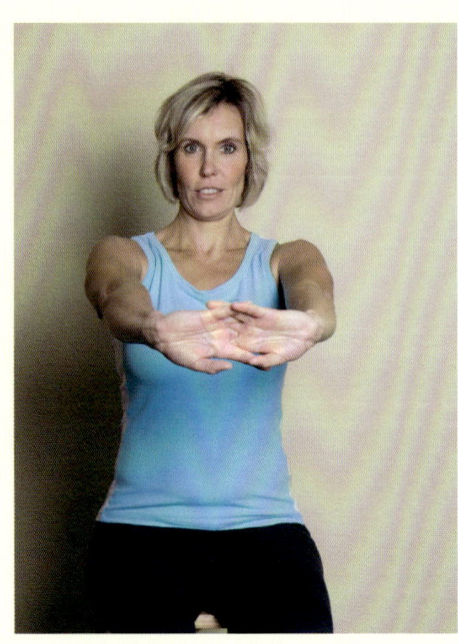

Abb. 4.105 Bilaterale Dehnung kombiniert mit Schultermobilisation.

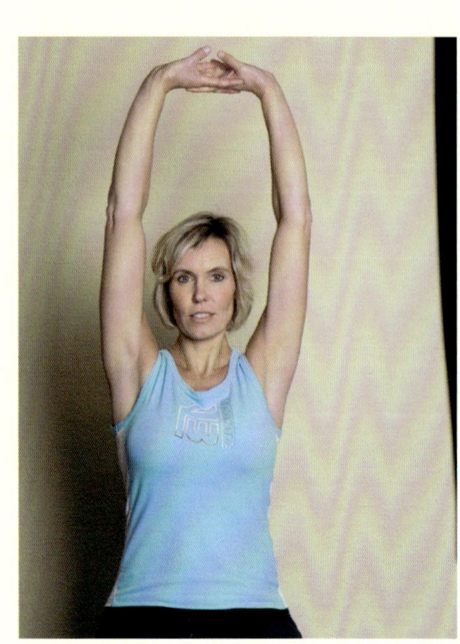

4.5.2 Rhythmische Eigendehnung der Beugemuskeln der Hand und Finger

Viele berufliche Tätigkeiten bedeuten eine andauernde Aktivität in der Beugemuskulatur von Hand und Fingern. Das kann zu einem muskulären Ungleichgewicht zwischen der Beuge- und der Streckmuskulatur führen.

Es ist deshalb von Vorteil, diese Beugestellungen immer wieder zu verändern und die Muskulatur, die immer verkürzt ist, auch mal in die Gegenrichtung zu dehnen. Wenn Sie die Übung machen, werden Sie selbst merken, wie angenehm sich die Dehnung anfühlt.

Da Sie als Patient diese Übung sehr leicht selbst durchführen können, können Sie einen wesentlichen Beitrag zur Verbesserung Ihrer Situation am Arbeitsplatz leisten.

Dies ist keine klassische Dehnübung, bei der die Endstellung der Dehnung gehalten wird, sondern sie bewegen aktiv in die Dehnstellung hinein.

Ausführung

- ☑ Setzen Sie sich auf einen Stuhl mit Lehne.
- ☑ Drehen Sie die Ellenbeuge zur Decke und halten Sie den Ellbogen leicht gebeugt.
- ☑ Ziehen Sie mit der anderen Hand die Finger nach unten, bis Sie eine Spannung auf der Innenseite der Hand spüren.
- ☑ Gehen Sie mit dem Ellbogen langsam in die Streckung, bis die Spannung im ganzen Unterarm spürbar ist (**Abb. 4.106a–b**).
- ☑ Wiederholen Sie diese Streckung in einem ruhigen Rhythmus ca. 20-mal.
- ☑ Führen Sie die Übung auch mit dem gesunden Arm in der gleichen Weise durch oder machen Sie die Übung mit beiden Händen gleichzeitig (**Abb. 4.107, Abb. 4.108**).

Versuchen Sie folgende Punkte zu beachten:

- Sie bestimmen selbst, wie intensiv Sie in die Streckung bewegen.
- Bei der Übung darf ein „angenehmer“ Dehnschmerz auftreten.
- Versuchen Sie die Übung regelmäßig in Ihre Arbeitssituation einzubauen.
- Ideal ist es, wenn Sie stündlich ca. 20 Streckbewegungen pro Seite durchführen.
- Wenn Sie eine gleichbleibende monotone Bewegung mit Ihren Händen am Arbeitsplatz durchführen – wie z. B. am PC – ist es wichtig, dass Sie Ihre Arbeit immer wieder durch kleine Pausen unterbrechen. Dies könnte eine Ihrer Pausenübungen sein.
- Achten Sie darauf, dass Sie beim Strecken und Dehnen den Schultergürtel möglichst locker lassen.

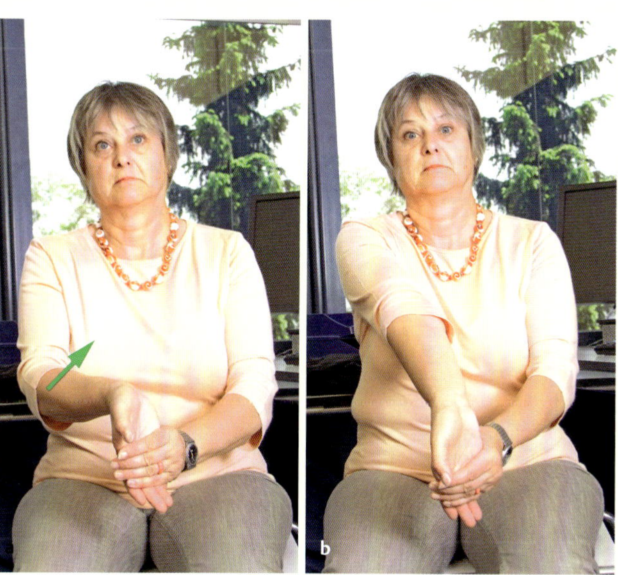

Abb. 4.106a–b Durch das Strecken des Ellbogens entsteht die Dehnung.

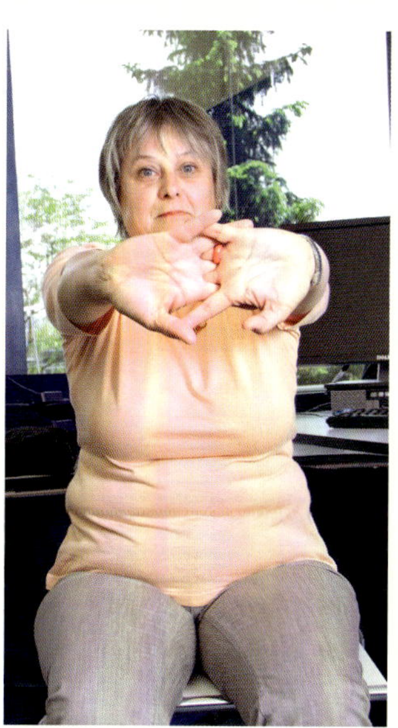

Abb. 4.107 Gleichzeitige Dehnung beider Arme.

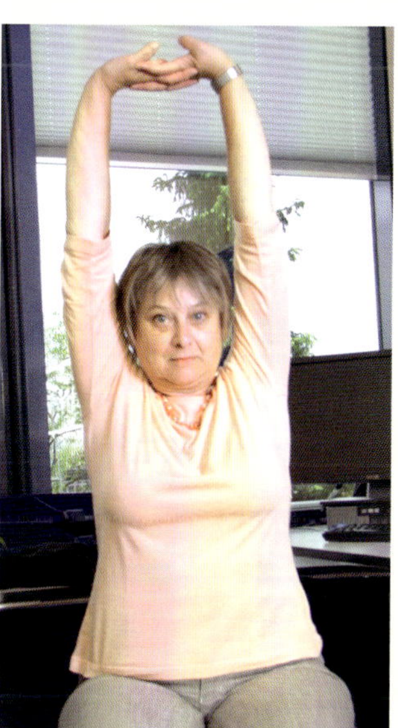

Abb. 4.108 Die Dehnung wird kombiniert mit Schulterbewegungen.

4.5.3 Training der Unterarmmuskulatur

Ziel der Übung: Exzentrische Kräftigung der Unterarmmuskulatur.

Hilfsmittel: Tisch, Stuhl, kleine Gewichte von 0,5–2,0 kg, bei 0,5 kg zum Beispiel 1 Päckchen Spaghetti.

Ausgangsstellung: Der Patient sitzt am Tisch, der Unterarm ist aufgestützt, die Hand ist über der Tischkante, das Ellbogengelenk ist ca. 60 ° gebeugt. In der Hand befindet sich das gewünschte Gewicht. Beginn der Übung ist in Pronation des Unterarms und Dorsalextension der Hand (**Abb. 4.109**).

Ausführung: Das Gewicht wird langsam nach unten gesenkt, was zu einer exzentrischen Aktivität der Dorsalextensoren der Hand führt (**Abb. 4.110**). Befindet sich das Handgelenk in Palmarflexion, wird der Unterarm supiniert (**Abb. 4.111**).

Nun wird das Gewicht wieder langsam nach unten gesenkt, was zu einer exzentrischen Aktivität der Handflexoren führt (**Abb. 4.112**). Ist die Endstellung erreicht, wird der Unterarm wieder proniert und die Ausgangsstellung der Übung wiedererlangt.

Instruktion: Die Hand wird mit dem Gewicht immer langsam nach unten bewegt. Der Unterarm bleibt immer komplett auf dem Tisch, die Aktivität kommt nur aus dem Handgelenk heraus.

Fehlerquellen: Die Bewegung wird zu schnell ausgeführt, zu viel Koaktivierung der Schulter- und Schultergürtelmuskulatur.

Schlüsselpunkte: Die Ausgangsstellung der Übung ist sehr einfach, da durch das Aufstützen die Stellung stabil ist. So kann eine selektive Bewegung im Handgelenk stattfinden. Durch das Drehen des Unterarms kann immer exzentrisch gearbeitet werden. Außerdem hat die Übung einen koordinativen Faktor, es entsteht eine Art liegende Acht. Die Übung muss so dosiert werden, dass sie schmerzfrei durchgeführt werden kann.

Alternativen/Progression: Wenn der Patient 3 Serien à 20 Wiederholungen ohne Probleme mehrmals am Tag durchführen kann: Progression von 0,5 auf 1,0 und dann auf 1,5–2,0 kg.

Anwendungsmöglichkeiten: Exzentrische Kräftigungsübungen der Unterarmmuskulatur haben eine positive Wirkung beim Tennisellbogen. So früh wie möglich beginnen, eventuell nur mit dem Eigengewicht der Faust.

Abb. 4.109 Ausgangsstellung: Der Unterarm ist in Pronation, das Handgelenk in Dorsalextension.

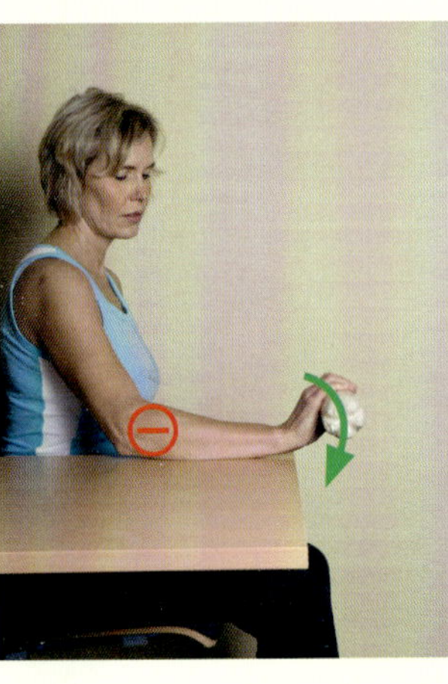

Abb. 4.110 Das Gewicht absenken, wenn Endstellung Palmarflexion erreicht, erfolgt Unteram Supination.

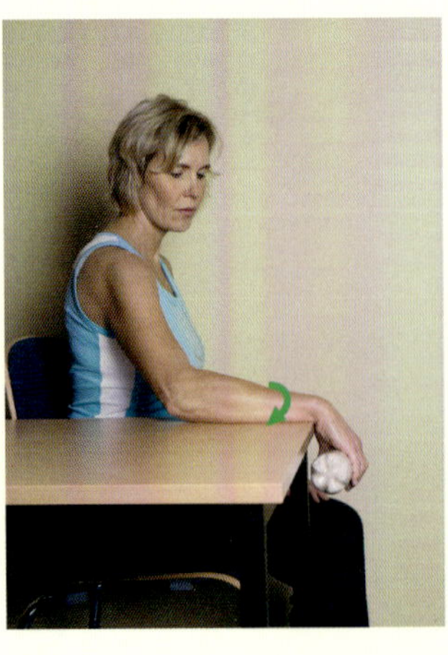

Abb. 4.111 Das Gewicht wird abgesenkt in die Dorsalextension.

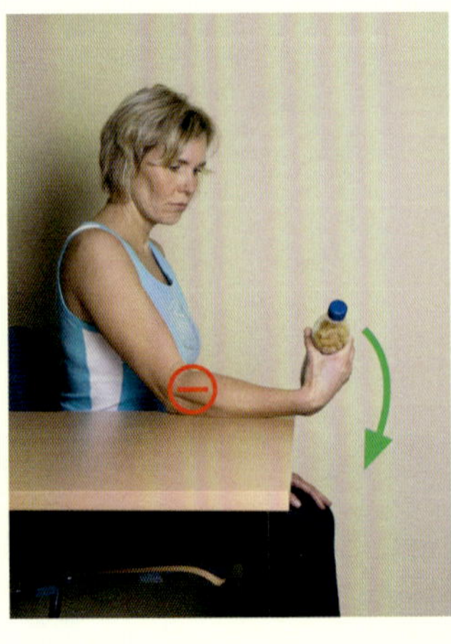

Abb. 4.112 Zur Rückkehr in die Ausgangsstellung: Pronation des Unterarms.

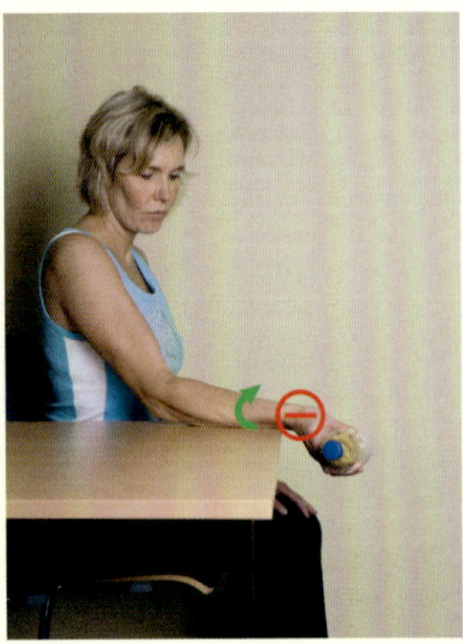

4.5.3 Kräftigung der Unterarmmuskulatur

Beschwerden wie z.B. beim Tennisellbogen entstehen häufig durch eine Überlastung der Muskulatur, also eine Überlastung über das Limit hinaus. Anders ausgedrückt könnte man auch sagen, die Muskulatur ist nicht im geeigneten Trainingszustand für diese hohe Belastung. Einige Beispiele, bei denen die Unterarmmuskulatur stark beansprucht wird, sind Fenster putzen, Lappen auswringen, Benutzung eines Schraubenziehers, Massage, Heben und Tragen von Kisten, Töpfen etc.

Um das Problem zu lösen, muss zuerst die Belastung reduziert und in einem zweiten Schritt die Muskulatur aufgebaut werden, um höheren Belastungen standzuhalten.

Mit der folgenden Übung können Sie Ihre Muskulatur auf höhere Belastungen vorbereiten.

Ausführung

- ☑ Setzen Sie sich seitlich an einen Tisch. Wenn Sie den rechten Unterarm trainieren wollen, muss der Tisch auf Ihrer rechten Seite stehen und Ihre Hand muss über die Tischkante ragen.
- ☑ Nehmen Sie das Gewicht in die Hand, der Handrücken zeigt nach oben und Sie heben die Hand so weit nach oben, wie es geht. Der Unterarm bleibt auf dem Tisch liegen (**Abb. 4.113**).
- ☑ Nun lassen Sie die Hand so weit es geht langsam nach unten sinken (**Abb. 4.114**).
- ☑ Ohne die Stellung der Hand zu verändern, kippen Sie den Unterarm nach rechts, so dass die Hand zur Decke zeigt (**Abb. 4.115**).
- ☑ Jetzt senken Sie das Gewicht in ihrer Hand wieder langsam so weit es geht nach unten (**Abb. 4.116**).
- ☑ Ohne die Handstellung zu verändern, kippen Sie den Unterarm nach links. Nun befinden Sie sich wieder in der Ausgangsstellung der Übung (**Abb. 4.113**).

Versuchen Sie folgende Punkte zu beachten:

- Beginnen Sie die Übung eventuell ohne Gewicht.
- Wiederholen Sie die Übung zu Beginn 3-mal bei 10 Wiederholungen. Steigern Sie, bis Sie die Übung 3-mal mit 20 Wiederholungen mehrmals am Tag machen können, ohne dass Ihre Schmerzen dadurch zunehmen. Erst dann können Sie das Gewicht erhöhen.
- Bewegen Sie bewusst langsam und gleichmäßig.
- Trainieren Sie immer mit beiden Händen.
- Die Bewegung soll nur im Handgelenk stattfinden, deswegen ist es wichtig, dass Sie den Arm bequem aufstützen können.
- Machen Sie zwischen den Serien nur so lange Pausen wie nötig.
- Am Ende der ganzen Übung lockern und schütteln Sie den Unterarm.

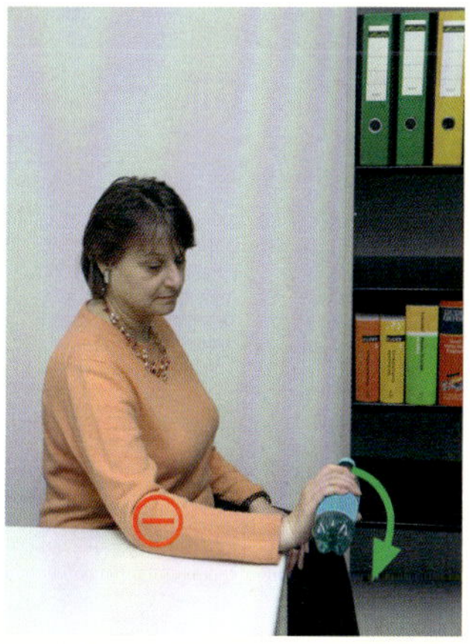

Abb. 4.113 Der Unterarm liegt komplett auf.

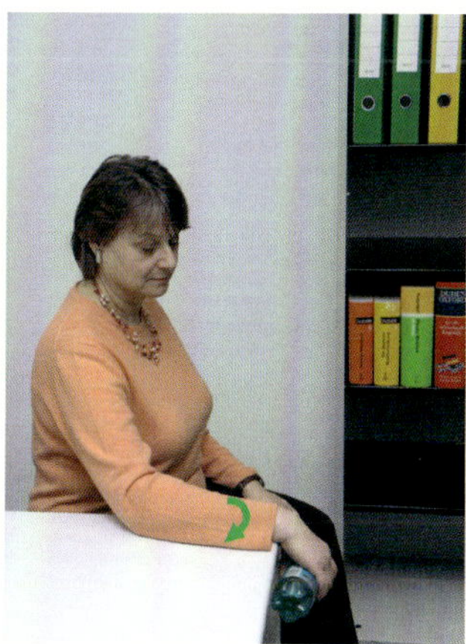

Abb. 4.114 Die Hand wird Richtung Boden abgesenkt.

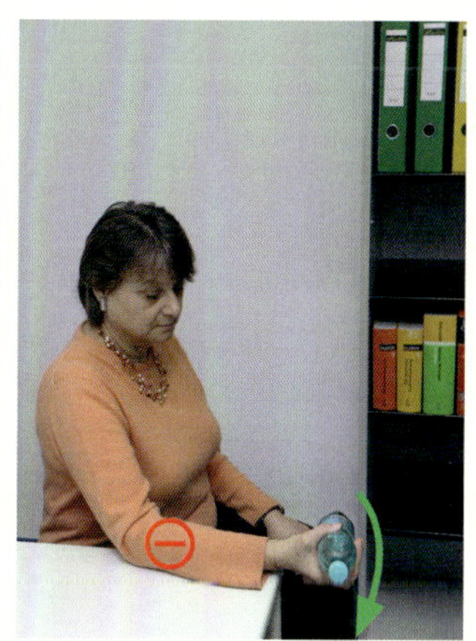

Abb. 4.115 Unterarm nach rechts kippen, Handstellung bleibt.

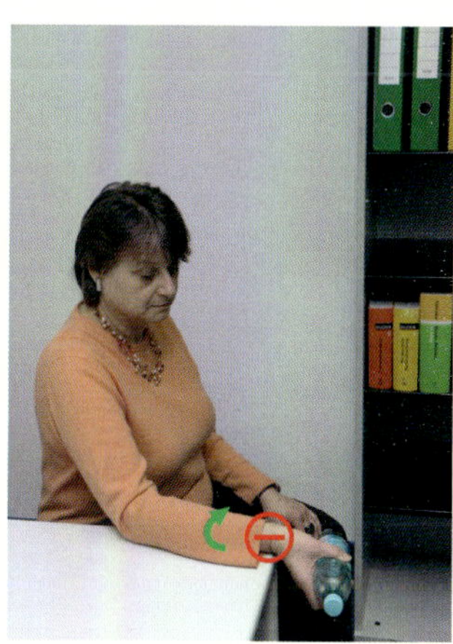

Abb. 4.116 Das Gewicht wieder Richtung Boden absenken.

4.5.4 Lateral Gleiten des Unterarms in Kombination mit Greifübung für Tennisellbogen

Ziel der Übung: Schmerzreduktion beim Greifen und dadurch die Möglichkeit die Griffstärke zu erhöhen.

Hilfsmittel: Schal

Ausgangsstellung: Den Schal distal am Humerus platzieren zur Polsterung, seitlich an den Türrahmen lehnen mit der Schulter und dem Oberarm. Der Epicondylus lateralis muss frei sein. Der Ellbogen befindet sich in 90° Flexion (**Abb. 4.117**, **Abb. 4.119**).

Ausführung: Die nichtbetroffene Hand wird so proximal wie möglich am Unterarm angelegt und führt eine transversal laterale Gleitbewegung auf den Unterarm aus. Die Stellung wird gehalten und der Patient führt mit der Hand 10 Greifbewegungen durch (**Abb. 4.118**, **Abb. 4.120**). Anschliessend wird das transversal lateral losgelassen. Die Übung kann 3x wiederholt werden.

Instruktion: Mit dem Gewicht gegen den Oberarm und gegen den Türrahmen lehnen. Der schmerzhafte Punkt auf der Aussenseite des Ellbogens darf nicht unter Druck sein. Den Unterarm seitlich raus schieben

Fehlerquellen: Ungenügende Fixierung des Oberarms, die Bewegung kann so nicht in den Ellbogen lokalisiert werden.

Schlüsselpunkte: Beim Tennisellbogen kommt es zu schmerzhaften Veränderungen im periartikulären Bereich der Art. Radiohumeralis. Die Anspannung der Unterarmmuskulatur, das Greifen löst typischerweise diese Beschwerden aus. Durch die transversal lateral gerichtete Bewegung des Unterarms kommt es zu einer Entlastung der lateralen Strukuren und das Greifen kann schmerzfrei durchgeführt werden. Die Bedingung ist, dass das Greifen in dieser Stellung ohne Schmerzen möglich ist.

Alternativen / Progression: Die Intensität des Greifens kann der Patient selbst bestimmen, er soll so fest Greifen, wie ohne Schmerzen möglich ist. Als Progression kann die Stärke des Greifens intensiviert werden. Anstatt zu Greifen kann auch eine Bewegung in Dorsalextension durchgeführt werden. Eine weitere Steigerung besteht in der Reduzierung der Flexion im Ellbogen in der Ausgangsstellung (**Abb. 4.121**).

Anwendungsmöglichkeiten: Typische Anwendung ist der Tennisellbogen, wenn die typischen Beschwerden beim Greifen ausgelöst werden.

Abb. 4.117 Schal distal am Humerus platzieren und damit seitlich an Türrahmen lehnen, Ellbogen 90 °Flexion.

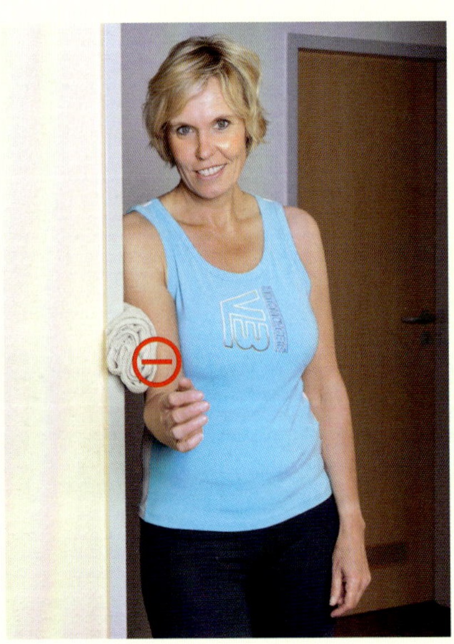

Abb. 4.118 Transversal lateral Unterarm halten und Greifen.

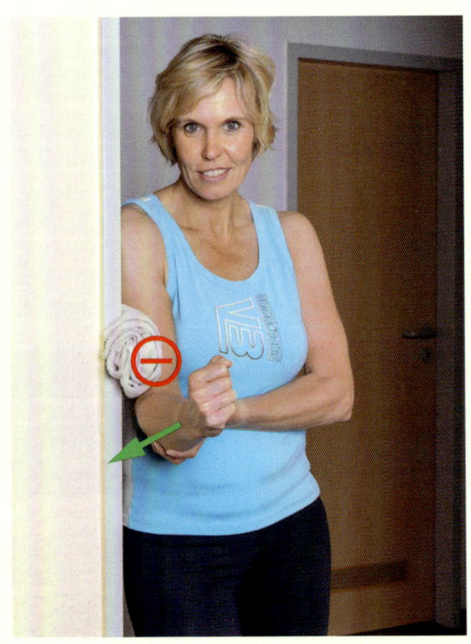

4.5.4 Seitbewegung des Unterarms kombiniert mit Greifen

Den meisten Patienten ist der „Tennisellbogen“ ein Begriff. Es kommt durch eine Überlastung der Unterarm Muskulatur zu schmerzhaften Stellen, da wo die Muskulatur am Ellbogen ansetzt. Der typische Schmerzpunkt ist an der Aussenseite des Ellbogens, direkt am Knochen.
Meistens wird der typische Schmerz beim Greifen ausgelöst.
Wird der Unterarm etwas seitlich verschoben, kann eventuell die Greifbewegung ohne Schmerzen durchgeführt werden. Dies wird als Übung durchgeführt.

Ausführung

- ☑ Legen Sie ein Schal/Tuch seitlich an den Oberarm. Lehnen Sie sich mit dem Oberarm der betroffenen Seite seitlich an einen Türrahmen und halten Sie den Unterarm horizontal (**Abb. 4.119**).
- ☑ Achten Sie darauf, dass der schmerzhafte Punkt auf der Außenseite des Ellbogens frei bleibt.
- ☑ Fassen Sie nun mit der anderen Hand so nah wie möglich am Ellbogen an und schieben den Unterarm seitlich nach außen. Da der Oberarm am Türrahmen fixiert ist, kommt es zu einer kleinen seitlichen Bewegung im Ellbogen. Halten Sie diese seitliche Bewegung fest und führen Sie mit Ihrer Hand langsam 10 Greifbewegungen durch (**Abb. 4.120**).
- ☑ Die Greifbewegungen dosieren sie so, dass sie absolut schmerzfrei sind.

Versuchen Sie folgende Punkte zu beachten:

- Sie bestimmen selbst, wie intensiv sie Greifen. Anstatt zu Greifen können Sie auch die Hand langsam anheben und wieder absenken. Je nach dem welche Bewegung Ihr Problem auslöst.
- Führen Sie immer 10 Wiederholungen durch, während Sie den Unterarm in der seitlichen Stellung halten. Wiederholen Sie dies 3x
- Auf jeden Fall muss die gewählte Bewegung jetzt schmerzfrei durchführbar sein.
- Versuchen Sie die Übung regelmässig in Ihre Arbeitssituation einzubauen.
- Die Übung gibt Ihnen die Möglichkeit die Muskulatur zu aktivieren ohne Schmerzen. Das fördert die Durchblutung und wirkt sich positiv auf die Heilung aus.
- Achten Sie darauf, dass Sie während der Übung den Schultergürtel möglichst locker lassen
- Anstatt den Unterarm waagerecht zu halten können Sie die Hand mehr gegen den Boden halten, was die Intensität der Übung steigert (**Abb. 4.121**).

Abb. 4.119 Ausgangsstellung an der Tür.

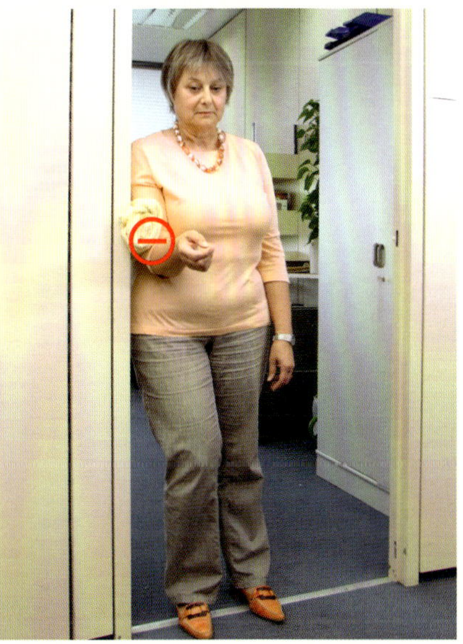

Abb. 4.120 Mit der linken Hand den rechten Unterarm seitlich rausschieben.

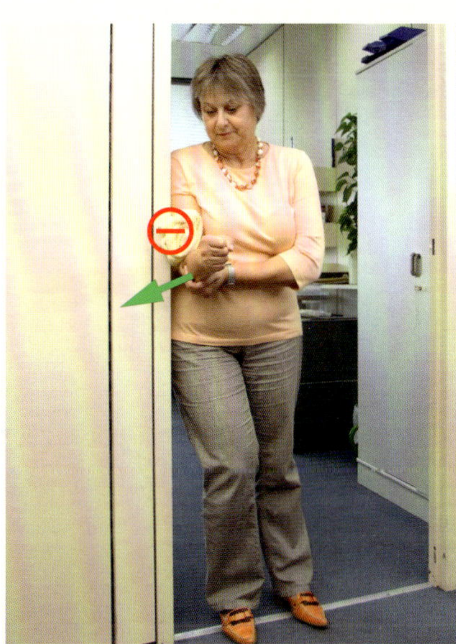

Abb. 4.121 Unterarm zeigt mehr zum Boden.

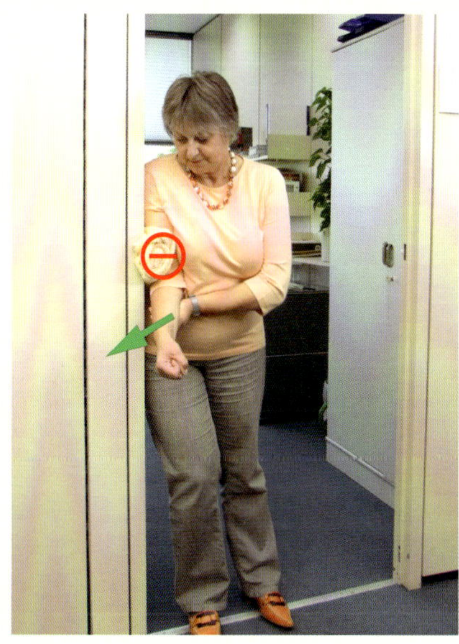

4.6 Lendenwirbelsäule

4.6.1 Aktivierung des M. transversus abdominis

Ziel der Übung: Gezielte Aktivierung des M. transversus abdominis.

Hilfsmittel: Hocker/Stuhl, evtl. Wand.

Ausgangsstellung: Aufrechter Sitz, die Lendenwirbelsäule soll neutral eingestellt sein, die Körperabschnitte Becken, Brustkorb und Kopf stehen im Lot übereinander, die Hände sind auf die Taille aufgestützt.

Ausführung: Den Patienten mehrmals ein- und ausatmen lassen, damit er spürt, wie sich bei der Inspiration Unter- und Oberbauch nach außen wölben. Während der Exspiration den Unterbauch sanft einziehen. Während der Patient weiter atmet, sollen sich der Oberbauch und die Rippen bewegen, während der Unterbauch eingezogen bleibt. Die Spannung 10-mal 10 Sekunden halten (**Abb. 4.122**).

Instruktion: Bauchnabel einziehen („abdominal hollowing") mit der Vorstellung, man trägt eine enge Jeans mit einem tiefen Bund und möchte den Unterbauch ein bisschen einziehen.

Fehlerquellen: Zu hohe Intensität der Anspannung, dadurch werden Synergisten aktiviert, z.B. M. obliquus externus abdominis. Die Anspannung wird durch ein Beckenkippen nach hinten ausgeführt, wodurch der M. rectus abdominis angespannt wird. Der Atem wird angehalten und der Thorax wird fixiert. Die Muskulatur zittert, was auf eine zu hohe Intensität der Anspannung hindeutet.

Schlüsselpunkte: Durch die Hände auf der Taille kann der Patient die Anspannung des M. transversus abdominis selbst überprüfen (ein paar Zentimeter medial der Spina iliaca anterior superior). Alternativ kann auch eine Hand auf den Unterbauch und die andere auf den Oberbauch gelegt werden (**Abb. 4.124**). So kann der Patient prüfen, ob der Unterbauch eingezogen bleibt, während sich der Oberbauch weiter bewegt. Die Anspannung darf nur 20% der maximal möglichen Anspannung betragen, da es sich um eine tonische Aktivierung handelt.

Alternativen/Progression: Diese Aktivierung kann prinzipiell in jeder Stellung ausgeführt werden, in der die Wirbelsäule neutral eingestellt werden kann. Sehr funktionell ist eine Ausführung der Übung im Stehen, am Anfang z.B. an die Wand gelehnt. Weitere Steigerungsmöglichkeiten durch funktionelle Arm- und Beinbewegungen.

Die Übung kann im Stehen auch zur Aktivierung der Mm. multifidi benutzt werden. Die Übung wird dann identisch ausgeführt und die Anspannung der Mm. multifidi kann durch ein minimales Beckenkippen nach ventral palpiert werden.

Anwendungsmöglichkeiten: LWS-Patienten, die ein spezifisches Training der tiefen Muskulatur machen, haben ein geringeres Risiko erneuter Rückenschmerzen (Hides et al. 2001). Deshalb eignet sich diese Übung eigentlich für alle LWS-Patienten, auch im präventiven Sinne.

Abb. 4.122 Die Hände am Unterbauch spüren, wie er eingezogen wird.

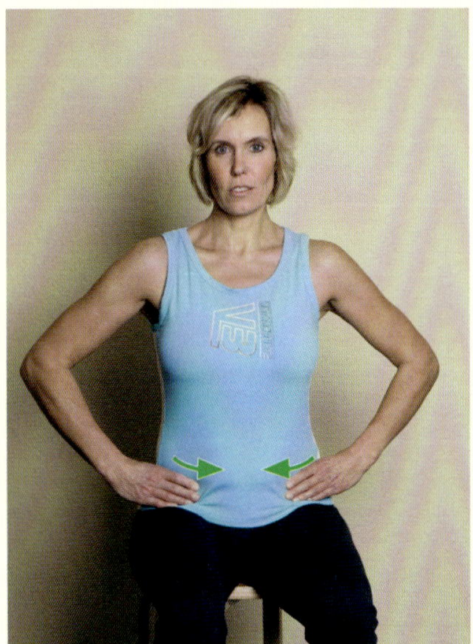

4.6.1 Aktivierung der tiefen Rumpfmuskulatur

Wissenschaftliche Untersuchungen haben gezeigt, dass bei Patienten mit Rückenschmerzen die natürliche Anspannung der tiefen Rumpfmuskeln verloren geht. Dieses tiefe Muskelsystem (segmentale Stabilisatoren) übt eine Schutzfunktion für die Wirbelsäule aus. Bevor eine Bewegung der Arme, Beine oder des Rumpfes stattfindet, spannt sich das segmentale Muskelsystem an und schützt somit die Wirbelsäule vor einwirkenden Scherkräften.

Mit der folgenden Übung können Sie die Basisaktivität dieser Muskulatur trainieren.

Ausführung

- ☑ Sie sitzen aufrecht an der Kante eines Stuhls. Das Becken soll etwas höher sein als Ihre Knie. Die Füße stehen hüftbreit auf dem Boden und Ihre Hände sind in der Taille aufgestützt.
- ☑ Sitzen Sie aufrecht, als würden Sie von einem Faden vom Hinterkopf aus in die Länge gezogen, Ihre Lendenwirbelsäule ist nicht hohl, aber auch nicht rund (**Abb. 4.123**).
- ☑ Atmen Sie 3-mal tief ein und aus. Dabei wölbt sich auch der Unterbauch nach außen.
- ☑ Bei der 4. Ausatmung ziehen Sie Ihren Unterbauch langsam und sanft ein, als möchten Sie Ihren Bauchnabel nach innen ziehen. Vielleicht hilft Ihnen die Vorstellung, dass Sie eine enge Jeans mit einem tiefen Bund tragen und den Unterbauch ein bisschen einziehen möchten.
- ☑ Atmen Sie gleichmäßig weiter, während Sie diese Spannung im Unterbauch halten.

Versuchen Sie folgende Punkte zu beachten:

- Diese Übung kann in verschiedenen Ausgangsstellungen durchgeführt werden, wichtig ist dabei, dass die Stellung für Sie ohne Schmerzen eingenommen werden kann.
- Sie können auch eine Hand oder beide Hände auf den Unterbauch legen, dann spüren Sie, wie sich das Gewicht des Unterbauchs von Ihren Händen entfernt (**Abb. 4.124**).
- Es darf keine Bewegung im Rücken oder Becken stattfinden.
- Diese Aktivierung des tiefen Muskelsystems kann auch über die Anspannung des Beckenbodens erreicht werden. Falls Ihnen Beckenbodenübungen bekannt sind, können Sie den Beckenboden gleichzeitig anspannen.
- Halten Sie nicht den Atem an, Ihre Rippen sollen sich heben und senken, während im Unterbauch nichts passiert.
- Die Intensität der Spannung beträgt nur 20 % Ihrer maximalen Spannung, es geht um ein Ausdauertraining.
- Wiederholen Sie die Übung immer 10-mal, halten Sie die Spannung jedes Mal 10 Sekunden lang an. Versuchen Sie die Übung mehrmals am Tag zu machen.

Abb. 4.123 Ausgangsstellung: Die Hände in der Taille aufstützen.

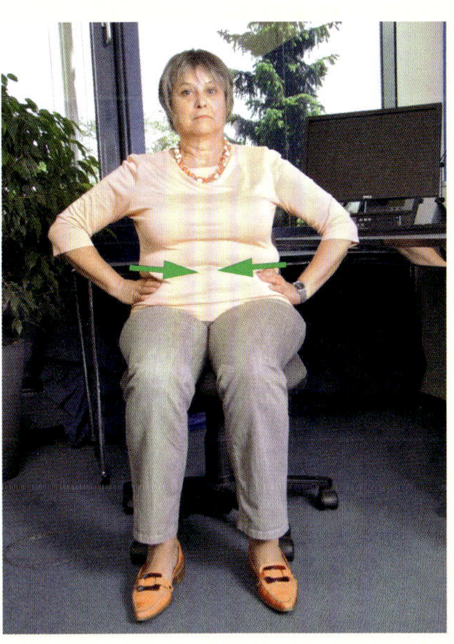

Abb. 4.124 Die Hände am Unterbauch spüren, wie er eingezogen wird.

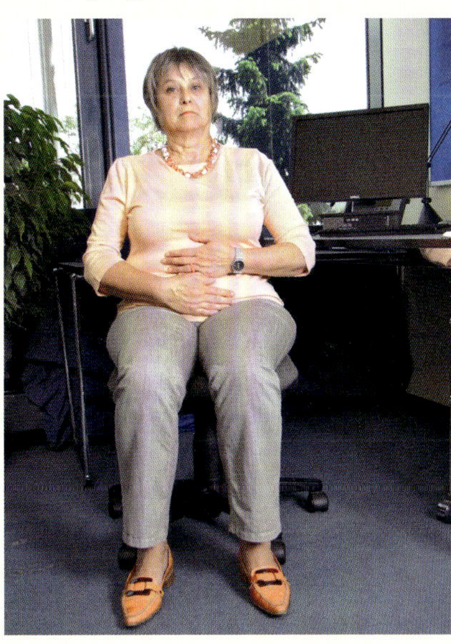

Wiesner, Übungen in der Physiotherapie, 978-3-13-245273-2

4.6.2 Hubarme Mobilisation der Lendenwirbelsäule in Flexion/Extension/Lateralflexion

Ziel der Übung: Sanfte und selektive hubarme Mobilisation der Lendenwirbelsäule in verschiedene Bewegungsrichtungen (Klein-Vogelbach 1978).

Hilfsmittel: Stuhl.

Ausgangsstellung: Sitzend auf dem Stuhl, die Wirbelsäule ist aufgerichtet und befindet sich in einer neutralen Stellung, die Hände werden auf den Beckenkamm gelegt.

Ausführung: Der Patient kippt das Becken leicht nach vorn und hinten (**Abb. 4.125**) oder zieht abwechselnd eine Beckenseite hoch (**Abb. 4.126**).

Instruktion: Das Becken in kleinen Bewegungen nach vorn und hinten kippen oder abwechselnd die rechte und linke Beckenseite hochziehen. Der Brustkorb soll dabei ruhig bleiben.

Fehlerquellen: Der Patient bewegt den Thorax mit oder er macht die Übung mit zu viel Kraft.

Schlüsselpunkte: Das Herzstück der hubarmen und natürlich auch der hubfreien Mobilisationen nach Klein-Vogelbach (1978) ist der minimale Kraftaufwand und die maximale differenzierte Koordination. Die Bewegungen besitzen ein hohes Maß an Selektivität und werden durch stabilisierende Muskelaktivitäten in den angrenzenden Körperabschnitten begrenzt. Effekte sind Verbesserung der Beweglichkeit, der Geschicklichkeit, der Wahrnehmung und des Körpergefühls. Durch die Übung kommt es zu einer reflektorischen Senkung des Spannungszustands der Muskulatur durch die Reizung der lokalen Mechanorezeptoren.

Alternativen/Progression: Die Übung kann im Sitzen ausgeführt werden, ist aber auch im Stand möglich (**Abb. 4.127**). Die Bewegungen können in der Größe und im Rhythmus variiert werden.

Anwendungsmöglichkeiten: Bei akuten Schmerzzuständen, sobald der Patient die Übung ohne Schmerzen ausführen kann. Die Übung kann durch Herabsetzten der periartikulären Gewebespannung zur Verbesserung der Beweglichkeit und zur Schmerzreduktion beitragen. Außerdem Verbesserung der Durchblutung und Trophik. Bei Bewegungseinschränkungen und subjektiver Steifigkeit ideal als Vorbereitung zu Alltagsbewegungen. Bei Patienten mit fehlender muskulärer Kontrolle ideal zur Verbesserung der intermuskulären Koordination.

Abb. 4.125 Hubarme Mobilisation der Lendenwirbelsäule in Flexion/Extension.

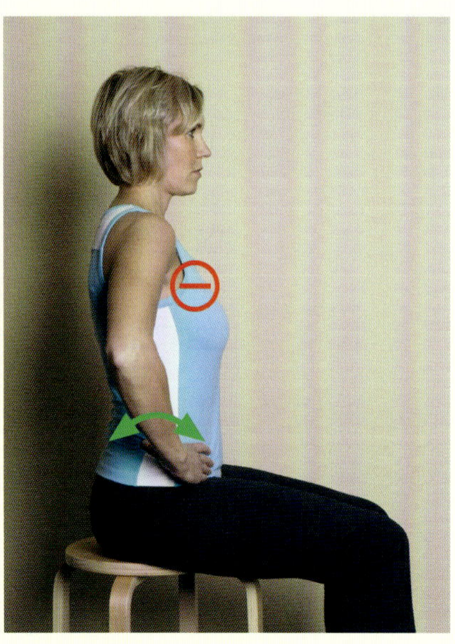

Abb. 4.126 Hubarme Mobilisation der Lendenwirbelsäule in Lateralflexion.

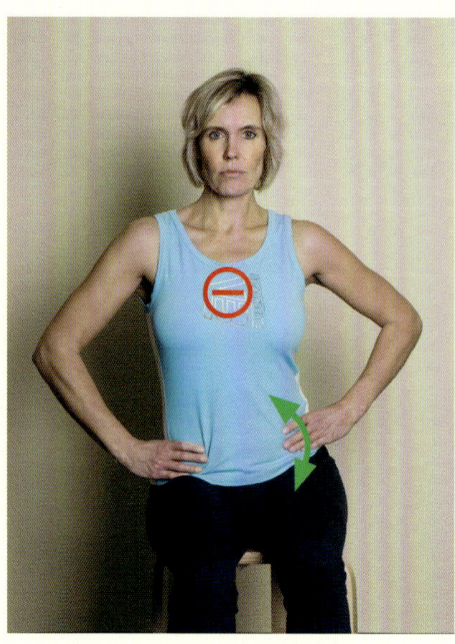

Abb. 4.127 Ausgangsstellung im Stehen mit leichter Flexion in den Kniegelenken.

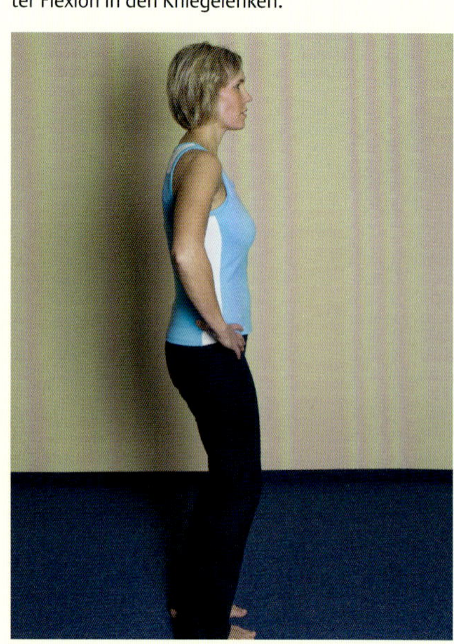

4.6.2 Mit sanften Beckenbewegungen die Lendenwirbelsäule mobilisieren

Wenn Sie Schmerzen in der Lendenwirbelsäule haben, bewegen Sie sich anders. Häufig wird die Lendenwirbelsäule geschont. Um ideale Voraussetzungen für die Heilung zu schaffen, braucht Ihre Lendenwirbelsäule aber wieder Bewegung. Dies verbessert die Durchblutung und fördert den Heilungsverlauf. Die Bewegungen sollen aber sanft und kontrolliert sein und Ihnen ein angenehmes Gefühl bereiten.

Wenn Sie manchmal ein steifes Gefühl im Kreuz haben, ist dies eine gute Übung, um die Beweglichkeit zu fördern.

Ausführung

- ☑ Sie sitzen aufrecht an der Kante eines Stuhls. Das Becken soll etwas höher sein als Ihre Knie. Die Füße stehen hüftbreit auf dem Boden.
- ☑ Legen Sie Ihre Hände auf Ihren Beckenkamm.
- ☑ Versuchen Sie ganz sanft das Becken nach vorn und hinten zu kippen (**Abb. 4.128a–b**) oder abwechselnd die rechte und linke Beckenseite etwas hochzuziehen (**Abb. 4.129**).
- ☑ Die Bewegung ist auf das Becken begrenzt, der Brustkorb bewegt sich dabei nicht.

Versuchen Sie folgende Punkte zu beachten:

- Sitzen Sie aufrecht, als würden Sie von einem Faden vom Hinterkopf aus in die Länge gezogen. Ihr Becken, Brustkorb und Kopf stehen im Lot übereinander.
- Mit den Händen auf dem Beckenkamm können Sie die Bewegungen spüren oder auch etwas führen.
- Beginnen Sie Ihr Becken zuerst nur ganz wenig zu kippen oder zu schaukeln.
- Sie sollten diese Bewegungen ohne Kraft und mit minimalem Aufwand ausführen.
- Es dürfen bei diesen Bewegungen keine Schmerzen entstehen.
- Wenn es mit den kleinen Bewegungen klappt, können Sie die Bewegungen auch etwas größer ausführen.
- Das Tempo der Bewegungen ist zügig, ca. 120 Bewegungen pro Minute.
- Wiederholen Sie die Bewegungen jede Stunde für 1–2 Minuten.
- Die Übungen können auch im Stand durchgeführt werden. Stellen Sie dazu die Füße mit hüftbreitem Abstand auf den Boden, die Kniegelenke sind leicht gebeugt (**Abb. 4.130**).
- Versuchen Sie zuerst auch im Stehen eine gute Haltung einzunehmen, mit dem Gefühl, Sie werden durch einen Faden am Hinterkopf in die Länge gezogen.
- Versuchen Sie im Alltag die Stellungen im Sitzen und Stehen immer wieder durch diese Übung zu unterbrechen.

Abb. 4.128a–b Beckenkippen nach vorne und hinten.

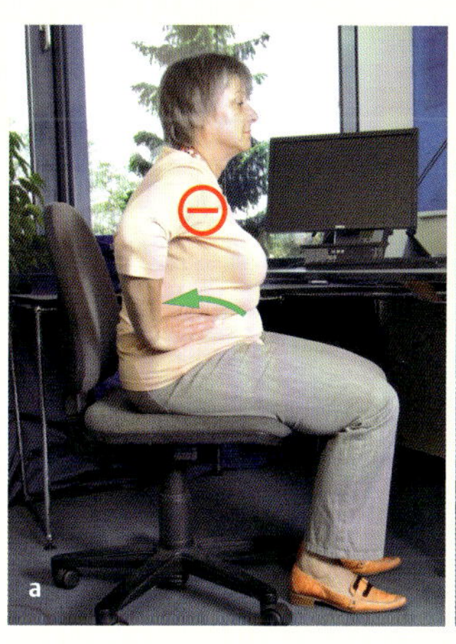

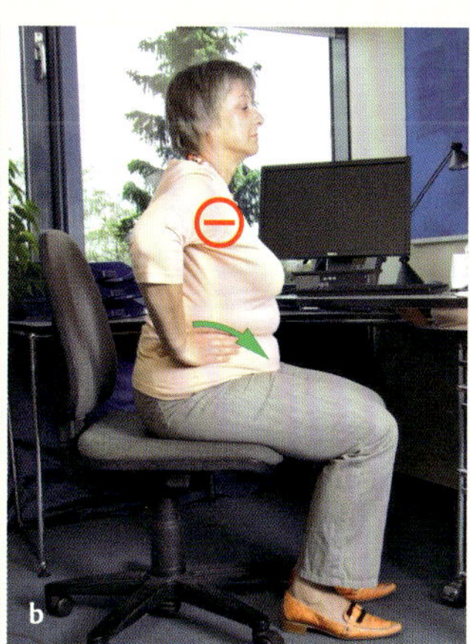

Abb. 4.129 Das Becken seitlich kippen.

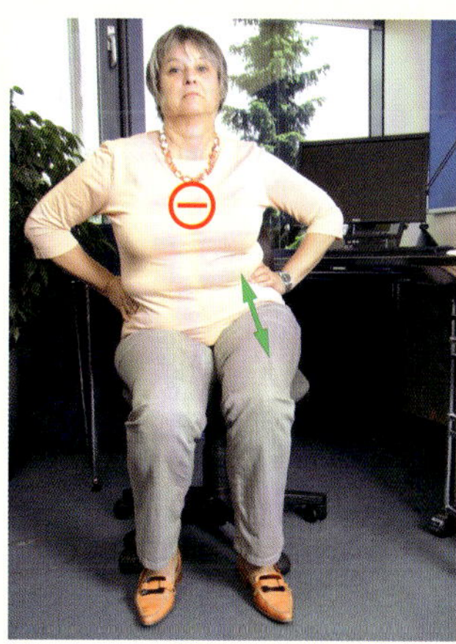

Abb. 4.130 Im Stehen müssen die Kniegelenke leicht gebeugt sein.

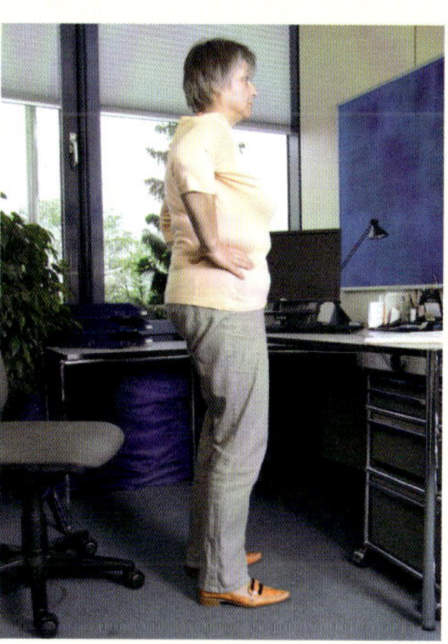

4.6.3 Hubfreie Mobilisation der Lendenwirbelsäule in Rotation unter leichter Traktion

Ziel der Übung: Entlastung und Schmerzlinderung in der Lendenwirbelsäule durch sanfte und selektive Mobilisation in Rotation und Traktion.

Hilfsmittel: Stuhl.

Ausgangsstellung: Sitzend auf dem Stuhl, die Wirbelsäule ist aufgerichtet und befindet sich in einer neutralen Stellung, die Hände stützen sich seitlich vom Becken auf den Stuhl.

Ausführung: Der Patient entlastet seine Wirbelsäule durch das Abstützen mit den Händen. Die Lendenwirbelsäule kommt unter leichte Traktion. Unter Beibehaltung der Traktion wird die Lendenwirbelsäule in Rotation sanft mobilisiert (**Abb. 4.131**).

Instruktion: Durch das seitliche Abstützen versuchen, das Gewicht unter dem Gesäß zu reduzieren. Wenn das Gesäß entlastet ist, abwechslungsweise das rechte und linke Knie leicht nach vorn schieben. Der Brustkorb soll dabei ruhig bleiben.

Fehlerquellen: Der Patient kann sich nicht richtig abstützen, er bewegt den Thorax mit oder macht die Bewegung mit den Knien zu groß.

Schlüsselpunkte: Diese Übung biete alle Vorteile der hubfreien Mobilisation: minimaler Kraftaufwand, maximale Koordination, Selektivität, stabilisierende Muskelaktivitäten in den angrenzenden Körperabschnitten, Beweglichkeit, Geschicklichkeit, Wahrnehmung und Körpergefühl sowie reflektorische Senkung des Spannungszustands der Muskulatur. Außerdem kommt es durch das Abstützen zu einer Entlastung der Wirbelsäule. Ein weiterer Vorteil besteht im Bewegungsauftrag durch die Beine, der zu einer indirekten Bewegung in der Lendenwirbelsäule führt.

Alternativen/Progression: Die Bewegungen können in der Größe und im Rhythmus variiert werden. Die Übung kann auch im Stehen ausgeführt werden, dazu müssen zwei gleich hohe Stützmöglichkeiten gefunden werden.

Anwendungsmöglichkeiten: Sanfte Rotationen haben einen günstigen Einfluss auf sehr schmerzhafte Zustände. Ideale Kombination zwischen Entlastung und sanfter Bewegung. Gut geeignet, um die Sitztoleranz zu vergrößern, wenn der Patient im Arbeitsalltag nicht regelmäßig aufstehen kann, um sich zu bewegen. Auch in der Wirkungsweise die gleichen Vorteile wie die hubarme Mobilisation (siehe Übung 4.6.2).

Abb. 4.131 Hubfreie Rotation der Lendenwirbelsäule im Sitzen.

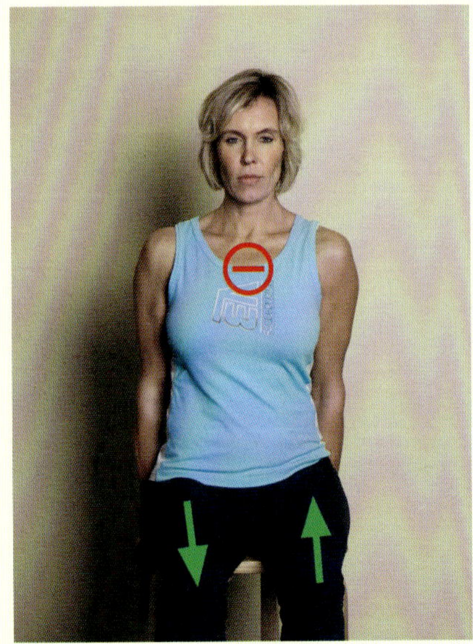

4.6.3 Die Lendenwirbelsäule entlasten und gleichzeitig sanft drehen

Sanfte Drehbewegungen und leichter Zug sind Elemente, die für die schmerzhafte Lendenwirbelsäule besondere Linderung und Entlastung bringen. Vielleicht haben Sie diese Erfahrung schon in der Therapie gemacht, wenn Ihre Therapeutin Ihnen eine „Traktionsbehandlung" gegeben oder wenn sie Ihre Beine auf einem Ball hin und her gerollt hat.

Mit der folgenden Übung haben Sie die Möglichkeit, einen ähnlichen Effekt selbst zu erzielen. Da die Übung im Sitzen durchgeführt wird, ist sie eine ideale Entlastung im Arbeitsalltag. Durch die sanften Bewegungen schaffen Sie ideale Voraussetzungen für die Heilung. Vergessen Sie nicht, dass Heilung nur stattfinden kann, wenn die Gewebe um Ihre Lendenwirbelsäule gut durchblutet sind.

Ausführung

- ☑ Sie sitzen aufrecht auf einem Stuhl. Die Füße stehen hüftbreit auf dem Boden.
- ☑ Stützen Sie sich mit beiden Händen direkt neben Ihrem Becken ab, so dass der Druck unter Ihrem Gesäß weniger wird.
- ☑ Schieben Sie abwechselnd ein Knie nach dem anderen leicht nach vorn (**Abb. 4.132a–b**).
- ☑ Dadurch kommt es zu einer leichten Drehbewegung in der Lendenwirbelsäule.
- ☑ Die Bewegung soll so klein sein, dass der Brustkorb sich nicht bewegt.

Versuchen Sie folgende Punkte zu beachten:

- Sitzen Sie aufrecht, als würden Sie von einem Faden vom Hinterkopf aus in die Länge gezogen. Ihr Becken, Brustkorb und Kopf stehen im Lot übereinander.
- Wenn Sie sich neben Ihrem Becken abstützen, versuchen Sie noch ein kleines Stück mehr in die Länge zu wachsen.
- Jetzt befindet sich Ihre Lendenwirbelsäule leicht unter Zug.
- Durch das Bewegen der Knie kommt es zusätzlich zu einer leichten Drehung.
- Sie sollten diese Bewegungen ohne Kraft, mit minimalem Aufwand ausführen.
- Es dürfen bei diesen Bewegungen keine Schmerzen entstehen.
- Das Tempo der Bewegungen ist zügig, ca. 120 Bewegungen pro Minute.
- Wiederholen Sie diese Übung so oft, wie es Ihnen angenehm ist. Sie bietet Ihnen eine Möglichkeit, eine „Entlastung" im Sitzen zu erreichen.

Abb. 4.132a–b Leichte Drehbewegungen der Lendenwirbelsäule im Sitzen.

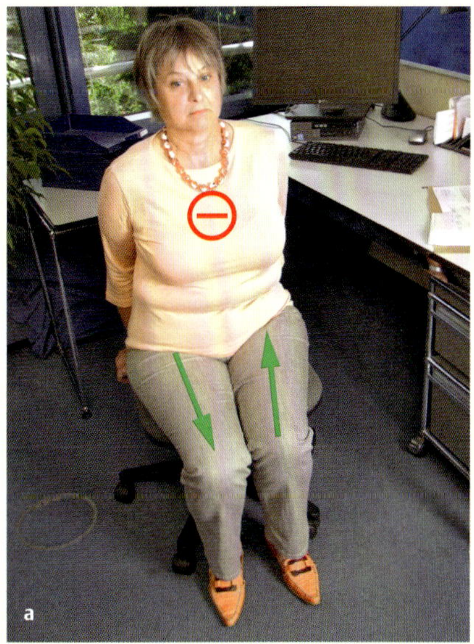

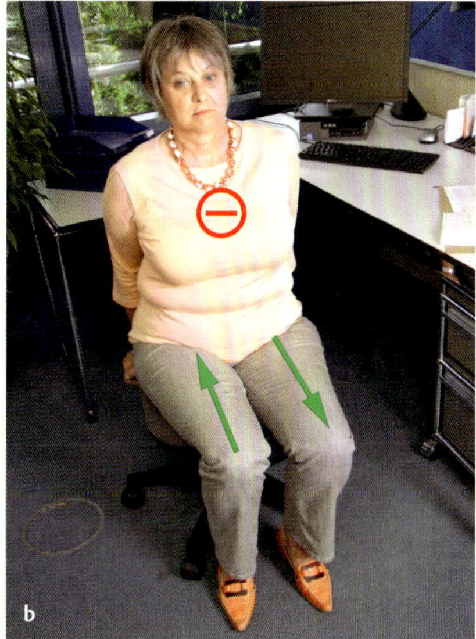

4.6.4 Lokalisierte Mobilisation der Lendenwirbelsäule in Extension im Sitzen

Ziel der Übung: Selektive, segmentale Mobilisation der Lendenwirbelsäule in Extensionsrichtung.

Hilfsmittel: Stuhl, Gürtel oder Schal.

Ausgangsstellung: Sitzend auf dem Stuhl, die Wirbelsäule ist aufgerichtet und befindet sich in einer neutralen Stellung, die Beine werden übereinandergeschlagen. Der Patient hält einen Gürtel in beiden Händen, dieser geht um den Rücken des Patienten herum (**Abb. 4.133**).

Ausführung: Der Gürtel wird auf die gewünschte Höhe gelegt, wo die segmentale Bewegung stattfinden soll. Die Hände ziehen den Gürtel nach vorn und der Patient versucht die Bewegung aktiv zu begleiten. Es entsteht ein aktive Bewegung, die passiv unterstützt wird.

Instruktion: Auf der Höhe des Gürtels versuchen, den Dornfortsatz nach vorn zu bewegen. Der Gürtel hilft dabei, in die gewünschte Richtung zu bewegen. Es soll die Vorstellung entstehen, dass im unteren Teil der Lendenwirbelsäule nichts passiert, nur an der Stelle, an welcher der Gürtel mithilft, soll die Bewegung entstehen.

Fehlerquellen: Der Patient macht eine zu große Bewegung und extendiert die ganze Wirbelsäule.

Schlüsselpunkte: Durch das Übereinanderschlagen der Beine wird die Extension in der unteren Lendenwirbelsäule begrenzt. Durch den Gürtel wird die Bewegung auf eine bestimmte Höhe reduziert, er bewirkt zudem eine leichte posteroanteriore Bewegung auf das entsprechende Segment und gibt dem Patienten ein propriozeptives Feedback, wo die Bewegung stattfinden soll.

Alternativen/Progression: Besteht eine Hypermobilität der unteren Lendenwirbelsäule in Extension, soll die Übung auf einer tiefen Sitzmöglichkeit durchgeführt werden, was die Fixation der Lendenwirbelsäule unterstützt. Je mehr Kontrolle der Patient über die angrenzenden Wirbelsäulenabschnitte hat, desto höher kann die Sitzfläche sein.

Kann der Patient die Beine nicht übereinanderschlagen, kann alternativ ein Fuß auf einen anderen Stuhl oder einen Tisch gestellt werden (**Abb. 4.135**).

Anwendungsmöglichkeiten: Die Übung eignet sich besonders für Patienten, die eine große Beweglichkeit in Extension in der unteren Lendenwirbelsäule haben, während die obere Lendenwirbelsäule in Extension eher steif ist. Auch Patienten mit lumbaler Instabilität und Steifigkeit in der oberen Lendenwirbelsäule profitieren von dieser Übung.

Abb. 4.133 Der Gürtel wird genau auf der Höhe angelegt, wo die Mobilisation stattfinden soll.

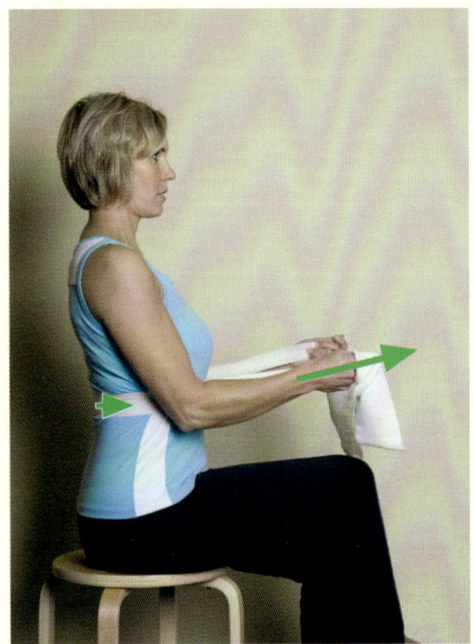

4.6.4 Mithilfe eines Gürtels die Lendenwirbelsäule gezielt mobilisieren

Im Idealfall kann die Lendenwirbelsäule gleichmäßig in allen Abschnitten bewegt werden. Häufig entstehen aber sogenannte Teilsteifigkeiten. Das heißt, wenn Sie sich nach hinten neigen und den Rücken strecken, bewegen sich einige Wirbel sehr gut, während andere steif bleiben und die Bewegung nicht mitmachen. So können Überlastungen in den Höhen entstehen, die von anderen Bereichen kompensiert werden müssen. Solche Probleme können mit der manuellen Therapie sehr gut behandelt werden, da die Therapeutin ganz gezielt einzelne Wirbel mobilisieren kann. In Ihrem Fall hat eine solche Mobilisation zur Verbesserung geführt und nun können Sie selbst diesen Abschnitt gezielt mobilisieren, um den Therapieerfolg zu unterstützen.

Ausführung

- ☑ Setzen Sie sich mit überschlagenen Beinen auf eine eher niedrige Sitzgelegenheit.
- ☑ Legen Sie einen Gürtel um Ihren Rücken und halten sie diesen mit beiden Händen fest.
- ☑ Legen Sie den Gürtel auf die Höhe, in der die Bewegung stattfinden soll.
- ☑ Bringen Sie so viel Spannung auf den Gürtel, dass Sie einen leichten Druck auf dem Rücken spüren.
- ☑ Versuchen Sie genau an dieser Stelle den Dornfortsatz etwas nach vorn zu bewegen, mit den Händen ziehen Sie gleichzeitig den Gürtel etwas nach vorn (**Abb. 4.134**).
- ☑ Auf diese Weise unterstützt der Gürtel die Bewegung auf der bestimmten Höhe.

Versuchen Sie folgende Punkte zu beachten:

- Je tiefer Ihre Sitzfläche ist, desto einfacher ist die Übung am Anfang.
- Die übereinander geschlagenen Beine sind sehr wichtig, sie helfen dabei, die Wirbelsäule im unteren Abschnitt zu stabilisieren.
- Wenn Sie die Beine nicht übereinanderschlagen können, stellen Sie einen Fuß hoch auf einen zweiten Stuhl oder einen Tisch (**Abb. 4.135**).
- Sie führen die Bewegung aktiv aus, der Gürtel unterstützt Sie dabei.
- Versuchen Sie sich vorzustellen, dass Sie Ihren Rücken nur an einer bestimmten Stelle bewegen möchten, während vor allem der untere Abschnitt ruhig bleibt.
- Führen Sie die Bewegungen in einem Sekundenrhythmus durch.
- Wiederholen Sie diese Übung jede Stunde für 1–2 Minuten.

Abb. 4.134 Ausgangsstellung mit überschlagenen Beinen.

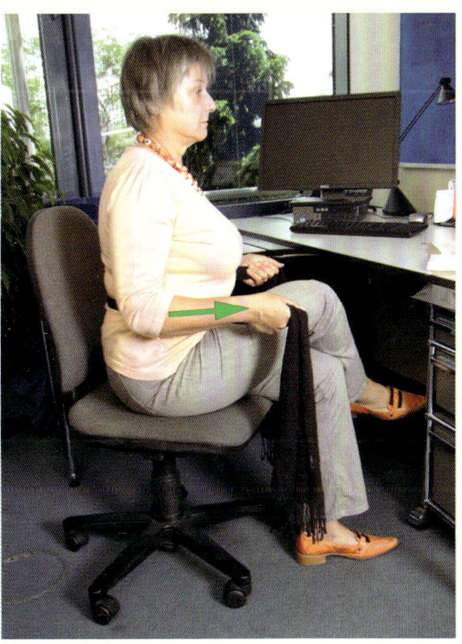

Abb. 4.135 Alternativ kann ein Fuß auf einen 2. Stuhl gestellt werden.

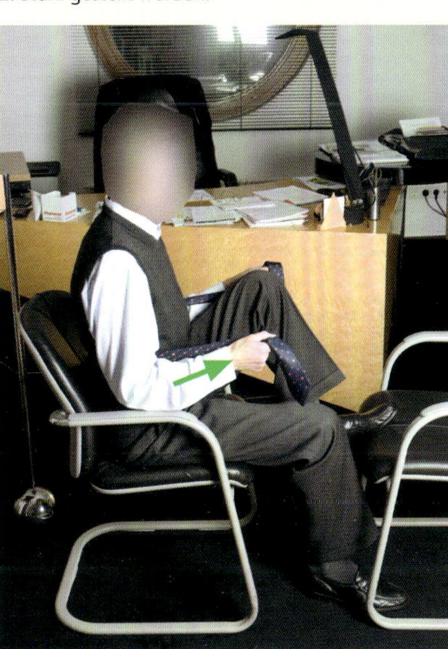

4.6.5 Stabilisation der Lendenwirbelsäule bei gleichzeitiger Dehnung der ischiocruralen Muskulatur

Ziel der Übung: Verbesserung der funktionellen Stabilität der Lendenwirbelsäule, während die ischiocrurale Muskulatur aktiv in eine Dehnstellung gebracht wird.

Hilfsmittel: Hocker/Stuhl.

Ausgangsstellung: Aufrechter Sitz, die Lendenwirbelsäule soll neutral eingestellt sein, die Körperabschnitte Becken, Brustkorb und Kopf sollen im Lot übereinander stehen, die Hände in den Rücken legen. Die Oberschenkel sollen komplett auf dem Stuhl aufliegen (**Abb. 4.136**).

Ausführung: Abwechselnd das rechte und linke Knie langsam in die Streckung bringen (**Abb. 4.137**). Das Bein darf nur so weit gestreckt werden, wie die Stellung der Lendenwirbelsäule beibehalten werden kann.

Instruktion: Bauchnabel einziehen (siehe Übung 4.6.1) mit der Vorstellung, man trägt eine enge Jeans mit einem tiefen Bund und man möchte den Unterbauch ein bisschen einziehen. Die Spannung halten, während ein Bein nach dem anderen langsam gestreckt wird. Die Stellung in der Lendenwirbelsäule muss unverändert bleiben. Die Hände im Rücken kontrollieren, dass keine Bewegung stattfindet.

Fehlerquellen: Das Hauptaugenmerk der Übung wird auf die volle Streckung des Beins gerichtet. Dabei wird die Stellung der Lendenwirbelsäule verändert.

Schlüsselpunkte: Der zentrale Punkt der Übung ist die Kontrolle der neutralen Stellung der Lendenwirbelsäule. Durch das Strecken des Kniegelenks kommt es zu einer Spannung in der ischiocruralen Muskulatur. Diese zieht das Becken weiterlaufend in eine dorsale Kippung, was zu einer Flexion und eventuell zu einer Rotation der Lendenwirbelsäule führt. Die stabilisierende Muskulatur der Lendenwirbelsäule muss das Weiterlaufen verhindern. Dies geschieht durch die Koaktivierung des M. transversus abdominis und der Mm. multifidi. Somit erreicht die Übung gleich zwei Ziele: Stabilisierung der Lendenwirbelsäule und gleichzeitig Dehnung der ischiocruralen Muskulatur.

Alternativen/Progression: Die Progression besteht darin, dass der Patient das Knie immer weiter strecken und trotzdem die Lendenwirbelsäule stabil halten kann.

Anwendungsmöglichkeiten: Patienten mit verkürzter Ischiocruralmuskulatur, welche die Stellung der Lendenwirbelsäule nicht kontrollieren können, sodass es immer zu einer kompensatorischen Flexion und eventuell zu einer Rotation kommt. Dies kann die Ursache für pathologische Veränderungen sein (Sharman 2001).

Abb. 4.136 Die Hände im Rücken ermöglichen eine Eigenkontrolle der unerwünschten Mitbewegung der Lendenwirbelsäule.

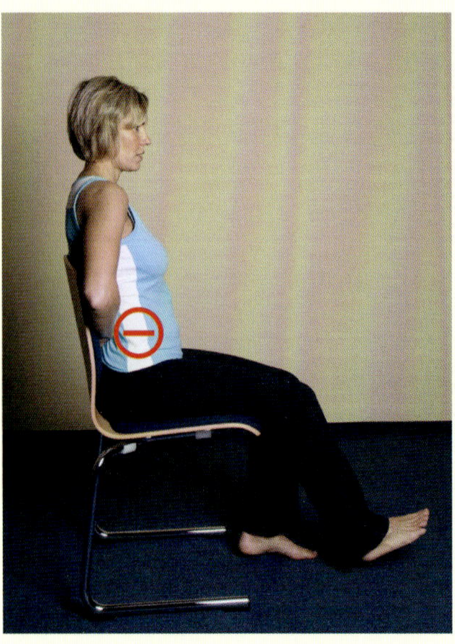

Abb. 4.137 Das Knie wird so weit extendiert, wie die Lendenwirbelsäule stabilisiert werden kann.

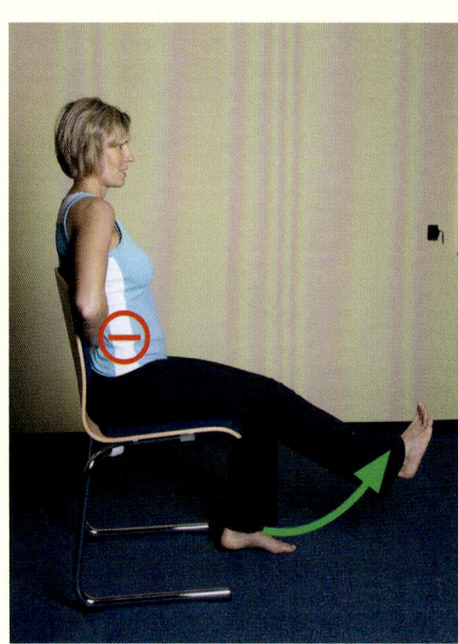

4.6.5 Stabilisierung der Lendenwirbelsäule bei gleichzeitiger Dehnung der hinteren Oberschenkelmuskulatur

Ein Ziel der physiotherapeutischen Untersuchung ist es herauszufinden, warum es bei Ihnen zu einem Rückenproblem gekommen ist. Ihre Therapeutin hat festgestellt, dass Ihre Muskulatur auf der Rückseite der Oberschenkel zu kurz ist und dass dadurch immer kleine Mitbewegungen der Lendenwirbelsäule entstehen. Solche kompensatorischen Bewegungen können eine Ursache sein, warum es zu schmerzhaften Veränderungen der Lendenwirbelsäule kommt.

Mit der folgenden Übung können Sie dieses Problem gezielt angehen. Sie werden die verkürzte Muskulatur selbst in eine Dehnstellung bringen, gleichzeitig müssen Sie dafür sorgen, dass keine Bewegung in der Lendenwirbelsäule entsteht. Es handelt sich also um eine Dehnübung für den hinteren Oberschenkel, kombiniert mit einer Stabilisationsübung der Lendenwirbelsäule.

Ausführung

- ☑ Sie sitzen aufrecht auf einem Stuhl. Die Oberschenkel liegen ganz auf dem Stuhl.
- ☑ Legen Sie beide Handrücken in Ihre Lendenwirbelsäule (**Abb. 4.138**).
- ☑ Ziehen Sie Ihren Unterbauch langsam und sanft ein, als möchten Sie Ihren Bauchnabel nach innen ziehen. Vielleicht hilft Ihnen die Vorstellung, dass Sie eine enge Jeans mit einem tiefen Bund tragen und den Unterbauch ein bisschen einziehen möchten.
- ☑ Atmen Sie gleichmäßig weiter, während Sie diese Spannung im Unterbauch halten.
- ☑ Strecken Sie langsam abwechselnd das rechte und linke Knie so weit wie Sie können, ohne dass eine Bewegung in der Lendenwirbelsäule stattfindet (**Abb. 4.139**).
- ☑ Ihre Hände helfen Ihnen, dies zu überprüfen. Der Druck auf den Händen darf nicht zunehmen.

Versuchen Sie folgende Punkte zu beachten:

- Sitzen Sie aufrecht, als würden Sie von einem Faden vom Hinterkopf aus in die Länge gezogen, Ihre Lendenwirbelsäule ist nicht hohl, aber auch nicht rund.
- Es darf keine Bewegung im Rücken oder Becken stattfinden, während Sie das Knie langsam strecken.
- Durch das Strecken des Kniegelenks kann es zu einem Spannungsgefühl auf der Rückseite der Oberschenkel kommen.
- Gehen Sie so weit, wie Sie diese Spannung aushalten können und – noch wichtiger – so weit, wie Sie die Stellung Ihrer Lendenwirbelsäule beibehalten können.
- Vielleicht hilft Ihnen die Vorstellung, dass Ihre Lendenwirbelsäule wie eingefroren sein soll.
- Wiederholen Sie die Übung jeweils 10-mal pro Seite. Bleiben Sie 2–3 Sekunden in der Endstellung.
- Idealerweise wiederholen Sie die Übungseinheit mehrmals pro Tag.

Abb. 4.138 Die Hände im Rücken ermöglichen eine Eigenkontrolle der unerwünschten Mitbewegung der Lendenwirbelsäule.

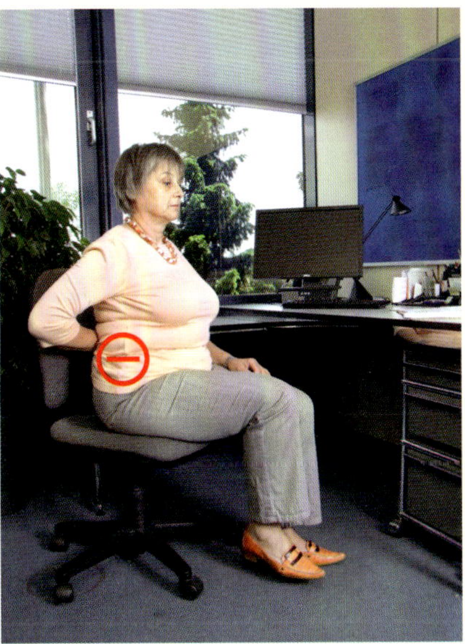

Abb. 4.139 Das Kniegelenk nur so weit strecken, wie die Lendenwirbelsäule ruhig bleiben kann.

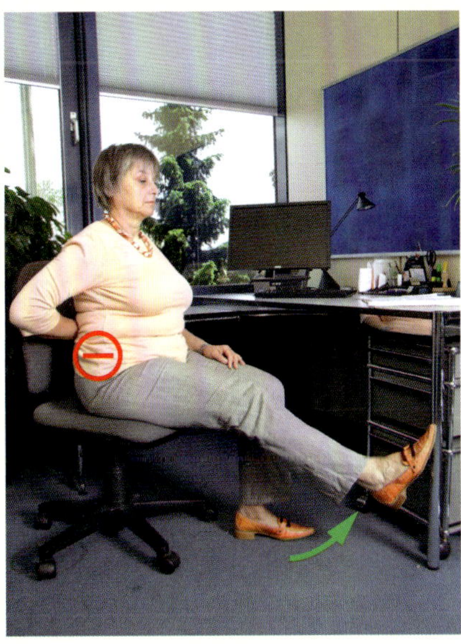

4.6.6 Stabilisation der Lendenwirbelsäule bei gleichzeitiger Dehnung der ventralen Hüftmuskulatur (ebenso Extensionsmobilisation der Hüfte)

Ziel der Übung: Verbesserung der funktionellen Stabilität der Lendenwirbelsäule, während die ventrale Hüftmuskulatur aktiv in eine Dehnstellung gebracht wird.

Hilfsmittel: Hocker/Stuhl.

Ausgangsstellung: Aufrechter Sitz, die Lendenwirbelsäule soll neutral eingestellt sein, die Körperabschnitte Becken, Brustkorb und Kopf sollen im Lot übereinander stehen, ein Oberschenkel liegt komplett auf dem Stuhl auf, das zu dehnende Bein wird neben dem Stuhl aufgestellt (**Abb. 4.140**).

Ausführung: Die neutrale Stellung der Lendenwirbelsäule wird beibehalten, während das Bein neben dem Stuhl langsam im Kniegelenk extendiert wird. Die Extension im Kniegelenk führt zu einer Extension im Hüftgelenk (**Abb. 4.141**).

Instruktion: Bauchnabel einziehen (siehe Übung 4.6.1) mit der Vorstellung, man trägt eine enge Jeans mit einem tiefen Bund und möchte den Unterbauch ein bisschen einziehen. Die Spannung halten, während das Knie langsam gestreckt wird. Die Stellung in der Lendenwirbelsäule muss unverändert bleiben.

Fehlerquellen: Das Hauptaugenmerk der Übung wird auf die volle Streckung des Beins gerichtet. Dabei wird die Stellung der Lendenwirbelsäule verändert.

Schlüsselpunkte: Der zentrale Punkt der Übung ist die Kontrolle der neutralen Stellung der Lendenwirbelsäule. Durch das Strecken des Kniegelenks kommt es zu einer Extension in der Hüfte. Diese zieht das Becken weiterlaufend in eine ventrale Kippung, was zu einer Extension der Lendenwirbelsäule führt. Die stabilisierende Muskulatur muss das Weiterlaufen verhindern. Somit erreicht die Übung gleich zwei Ziele: Stabilisierung der Lendenwirbelsäule und gleichzeitig Dehnung der ventralen Hüftmuskulatur oder auch Mobilisation der Hüfte in Extension.

Alternativen/Progression: Die sitzende Ausgangsstellung ist eine Erleichterung, da die weiterlaufende Extension in der Lendenwirbelsäule etwas blockiert ist. Eine Progression kann im Stehen erfolgen. Der Patient bewegt sich in einen Ausfallschritt (Hüftextension), während die Lendenwirbelsäule stabil bleibt (**Abb. 4.144**).

Anwendungsmöglichkeiten: Patienten mit verkürzter ventraler Hüftmuskulatur oder eingeschränkter Beweglichkeit in die Hüftextension und fehlender funktioneller Stabilität in der Lendenwirbelsäule. Die fehlende Hüftextension bewirkt eine kompensatorische Extension in der Lendenwirbelsäule. Dies kann die Ursache dafür sein, dass es zu pathologischen Veränderungen kommt (Sharman 2001).

Abb. 4.140 In der Ausgangsstellung wird ein Bein neben den Stuhl gestellt.

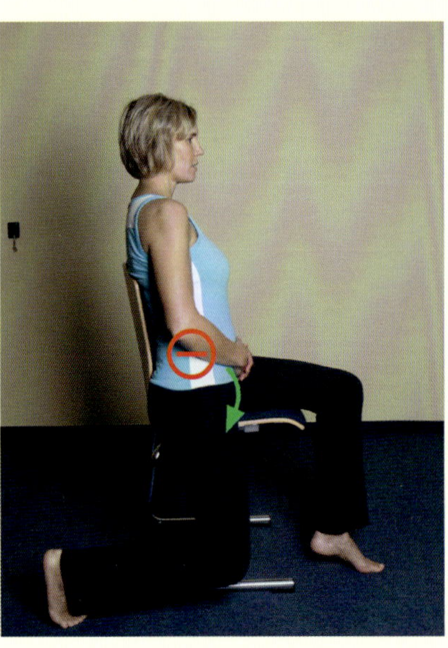

Abb. 4.141 Die Hüfte wird so weit in Extension bewegt, wie die Lendenwirbelsäule stabilisiert werden kann.

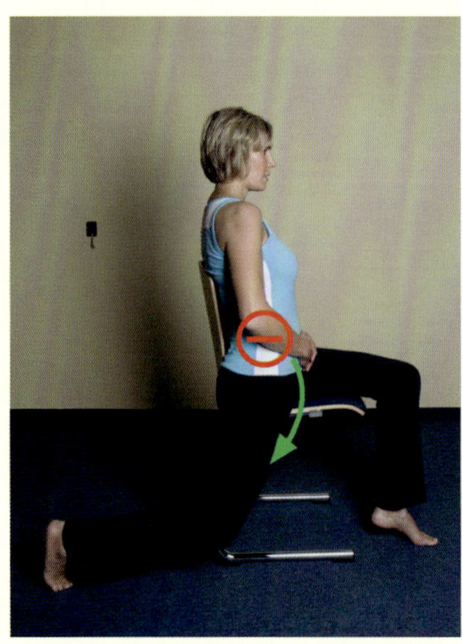

4.6.6 Stabilisierung der Lendenwirbelsäule bei gleichzeitiger Dehnung der vorderen Hüftmuskulatur

Ein Ziel der physiotherapeutischen Untersuchung ist es herauszufinden, warum es bei Ihnen zu einem Rückenproblem gekommen ist. Ihre Therapeutin hat festgestellt, dass Ihre Muskulatur auf der Vorderseite des Oberschenkels zu kurz ist oder dass Ihre Hüftgelenke nicht genügend Streckmöglichkeit haben. Dadurch können immer kleine Mitbewegungen der Lendenwirbelsäule entstehen. Solche kompensatorischen Bewegungen können eine Ursache sein, warum es zu schmerzhaften Veränderungen der Lendenwirbelsäule kommt.

Mit der folgenden Übung können Sie dieses Problem gezielt angehen. Sie werden die verkürzte Muskulatur selbst in eine Dehnstellung bringen und gleichzeitig müssen Sie dafür sorgen, dass keine Bewegung in der Lendenwirbelsäule entsteht. Es handelt sich also um eine Dehnübung für die vordere Hüftmuskulatur, kombiniert mit einer Stabilisationsübung für die Lendenwirbelsäule.

Ausführung

- ☑ Sie sitzen aufrecht auf einem Stuhl. Ein Oberschenkel liegt auf dem Stuhl, das andere Bein steht neben dem Stuhl.
- ☑ Das Bein neben dem Stuhl hängt herunter und ist nur auf dem Fußballen aufgestellt, das Kniegelenk ist angebeugt (**Abb. 4.142**).
- ☑ Ziehen Sie Ihren Unterbauch langsam und sanft ein, als möchten Sie Ihren Bauchnabel nach innen ziehen. Vielleicht hilft Ihnen die Vorstellung, dass Sie eine enge Jeans mit einem tiefen Bund tragen und den Unterbauch ein bisschen einziehen möchten.
- ☑ Strecken Sie langsam das Kniegelenk neben dem Stuhl (**Abb. 4.143**).
- ☑ Strecken Sie so weit, wie Sie Ihre Lendenwirbelsäule ruhig halten können.

Versuchen Sie folgende Punkte zu beachten:

- Sitzen Sie aufrecht, als würden Sie von einem Faden vom Hinterkopf aus in die Länge gezogen, Ihre Lendenwirbelsäule ist nicht hohl, aber auch nicht rund.
- Es darf keine Bewegung im Rücken oder Becken stattfinden, während Sie das Knie langsam strecken.
- Durch das Strecken des Kniegelenks kann es zu einem Spannungsgefühl auf der Vorderseite des Oberschenkels oder in der Leiste kommen.
- Gehen Sie so weit, wie Sie diese Spannung aushalten können und – noch wichtiger – so weit, wie Sie die Stellung Ihrer Lendenwirbelsäule beibehalten können.
- Wiederholen Sie die Übung jeweils 10-mal pro Seite. Bleiben Sie 2–3 Sekunden in der Endstellung.
- Idealerweise wiederholen Sie die Übungseinheit mehrmals pro Tag.
- Wenn Sie diese Übung ohne Probleme durchführen können, können Sie sie auch im Stehen machen. Dazu nehmen Sie eine Schrittstellung ein und bewegen sich langsam auf das vordere Bein wie bei einem Ausfallschritt (**Abb. 4.144**). In der Lendenwirbelsäule darf keine Mitbewegung stattfinden.

Abb. 4.142 In der Ausgangsstellung wird ein Bein neben den Stuhl gestellt.

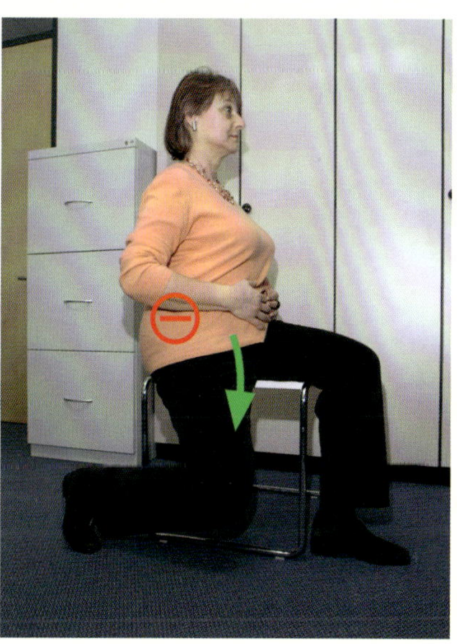

Abb. 4.143 Das Knie langsam strecken, bewirkt eine Streckung der Hüfte.

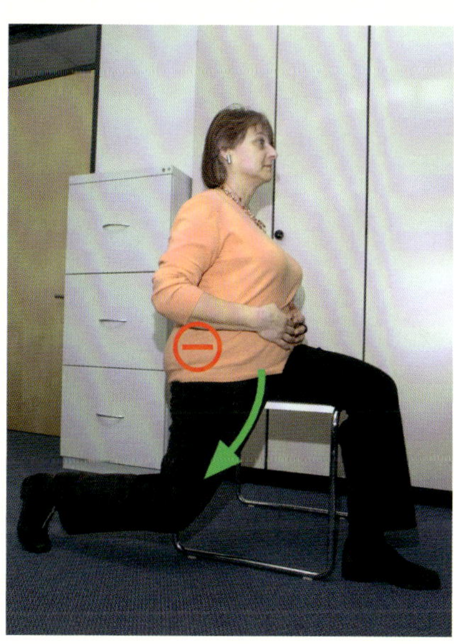

Abb. 4.144 Bewegen Sie sich in einer großen Schrittstellung langsam auf das vordere Bein.

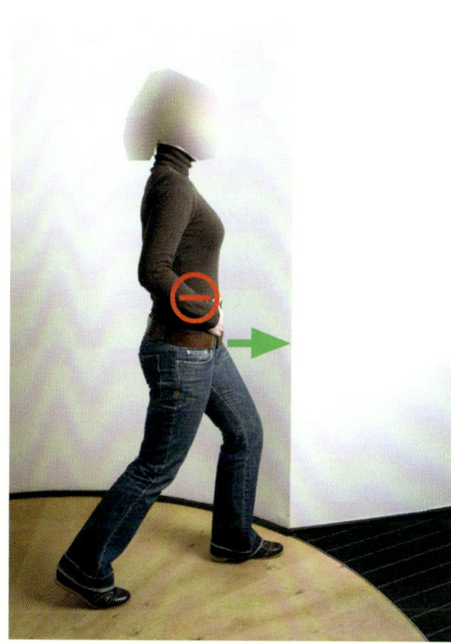

4.6.7 Autotraktion der Lendenwirbelsäule durch Aushängen an der Tür

Ziel der Übung: Entlastung und Schmerzlinderung in der Lendenwirbelsäule durch Traktion.

Hilfsmittel: Tür, evtl. kleines Handtuch.

Ausgangsstellung: Die Tür ist geöffnet, der Patient nimmt die Tür zwischen seine Füße. Er hält sich mit beiden Händen oben an der Tür fest, damit er sich aushängen kann (**Abb. 4.145**).

Ausführung: Der Patient bringt sich in eine Hängefunktion.

Instruktion: An der Tür aushängen, das Becken sinken lassen, als wenn man sich auf einen Stuhl setzten möchte. Das Gewicht hängt an den Armen, die Füße sind nur aufgestellt und tragen kein Gewicht.

Fehlerquellen: Der Patient kann nicht entspannen und aktiviert die Muskulatur.

Schlüsselpunkte: Durch die Position an der Tür können die Füße nach vorn gestellt werden, die Tür ist zwischen den Beinen und somit kommt die Lendenwirbelsäule in einer leichten Flexion in eine gute Ausgangsstellung. Einer der Haupteffekte der Traktion ist die muskuläre Entspannung.

Alternativen/Progression: In der Hängefunktion des Beckens kann der Patient kleine Bewegungen mit dem Becken ausführen, wenn ihm dies eine Entlastung bringt.

Anwendungsmöglichkeiten: Traktion kann bei sehr schmerzhaften Zuständen der Lendenwirbelsäule mit oder ohne Ausstrahlungen in die Beine angewandt werden. Wichtig ist, dass diese Bewegungsrichtung vom Patienten als angenehm und schmerzreduzierend empfunden wird.

Abb. 4.145 Ausgangsstellung zur Autotraktion der Lendenwirbelsäule an der Tür.

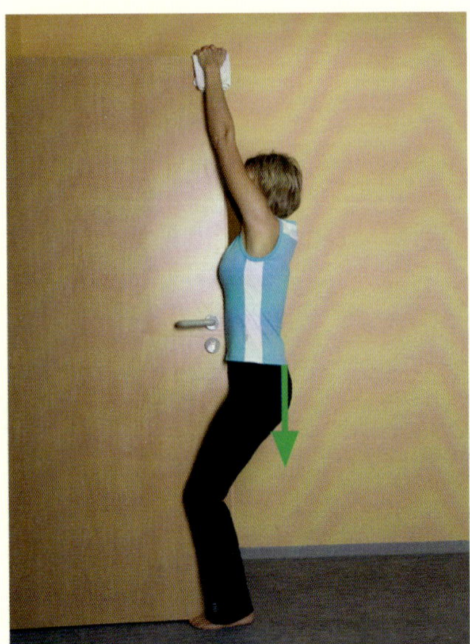

4.6.7 Lendenwirbelsäule an der Tür selbst aushängen

Häufig wird eine Behandlung unter Zug (Traktion) bei sehr schmerzhaften Problemen der Lendenwirbelsäule angewandt. In Ihrem Fall hat diese Technik während der Behandlung einen positiven Effekt gezeigt.

Wenn es Ihnen gelingt, sich wirklich entspannt auszuhängen, können Sie damit schmerzhafte Verspannungen selbst lösen. Unnötig verspannte Muskulatur bedeutet, dass die Durchblutung reduziert ist, was zu Schmerzen führt und die natürlichen Heilungsmöglichkeiten behindert.

Viele Patienten verspüren selbst das Bedürfnis, sich in die Länge ziehen zu lassen. Die folgende Übung hilft Ihnen, diesen Zug auch in einer idealen Stellung der Lendenwirbelsäule durchzuführen.

Ausführung

- ☑ Stellen Sie sich so vor eine geöffnete Tür, dass Sie die Tür zwischen Ihre Beine nehmen und sich mit beiden Händen oben an der Tür festhalten können.
- ☑ Damit es für Ihre Hände angenehmer ist, oder falls Sie nicht bis zur Oberkante gelangen, legen Sie ein Handtuch über die Tür (**Abb. 4.146**).
- ☑ Lassen Sie Ihr Becken langsam sinken, als wollten Sie sich auf einen Stuhl setzen.
- ☑ Passen Sie die Stellung der Füße so an, dass sich Ihr Körper in einer Sitzposition befindet.
- ☑ Bleiben Sie so lange in der hängenden Stellung, wie Sie es als angenehm empfinden.

Abb. 4.146 Ausgangsstellung zum Selbstaushängen der Lendenwirbelsäule an einer Tür.

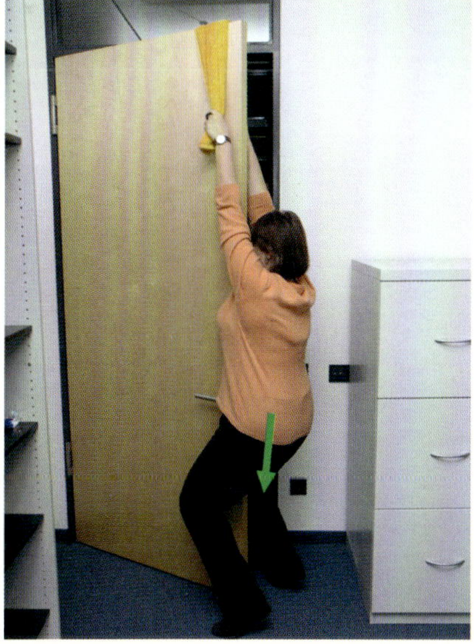

Versuchen Sie folgende Punkte zu beachten:

- Das Hauptziel dieser Übung ist es, eine Reduktion Ihrer Schmerzen zu erreichen. Sie müssen also das Aushängen als entlastend empfinden.
- Es gibt keine feste Zeitdauer, wie lange man sich aushängen soll. Das müssen Sie nach Ihrem Befinden richten.
- Es empfiehlt sich auf jeden Fall, zwischendurch die Arme herunterzunehmen und zu entlasten. Die Phase des Aushängens kann ein paar Mal wiederholt werden.
- Wenn Sie sich wirklich entspannt aushängen lassen können, spüren Sie einen Zug in der Lendenwirbelsäule.
- Sie sollten nach dem Aushängen auch ein Gefühl der Entspannung haben.
- Wenn Ihnen diese Übung angenehm ist, können Sie versuchen, während des Hängens kleine Wackelbewegungen mit dem Becken auszuführen.
- Die Übung kann mehrmals am Tag wiederholt werden.

4.6.8 Automobilisation und Entlastung der Lendenwirbelsäule in Flexion

Ziel der Übung: Entlastung und Schmerzlinderung in der Lendenwirbelsäule durch Flexion.

Hilfsmittel: 1 Wolldecke (gerollt), Stuhl, Hocker.

Ausgangsstellung: Der Patient sitzt auf einem Stuhl, die gerollte Wolldecke wird dicht in die Leiste gelegt (**Abb. 4.147**).

Ausführung: Der Patient hängt sich über die Rolle in eine Flexionslage.

Instruktion: Über die Rolle hängen und entspannen, den Lendenbereich nach hinten rausdrücken und rund machen. Die Rückenmuskeln dehnen oder ein Gefühl entstehen lassen, als wenn der Rücken ausgehängt wird.

Fehlerquellen: Der Patient kann nicht entspannen und die Lendenwirbelsäule nicht flektieren.

Schlüsselpunkte: Durch die Rolle wird die lumbale Flexion fazilitiert. Durch das Ablegen des Brustkorbs auf der Rolle kommt es zu einer Entspannung in einer leicht flektierten Stellung. Durch das Hängen nach vorn entsteht zusätzlich eine leichte Traktion auf die Lendenwirbelsäule.

Alternativen/Progression: Anstelle einer eher passiven Entlastungsstellung kann die Übung auch als Mobilisation durchgeführt werden. Die Lendenwirbelsäule wird weiterlaufend über die Hüfte mobilisiert (**Abb. 4.148**). Durch eine Handtuchrolle in der Leiste wird die Flexionskomponente betont.

Anwendungsmöglichkeiten: Wird die Übung eher als Entlastungsstellung und Hängefunktion instruiert, eignet sie sich für alle Bewegungsstörungen mit einer schmerzhaften Extension in der Lendenwirbelsäule. Dies kann z. B. beim klinischen Muster der lumbalen Stenose oder bei einer Facettengelenksproblematik vorkommen.

Wird die Übung über die Hüfte ausgeführt, kann sie als Flexionsmobilisation eingesetzt werden.

Abb. 4.147 Das Aushängen über die Rolle erleichtert die Flexion der Lendenwirbelsäule.

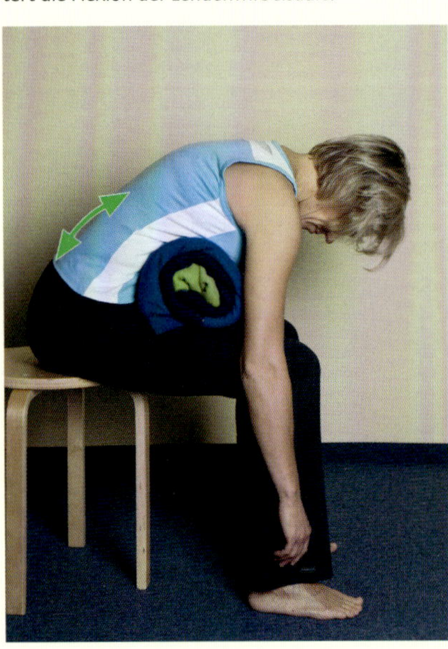

Abb. 4.148 Weiterlaufende Mobilisation der Lendenwirbelsäule in Flexion durch Hüftflexion.

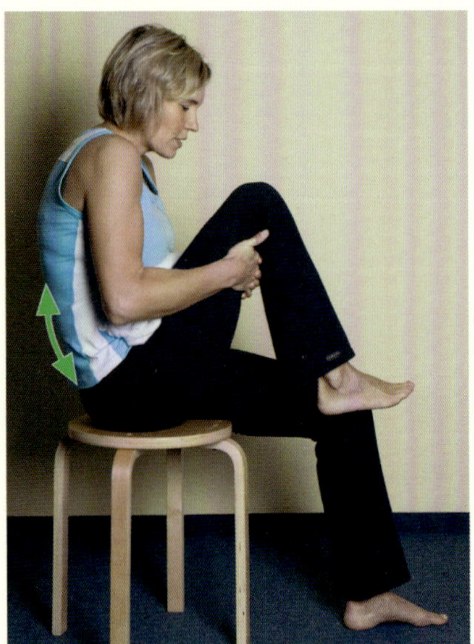

4.6.8 Lendenwirbelsäule in Beugung entlasten und bewegen

Ihr Rückenproblem zeigt sich dadurch, dass die Streckung schmerzhaft ist. Dies kann unterschiedliche Gründe haben. Manchmal sind zu enge Austrittsstellen für die Nerven die Ursache dafür. In dieser Situation ist es gut, wenn Sie regelmäßig Ihre Lendenwirbelsäule in einer gebeugten Stellung entlasten (**Abb. 4.149**). Diese Stellung kann auch zu einer Entlastung Ihrer verspannten Rückenmuskulatur beitragen und fast ein Gefühl des Dehnens und Aushängens Ihres Rückens bewirken.

Es kann aber auch sein, dass Ihre Therapeutin festgestellt hat, dass die Beweglichkeit Ihrer Lendenwirbelsäule in die Beugung steif ist. Viele Patienten denken, dass das Beugen der Lendenwirbelsäule gefährlich ist und dass es besser ist, wenn der Rücken immer gerade bleibt. Dies ist aber keine allgemeingültige Aussage, die für jeden Rückentyp in jeder Situation zutrifft. Im Gegenteil, Ihr Rücken und vor allem auch Ihre Bandscheiben leben von Bewegung. Um eine optimale Funktion und Ernährung der Bandscheiben zu gewährleisten, möchte Ihre Lendenwirbelsäule in alle Richtungen bewegt werden.

Mit der folgenden Übung können sie die Beweglichkeit in die Beugung trainieren und verbessern (**Abb. 4.150**).

Ausführung

- ☑ Setzen Sie sich auf einen Stuhl oder Hocker und legen Sie sich eine Rolle aus einer Wolldecke in Ihre Leiste.
- ☑ Legen Sie Ihren Oberkörper über die Rolle nach vorn und versuchen Sie sich entspannt über die Rolle zu hängen (**Abb. 4.149**).
- ☑ Sie können auch eine Handtuchrolle tief in Ihre Leiste legen.
- ☑ Fassen Sie ein Knie und ziehen es in Richtung Ihrer gleichseitigen Schulter (**Abb. 4.150**).
- ☑ Versuchen Sie dabei Ihren Rücken bewusst rund zu machen.

Versuchen Sie folgende Punkte zu beachten:

- Wenn Sie diese Übung als Entlastungsstellung ausführen, muss die Lagerung Ihnen angenehm sein. Versuchen Sie Ihren Rücken bewusst zu entspannen und rund hängen zu lassen.
- Es gibt keine feste Zeitdauer, wie lange und wie oft Sie diese Übung machen sollen. Versuchen Sie herauszufinden, was Ihrem Rücken gut tut.
- Als Mobilisationsübung für die Beugung kann die Übung mehrmals am Tag wiederholt werden.
- Falls Sie keine Sitzgelegenheit haben, können Sie auch ein Bein hochstellen und sich zu Ihrem Knie beugen. Dies kann auch eine Entlastung im Stehen sein.

Abb. 4.149 Entlastung der Lendenwirbelsäule durch Aushängen über eine Rolle.

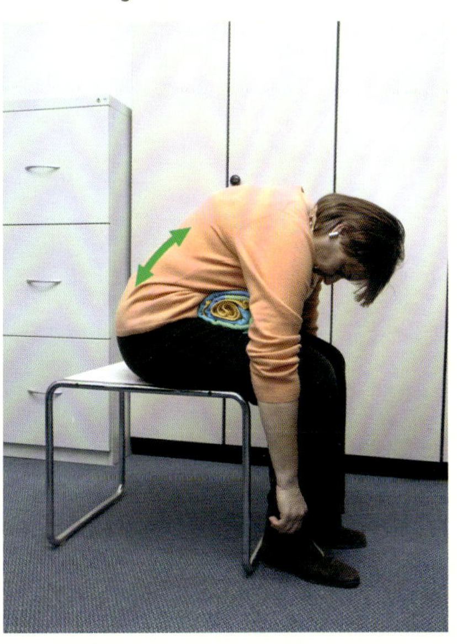

Abb. 4.150 Verbesserung der Beweglichkeit in die Beugung der Lendenwirbelsäule.

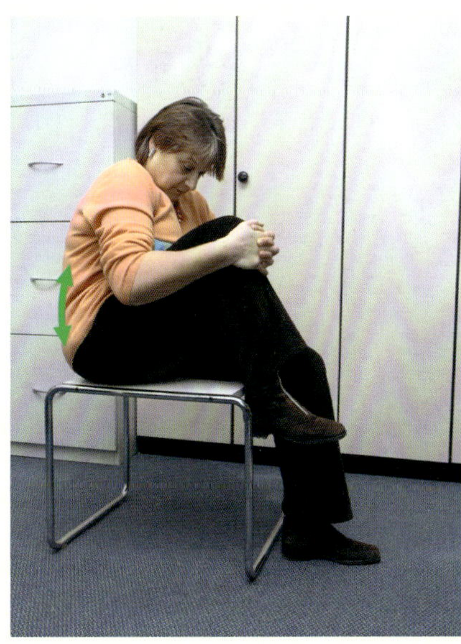

4.6.9 Rotationsmobilisation der Lendenwirbelsäule

Ziel der Übung: Endgradige Rotationsmobilisation der Lendenwirbelsäule im Sitzen.

Hilfsmittel: Hocker/Stuhl.

Ausgangsstellung: Der Patient sitzt auf dem Hocker und schlägt das rechte Bein über das linke. Mit seiner linken Hand hält er das rechte Knie fest. Die rechte Hand legt er auf sein Sternum (**Abb. 4.151**). In dieser Stellung versucht der Patient die Körperabschnitte Becken, Brustkorb und Kopf übereinanderzustellen, damit er aufrecht sitzt.

Ausführung: Der Patient dreht seinen Brustkorb nach rechts, das Brustbein dient als Orientierung. Mit der linken Hand zieht er gleichzeitig das rechte Knie nach links. So wird das Becken gegen den Thorax nach links gedreht (**Abb. 4.152**). Natürlich kann die Drehbewegung auch in die andere Richtung durchgeführt werden.

Instruktion: Das Brustbein soll nicht mehr nach vorn zeigen, sondern nach rechts. Mit der linken Hand das rechte Knie in die Gegenrichtung ziehen. Es soll das Gefühl entstehen, dass der Brustkorb und das Becken gegeneinander drehen. Dabei darf die Wirbelsäule keinen Zentimeter kürzer werden, vielmehr wird der Hinterkopf von einem Faden in die Länge gezogen, wie bei einer Marionette.

Fehlerquellen: Der Patient gibt die aufrechte Haltung auf und sinkt zusammen. Der Patient benutzt so viel Kraft, dass er seine Rotationsmöglichkeiten nicht ausschöpfen kann.

Schlüsselpunkte: Die Übung stellt hohe Anforderungen, da sie mehrere Komponenten vereint. Einerseits entsteht eine sehr dosierte und geführte Rotationsbewegung, die durch das Drehen beider Partner trotzdem bis ans Ende der aktiven Beweglichkeit führt. Durch das Beibehalten einer aufrechten Haltung entsteht eine gute Aktivierung der Haltungsmuskulatur, die aber trotzdem Bewegung zulassen muss. Durch die Hüftstellung kommt es auch zu einer Dehnung der Glutealmuskulatur.

Alternativen/Progression: Die Übung kann in der Intensität und Geschwindigkeit sehr gut variiert werden. Dadurch kommt es zusätzlich zu einer koordinativen Komponente. Es besteht auch die Möglichkeit, die Höhe der Rotation zu variieren. Für eine Rotation in der oberen Lendenwirbelsäule kann die Bewegung vom Thorax betont werden, während das Becken nur gehalten wird. Für eine Betonung der Rotation in der unteren Lendenwirbelsäule wird die Bewegung des Beckens betont, während der Thorax nur fixiert wird.

Anwendungsmöglichkeiten: Bewegungseinschränkungen in Rotation, Bewegungsmöglichkeit der Lendenwirbelsäule während des Sitzens. Training von Beweglichkeit in Kombination mit Haltung.

Abb. 4.151 Ausgangsstellung zur Rotationsmobilisation.

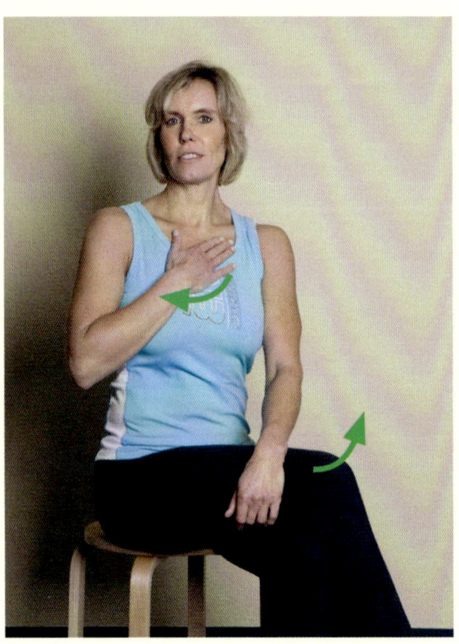

Abb. 4.152 Der Brustkorb rotiert nach rechts, während das Becken nach links rotiert wird.

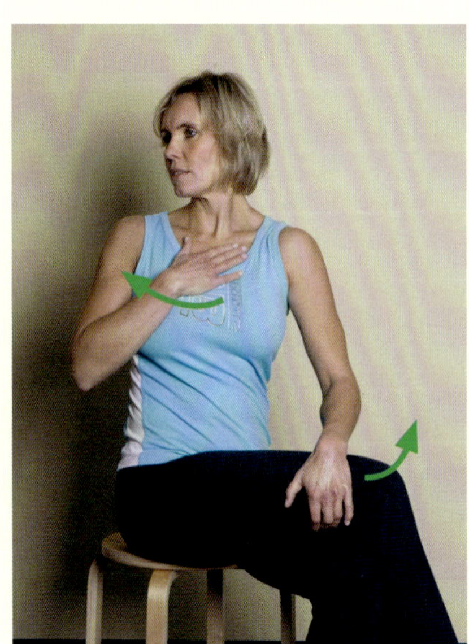

4.6.9 Lendenwirbelsäule in die Drehung mobilisieren

Bei Problemen in der Lendenwirbelsäule kann eine Behandlung mit Drehbewegungen vom Becken gegen den Brustkorb sehr erfolgreich sein. In der manuellen Therapie werden solche Techniken häufig in Seit- oder Rückenlage durchgeführt.

In Ihrem Fall hat eine solche Technik zu einer Verbesserung geführt. Daher ist es von Vorteil, wenn Sie eine Möglichkeit haben, eine ähnliche Bewegung im Alltag durchzuführen. Die folgende Übung im Sitzen bietet Ihnen außerdem eine Bewegungsmöglichkeit und eine Abwechslung für Ihren Rücken, wenn Sie lange sitzen müssen.

Da die Voraussetzung für diese Übung eine optimal aufgerichtete Haltung ist, trainieren Sie gleichzeitig auch die Muskulatur, die dafür zuständig ist.

Ausführung

- ☑ Setzen Sie sich auf einen Stuhl oder einen Hocker. Versuchen Sie eine aufrechte Haltung einzunehmen. Das Becken sitzt gerade auf Ihren Sitzhöckern, das Brustbein ist leicht angehoben und Ihr Kopf ist genau über dem Brustkorb.
- ☑ Schlagen Sie das rechte Bein über das linke, wenn Sie können. Wenn nicht, können Sie die Übung auch im normalen Sitzen durchführen. Legen Sie Ihre rechte Hand auf Ihr Brustbein, die linke Hand hält das rechte Knie (**Abb. 4.153**).
- ☑ Versuchen Sie das Brustbein zu drehen, so dass es nicht mehr nach vorn schaut, sondern nach rechts.
- ☑ Mit der linken Hand ziehen Sie das Knie nach links, damit eine Drehung des Beckens nach links stattfindet (**Abb. 4.154**).
- ☑ Wiederholen Sie diese Drehung vom Brustkorb gegen das Becken als federnde Bewegung.

Versuchen Sie folgende Punkte zu beachten:

- Das Hauptziel dieser Übung ist es, eine Drehbewegung zwischen Becken und Brustkorb durchzuführen, während die optimale Haltung der Wirbelsäule beibehalten wird.
- Auf diese Art trainieren Sie Ihre Haltungsmuskulatur auf eine ökonomische Weise.
- Die Bewegung soll sich rhythmisch und federnd anfühlen.
- Sie können die Geschwindigkeit variieren und auch die Intensität, wie stark Sie drehen.
- Die Übung ist eine gute Ausgleichsbewegung während längeren Sitzens und kann mehrmals am Tag durchgeführt werden.
- Natürlich kann die Drehung auch in die andere Richtung durchgeführt werden.

Abb. 4.153 Ausgangsstellung zur Rotationsmobilisation.

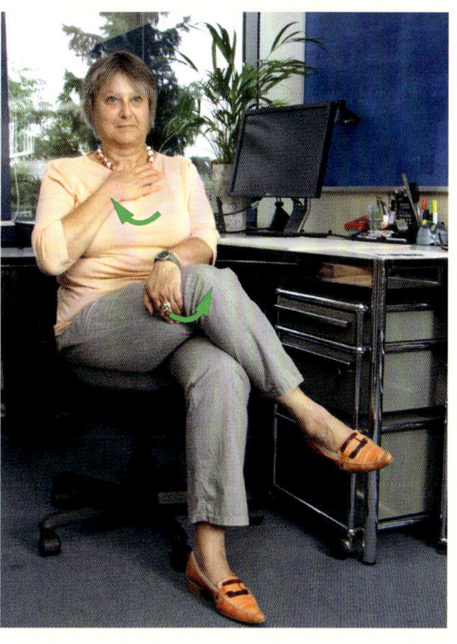

Abb. 4.154 Der Brustkorb dreht nach rechts, während das Becken nach links gedreht wird.

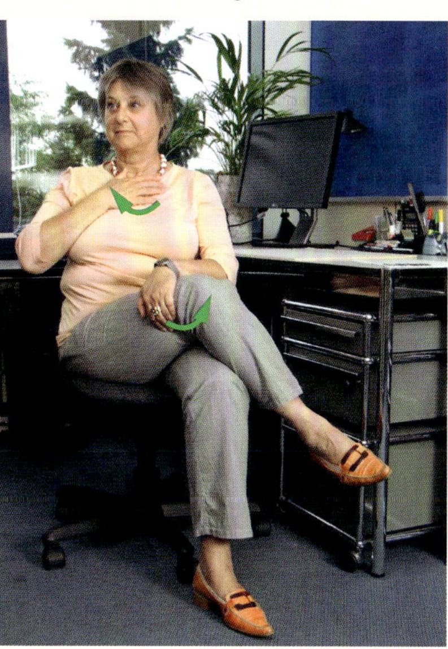

4.6.10 Lokalisierte Mobilisation der unteren Lendenwirbelsäule in Flexion

Ziel der Übung: Selektive, segmentale und möglichst endgradige Mobilsation der unteren LWS in Flexion

Hilfsmittel: Stuhl, Gurt oder Schal

Ausgangsstellung: Sitzend auf dem Stuhl, das Becken ist ganz dicht an der Rückenlehne. Der Gurt oder Schal sind um die Stuhllehne und das Becken gelegt.

Ausführung: Der Gurt wird auf die gewünschte Höhe gelegt, wo die segmentale Bewegung stattfinden soll. Um eine Flexion lumbosakral zu erreichen, befindet sich der Gurt auf Iliumhöhe. Der Gurt wird vorne geschlossen (**Abb. 4.155**, **Abb. 4.157**). Den Oberkörper nach vorne neigen, ohne dabei in Flexion zu gehen. Mit den Händen auf den Oberschenkeln abstützen (**Abb. 4.156**, **Abb. 4.158**).

Instruktion: Der Gurt hält das Becken fest. Mit dem Gewicht des Oberkörpers, der nach vorne geneigt wird, kommt es zu einer Bewegung genau zwischen Becken und Lendenwirbelsäule. Der obere Rücken soll dabei möglichst lang bleiben.

Fehlerquellen: Der Patient rollt in maximale Flexion von oben her ein. So kommt es zu einer weiterlaufenden Flexionsbewegung auf die untere LWS. Das bedeutet aber, dass hier nicht mehr die maximale Flexion erreicht wird.

Schlüsselpunkte: Eine maximale Flexion lumbosakral wird erreicht, wenn sich der Rest der Wirbelsäule in einer neutralen Stellung befindet. Aus diesem Grund ist es wichtig, dass vor allem die BWS nicht eingerollt wird.

Alternativen / Progression: Je tiefer die Sitzmöglichkeit ist, desto mehr Flexion kommt in der unteren LWS an.

Anwendungsmöglichkeiten: Die Übung eignet sich besonders für Patienten, die eine große Beweglichkeit in Extension haben in der unteren Ledenwirbelsäule, aber eingeschränkt sind in Flexion. Klinische Muster wie die lumbale Instabilität oder die lumbale Stenose können solche Bewegungsdysfunktionen aufweisen.

Abb. 4.155 Ausgangsstellung auf Stuhl mit Gurt um das Ilium und Rückenlehne.

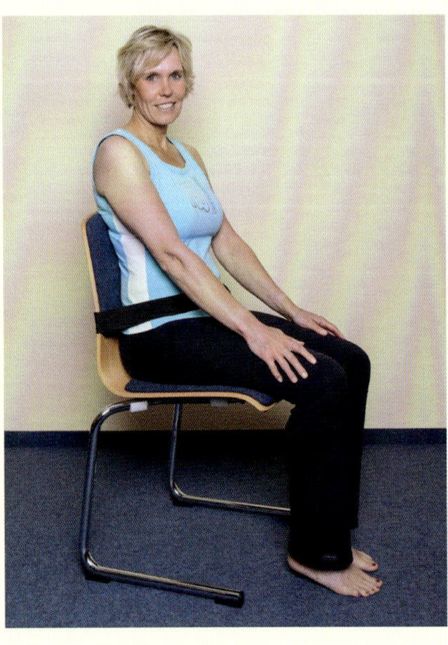

Abb. 4.156 Endstellung mit nach vorne gelehntem Oberkörper, BWS möglichst gerade.

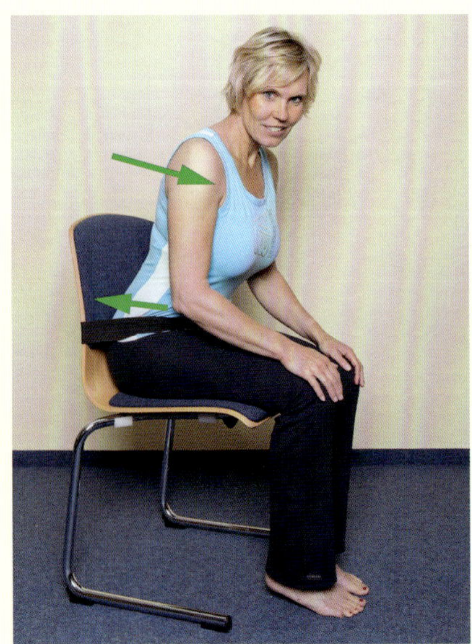

4.6.10 Mithilfe eines Gurtes die untere Lendenwirbelsäule gezielt in Beugung mobilisieren

Im Idealfall kann die Lendenwirbelsäule gleichmäßig auf allen Abschnitten bewegt werden. Häufig entstehen aber sogenannte Teilsteifigkeiten. In Ihrem Fall, besteht eine Steifigkeit im Übergang von der Lendenwirbelsäule zum Becken in die Beugerichtung, während Sie in die Streckrichtung sehr beweglich sind. Die ungleiche Verteilung der Beweglichkeit in diesem Übergang führt häufig zu Überlastungen und Schmerzen. Mithilfe der manuellen Therapie kann dieser Abschnitt ganz gezielt in die Beugung mobilisiert werden. Damit Sie den Therapieeffekt erhalten und zur weiteren Verbesserung der Beweglichkeit beitragen können, eignet sich folgende Übung:

Ausführung

- ☑ Setzen Sie sich auf einen Stuhl mit einer festen Rückenlehne.
- ☑ Legen Sie einen Gurt oder Schal um die Stuhllehne und um Ihr Becken.
- ☑ Legen Sie den Gurt auf die Höhe Ihres Beckenkammes und schliessen Sie ihn vorne zu (**Abb. 4.157**).
- ☑ Lehnen Sie sich langsam nach vorne und stützen Sie sich mit den Händen auf den Oberschenkeln auf. Ihr Rücken soll dabei möglichst gerade bleiben (**Abb. 4.158**).
- ☑ Lehnen Sie sich so weit nach vorne, bis Sie eine Bewegung ganz unten im Übergang zum Becken, spüren.
- ☑ Führen Sie an dieser Stelle10-20 kleine sanfte Wippbewegungen aus und kehren langsam zurück. Wiederholen Sie die Übung 3 mal.

Versuchen Sie folgende Punkte zu beachten:

- Je tiefer Ihre Sitzfläche ist, desto einfacher und effektiver ist die Durchführung der Übung
- Versuchen Sie sich vorzustellen, dass Sie Ihren Rücken vor allem an einer bestimmten Stelle bewegen möchten. Es soll im Übergang zum Becken zu einem Öffnen kommen, während der Rest des Rückens relativ gerade bleibt.
- Wiederholen Sie diese Übung mehrmals am Tag. Sie können die Übung auch dann machen, wenn Sie Beschwerden im Übergang spüren. In der Regel kommt es dadurch zu einer Entlastung und Verbesserung der Beschwerden.

Abb. 4.157 Ausgangsstellung auf Stuhl mit Gurt: Das Becken wird an der Stuhllehne fixiert.

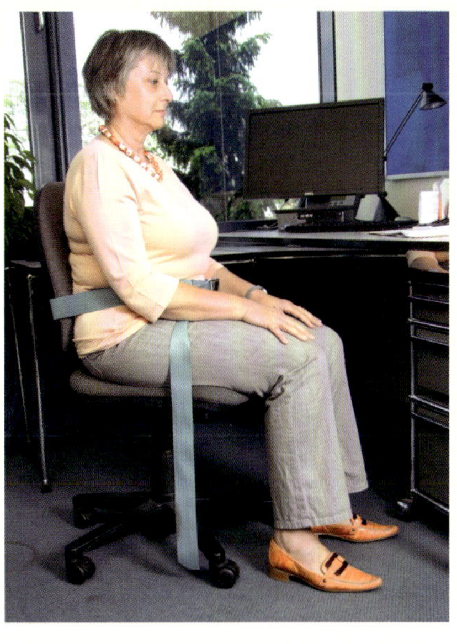

Abb. 4.158 Endstellung mit nach vorne gelehntem Oberkörper: Die Brustwirbelsäule bleibt gerade.

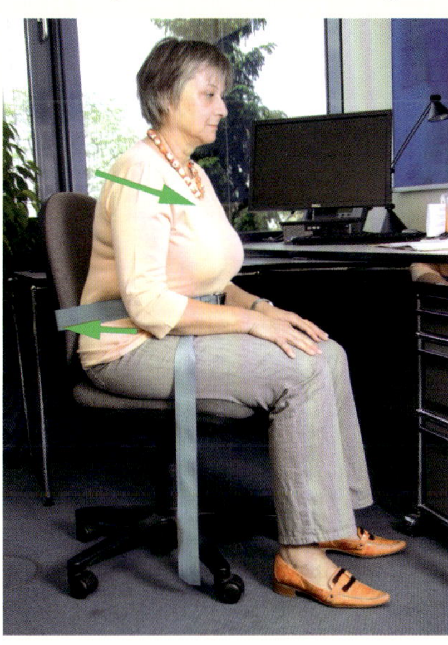

4.6.11 Stabilisation der Lendenwirbelsäule bei gleichzeitiger Vorneigung der gesamten Wirbelsäule.

Ziel der Übung: Verbesserung der funktionellen Stabilität der Lendenwirbelsäule, während die gesamte Wirbelsäule nach vorne geneigt wird.

Hilfsmittel: Hocker oder Stuhl

Ausgangsstellung: Aufrechter Sitz, die Lendenwirbelsäule soll neutral eingestellt sein, die Körperabschnitte Becken-Brustkorb-Kopf im Lot übereinander stehen, die Oberschenkel sollen frei sein und nicht auf dem Stuhl aufliegen (**Abb. 4.159**, **Abb. 4.161**).

Ausführung: Die neutrale Stellung der Lendenwirbelsäule wird beibehalten, während die gesamte Wirbelsäule nach vorne geneigt wird (**Abb. 4.160**, **Abb. 4.162**).

Instruktion: Bauchnabel einziehen (siehe Übung 4.6.1), Ihre Wirbelsäule ist lang, ein Faden zieht Sie vom Steißbein bin zum Hinterkopf. Diese Länge darf nicht verändert werden und soll langsam nach vorne geneigt werden. Vorstellung: man verbeugt sich mit einem geraden Rücken wie ein Kellner! Das Becken muss dabei nach vorne gekippt werden, die Bewegung kommt aus den Hüftgelenken, der Rücken ist lang und stabil. Der Abstand Schambein-Brustbein verändert sich nicht.

Fehlerquellen: Das Bewegen nach vorne kommt aus einer Flexion der LWS.

Schlüsselpunkte: Der zentrale Punkt der Übung ist die Kontrolle der neutralen Stellung der Lendenwirbelsäule.
Die Vorneigung muss als selektive Bewegung aus der Hüfte erfolgen. Je höher die Sitzgelegenheit ist, desto einfacher kann die Bewegung aus der Hüfte erfolgen. Auch eine Abduktionsstellung der Hüftgelenke kann die Beckenbewegung erleichtern, vor allem wenn die Hüftgelenke nicht besonders mobil sind.

Alternativen / Progression: Die sitzende Ausgangsstellung ist eine Erleichterung, da sich der Patient ganz auf seinen Rücken konzentrieren kann. Durch tieferes Sitzen und Adduktion der Hüftgelenke wird die Übung deutlich erschwert. Eine weitere Progression kann in der stehenden Ausgangsstellung erreicht werden (**Abb. 4.163**).

Anwendungsmöglichkeiten: Sehr funktionelles Training der Lendenwirbelsäule, vor allem für Patienten mit einer Tendenz in lumbale Flexion auszuweichen. Die nach vorne geneigte Körperlängsachse im Stehen entspricht vielen Arbeits- und Alltagsbewegungen.

Abb. 4.159 Ausgangsstellung auf Hocker mit geradem Rücken (Klötzlispiel).

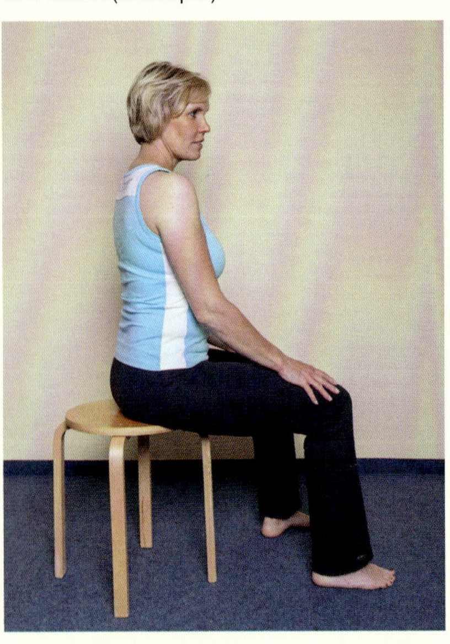

Abb. 4.160 Endstellung mit Vorgeneigter KLA.

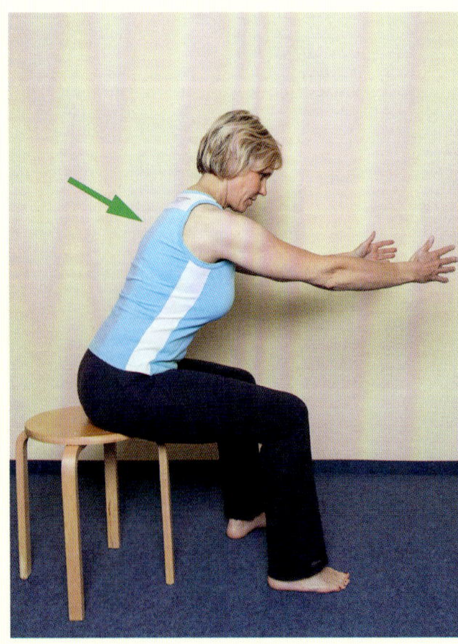

4.6.11 Stabilisierung der Lendenwirbelsäule bei gleichzeitiger Vorneigung des ganzen Rückens

Ein Ziel der physiotherapeutischen Untersuchung ist es Herauszufinden, warum es bei Ihnen zu einem Rückenproblem gekommen ist. Ihre Therapeutin hat festgestellt, dass Sie häufig in der Lendenwirbelsäule in eine Beugung ausweichen, anstatt diese Beugung in den Hüftgelenken durchzuführen. Diese kleinen kompensatorischen Bewegungen können eine Ursache sein, warum es zu schmerzhaften Veränderungen der Lendenwirbelsäule kommt. Mit der folgenden Übung können Sie dieses Problem gezielt angehen. Ihre Rumpfmuskulatur wird so trainiert, dass Sie sich nach vorne neigen können mit einem stabilen Rücken. Dieses Bewegungsmuster kommt im Alltag sehr häufig vor.

Ausführung

- ☑ Sie sitzen aufrecht auf einen Stuhl. Ihre Oberschenkel liegen nicht auf dem Stuhl. Stellen Sie sich vor, Ihr Becken-Brustkorb-Kopf stehen genau im Lot übereinander. Ihre Lendenwirbelsäule ist weder hohl noch rund, sondern genau in der Mitte. Sie sitzen auf dem höchsten Punkt Ihrer Sitzhöcker (**Abb. 4.161**).
- ☑ Ziehen als erstes sanft Ihren Bauchnabel. Neigen Sie Ihre gesamte Wirbelsäule langsam nach vorne. Die Bewegung kommt aus Ihren Hüftgelenken, der Rücken bleibt dabei lang und gerade (**Abb. 4.162**).
- ☑ Gehen Sie nur so weit nach vorne, wie Sie die Lendenwirbelsäule kontrollieren können in der geraden Stellung. Bewegen Sie langsam wieder zurück.

Versuchen Sie folgende Punkte zu beachten:

- Wenn Ihre Hüftgelenke nicht so gut beweglich sind, wählen Sie eine erhöhte Sitzgelegenheit und stellen Sie Ihre Füsse etwas breiter auseinander.
- Wenn Sie tiefer sitzen und die Füße eng zusammen stellen, erschwert sich die Übung.
- Führen Sie die Übung als langsame Bewegung durch und trainieren Sie in 3er Serien mit 10-20 Wiederholungen.
- Die Übung kann auch im Stehen durchgeführt werden(**Abb. 4.163**). Beim Vorneigen des Oberkörpers werden gleichzeitig auch die Kniegelenke gebeugt. Es entsteht ein Gefühl, als ob Sie sich auf einen Stuhl hinsetzten möchten.
- Dies ist mehr als eine Übung, sondern es geht darum ein Bewegungsmuster im Alltag zu verändern.

Abb. 4.161 Ausgangsstellung auf Hocker mit geradem Rücken.

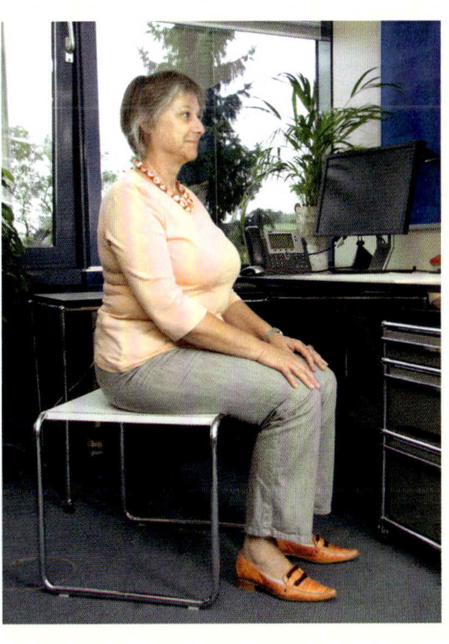

Abb. 4.162 Die gesamte Wirbelsäule ist nach vorne geneigt.

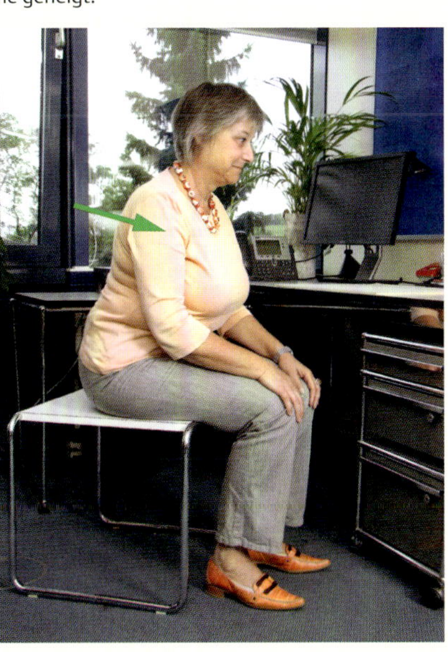

Abb. 4.163 Vorgeneigte Stellung im Stehen.

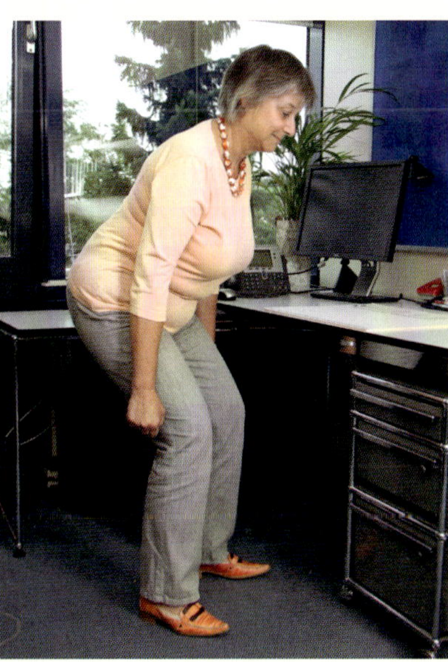

4.7 Beckenbereich

4.7.1 Traktion des Hüftgelenks durch Pendeln

Ziel der Übung: Schmerzreduktion durch Autotraktion der Hüfte.

Hilfsmittel: Gewicht um das Fußgelenk oder schwerer Schuh (z.B. Wanderschuh, Skischuh etc.).

Ausgangsstellung: Stehend auf einer Stufe, gut geeignet ist eine Treppe wegen des Geländers zum Festhalten, das betroffene Bein hängt neben der Treppenstufe im Freien (**Abb. 4.164**).

Ausführung: Passives Pendeln des hängenden Beins aus dem Hüftgelenk heraus. Um den Effekt zu verstärken, kann ein Gewicht am Fuß verwendet werden.

Instruktion: Das Bein komplett hängen lassen mit dem Gefühl, das Bein wird aus der Hüfte herausgezogen. Das Bein ohne Aktivität leicht nach vorn und hinten schwingen mit der Vorstellung, das Bein pendelt wie ein Uhrpendel.

Fehlerquellen: Aktives Bewegen des Beins, dies führt zu mehr Muskelanspannung, was unerwünscht ist.

Schlüsselpunkte: Durch das passive Hängenlassen des Beins, unterstützt durch das Gewicht, entsteht eine Entlastung des Hüftgelenks. Der auftretende Traktionseffekt ist zu vernachlässigen, Haupteffekt ist die muskuläre Entspannung, die zur Schmerzreduktion führt.

Alternativen/Progression: Am Anfang kann das Pendeln nur mit dem Eigengewicht des Beins durchgeführt werden. Die Progression entsteht durch das Verwenden von Gewicht. Die Pendelbewegung nicht vergrößern, da dies eher zur Muskelaktivierung führt.

Anwendungsmöglichkeiten: Hüftprobleme, bei denen der Schmerz im Vordergrund steht. Wenn in der Behandlung Traktion zur Schmerzreduktion geführt hat. Zum Beispiel bei Osteoarthrose der Hüfte in einem fortgeschrittenen Stadium. Die Pendelübung ohne Gewicht kann auch als sanfte neurale Mobilisation verwendet werden.

Abb. 4.164 Durch das passive Pendeln des rechten Beines entsteht eine muskuläre Entspannung.

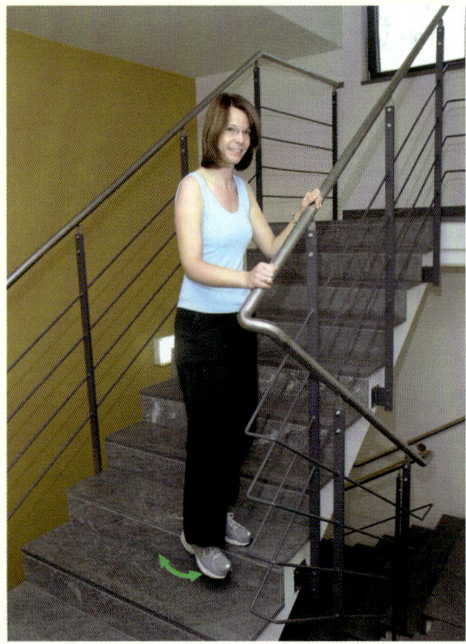

4.7.1 Entlastung und Schmerzlinderung der Hüfte durch sanftes Pendeln

Wenn Sie starke Schmerzen im Hüftgelenk haben, kann manchmal durch Ziehen am Bein eine Entlastung entstehen. In der manuellen Therapie wird dies Traktion genannt. Wenn diese Behandlung bei Ihnen einen positiven Effekt gezeigt hat, haben Sie die Möglichkeit, durch eine einfache Übung einen ähnlichen Effekt zu erzielen.

Bei starken Schmerzen kommt es zu Verspannungen der umliegenden Muskulatur. Diese können durch die Traktion günstig beeinflusst werden.

Mit der folgenden Übung können Sie selbst eine Traktionsbehandlung durchführen.

Ausführung

- ☑ Stellen Sie sich aufrecht auf eine Treppenstufe oder auf eine erhöhte Fläche. Das zu behandelnde Bein sollte neben der Stufe frei hängen können.
- ☑ Um sicher stehen zu können, brauchen Sie etwas zum Festhalten, z. B. das Treppengeländer.
- ☑ Versuchen Sie nun das Bein ganz entspannt hängen zu lassen und stellen Sie sich vor, das Eigengewicht des Beins zieht es aus dem Hüftgelenk heraus (**Abb. 4.165**).
- ☑ Beginnen Sie das Bein ganz leicht nach vorn und hinten zu pendeln.
- ☑ Die Bewegung des Pendelns soll nur klein sein und ganz ohne Kraftaufwand durchgeführt werden.

Versuchen Sie folgende Punkte zu beachten:

- Diese Übung soll der Schmerzlinderung und Muskelentspannung dienen, deswegen ist es wichtig, dass Sie das Bein nicht aktiv schwingen, sondern passiv pendeln.
- Sie können den Zug auf Ihr Bein vergrößern, wenn Sie ein Gewicht am Fußgelenk verwenden. Das kann eine Gewichtsmanschette sein oder ein schwerer Schuh (Wanderschuh, Skischuh etc.).
- Wiederholen Sie die Übung, so oft es Ihnen angenehm ist, am besten jede Stunde für 1–2 Minuten.

Abb. 4.165 Durch das passive Pendeln des rechten Beines entsteht eine muskuläre Entspannung.

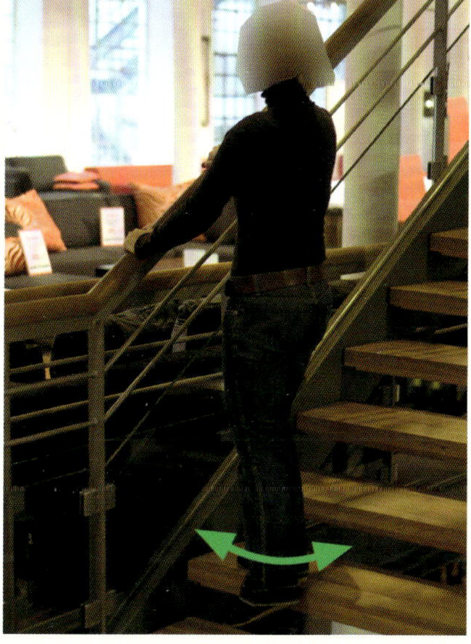

4.7.2 Hüftmobilisation in Flexion

Ziel der Übung: Verbesserung der Hüftflexion, ohne kompensatorische Flexion in der Lendenwirbelsäule.

Hilfsmittel: Stuhl, 1 kleine und 1 große Handtuchrolle.

Ausgangsstellung: Sitzend auf einem Stuhl, das Becken befindet sich ganz an der Rückenlehne, die Lendenlordose wird durch die große Handtuchrolle unterstützt.

Ausführung: Das betroffene Bein wird mit beiden Händen Richtung Brust gezogen. In der Leiste wird die kleine Handtuchrolle platziert (**Abb. 4.166**).

Instruktion: Mit sanften federnden Bewegungen das Knie gegen die Brust ziehen. Es darf ein Widerstand gespürt werden. Wichtig ist, dass die Bewegung nur im Hüftgelenk stattfindet.

Fehlerquellen: Der Patient muss genau darüber informiert werden, wie viel Schmerz er bei der Übung haben darf. Dies richtet sich nach der Intensität, die in der Behandlung verwendet wird. Sonst besteht die Gefahr, dass der Patient übertreibt und zu viel Schmerz provoziert.

Schlüsselpunkte: Durch die Handtuchrolle in der Lendenwirbelsäule wird die weiterlaufende Bewegung gebremst und es entsteht eine selektive Hüftflexion. Die kleine Rolle in der Leiste bewirkt einen zusätzlichen Distraktionseffekt auf das Hüftgelenk.

Alternativen/Progression: Die Übung kann auch sehr gut in Rückenlage durchgeführt werden, hat aber den Nachteil der mangelnden Anwendbarkeit im Alltag. Die Flexionsbewegung kann auch mit einer Adduktion kombiniert werden (**Abb. 4.167**).

Anwendungsmöglichkeiten: Bei allen Patienten, die eine endgradige Limitierung der Hüftflexion haben.

Abb. 4.166 Endgradige Mobilisation des rechten Hüftgelenks.

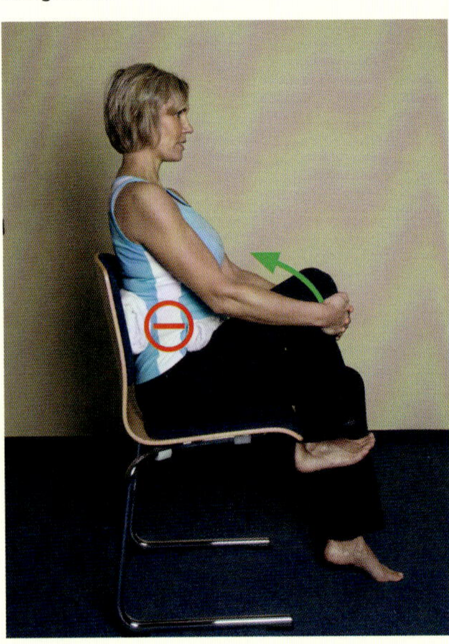

Abb. 4.167 Mobilisation der Bewegungskombination Flexion/Adduktion.

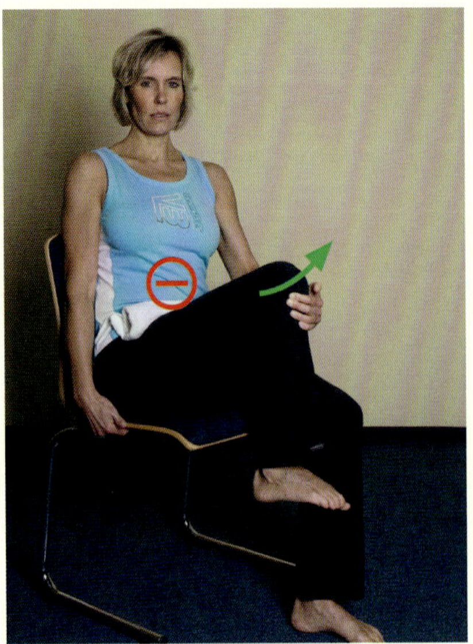

4.7.2 Verbesserung der Beweglichkeit des Hüftgelenks in die Beugung

Abnutzung und Verschleiß im Hüftgelenk können zu einer Verschlechterung der Beweglichkeit führen. Wenn Ihre Beweglichkeit in die Beugung eingeschränkt ist, werden Sie dies im Alltag spüren, wenn Sie sich Schuhe oder Strümpfe anziehen, auf einem weichen Sofa sitzen oder auch wenn Sie in die Hocke gehen.

Mit der manuellen Therapie können solche Einschränkungen eventuell wieder verbessert werden oder die Beweglichkeit kann erhalten bleiben. Leider sind die Behandlungen aber zeitlich limitiert und Ihr Gelenk müsste ganz regelmäßig in die eingeschränkten Richtungen bewegt werden. Sie können durch die folgende Eigenmobilisation den Effekt der Behandlung unterstützen und verbessern.

Zur Durchführung der Übung brauchen Sie ein kleines und ein mittelgroßes Handtuch. Rollen Sie beide zu einer festen Rolle.

Ausführung

- ☑ Setzen Sie sich auf einen Stuhl mit Lehne, das Becken muss ganz hinten sein, die größere Handtuchrolle schieben Sie zwischen die Stuhllehne und Ihre Lendenwirbelsäule.
- ☑ Die kleine Rolle legen Sie ganz tief in die Leiste Ihres eingeschränkten Hüftgelenks.
- ☑ Ziehen Sie mit beiden Händen ein Knie Richtung Brustkorb (**Abb. 4.168**).
- ☑ Führen Sie kleine wippende Bewegungen an dem Punkt aus, wo Sie Spannung in der Hüfte spüren.
- ☑ Versuchen Sie das Bein nicht selbst hochzuziehen, sondern lassen Sie dies durch Ihre Hände machen.

Versuchen Sie folgende Punkte zu beachten:

- Versuchen Sie während des Hochziehens des Beins möglichst entspannt zu bleiben.
- Die Rolle in Ihrem Rücken hilft Ihnen, den Rücken möglichst wenig mitzubewegen.
- Die Rolle in der Leiste bewirkt ein zusätzliches Auseinanderziehen des Hüftgelenks während des Beugens.
- Die Übung kann variiert werden, indem Sie das Knie nicht nur gerade hochziehen, sondern auch etwas schräg, in Richtung der gegenüberliegenden Schulter (**Abb. 4.169**).
- Wenn Ihnen die Übung im Sitzen zu unangenehm ist, versuchen Sie die Übung in Rückenlage durchzuführen. Diese Stellung kann entspannter sein, was günstig ist, wenn man die Beweglichkeit verbessern möchte. Auch in Rückenlage unterstützen Sie die Lendenwirbelsäule und verwenden ebenso die Rolle in der Leiste.
- Versuchen Sie die Übung stündlich in Ihren Alltag einzubauen. Es reicht, wenn Sie ca. 20–23-mal wippen.
- Anschließend können Sie das Bein leicht ausschütteln.

Abb. 4.168 Mobilisation der Hüfte in die Beugung.

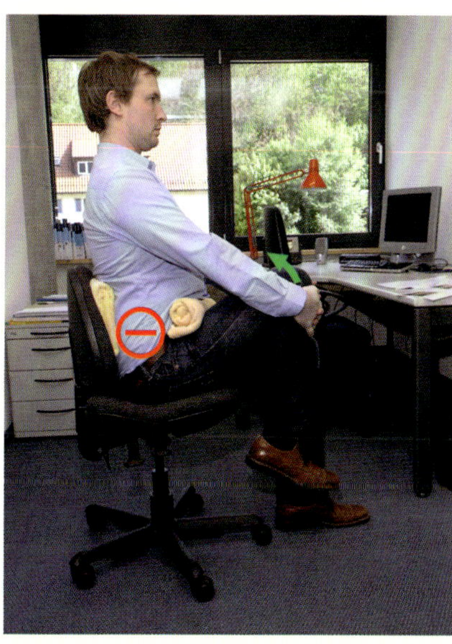

Abb. 4.169 Mobilisation in eine diagonale Richtung.

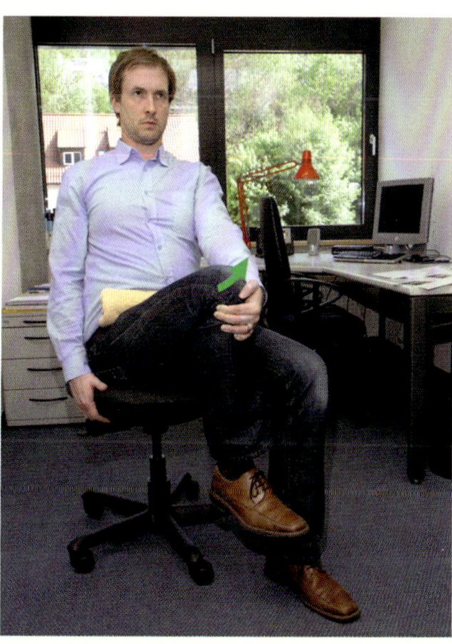

4.7.3 Entlastung des Iliosakralgelenks

Ziel der Übung: Durch isometrische Anspannungen das Iliosakralgelenk entlasten.

Hilfsmittel: Stuhl.

Ausgangsstellung: Im Sitz, korrekte Einordnung der Körperlängsachse, Hände liegen beidseits von hinten auf dem Beckenkamm (**Abb. 4.170**).

Ausführung: Der Patient versucht das Becken nach hinten zu kippen, gibt sich selbst Widerstand, so dass keine Bewegung stattfinden kann, sondern nur eine Anspannung. Die Spannung 5 Sekunden halten und loslassen, 10-mal wiederholen.

Instruktion: Das Becken möchte nach hinten kippen, aber der Widerstand mit den eigenen Händen verhindert die Bewegung.

Fehlerquellen: Der Patient führt die Bewegung zu intensiv aus und kann mit den Händen nicht gegenhalten. So entsteht eine lumbale Flexion.

Schlüsselpunkte: Durch das Festhalten des Iliums von dorsal versucht der Patient sein Sakrum aktiv gegen das Ilium zu bewegen. Die Bewegungsrichtung entspricht einer Kontranutation im Iliosakralgelenk, was eine häufig angewandte Behandlungsrichtung ist. Durch den Bewegungsversuch des Sakrums gegen das festgehaltene Ilium entsteht eine kleine Entlastung der Gelenkflächen.

Alternativen/Progression: Die Übung kann auch in Richtung Lateralflexion ausgeführt werden, dabei liegt eine Hand auf dem Beckenkamm (**Abb. 4.171**). Der Patient versucht diese Beckenseite hochzuziehen, gibt sich aber selbst Widerstand, so dass keine Bewegung stattfinden kann.

Anwendungsmöglichkeiten: Schmerzhafte Zustände im Beckenbereich, die eventuell auf eine Hypermobilität des Gelenks zurückzuführen sind. Dabei kommt es zur Reizung der ligamentären Strukturen und zu Schmerzen. Häufig betroffen sind Frauen in der Schwangerschaft.

Abb. 4.170 Der Patient verhindert das Nach-hinten-Kippen indem er sich selbst Widerstand gibt.

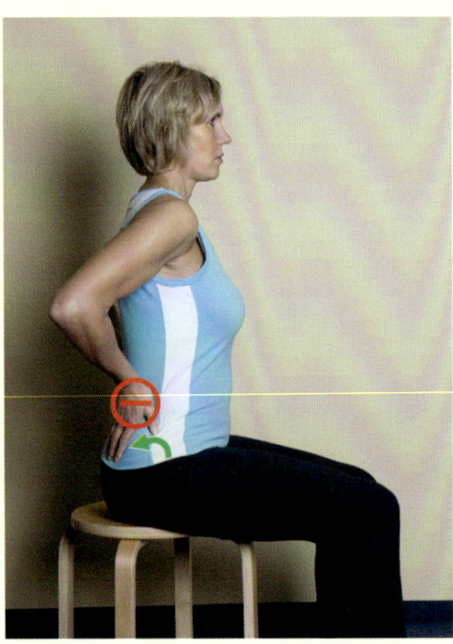

Abb. 4.171 Der Patient verhindert das Hochziehen des Beckens durch den Widerstand nach oben.

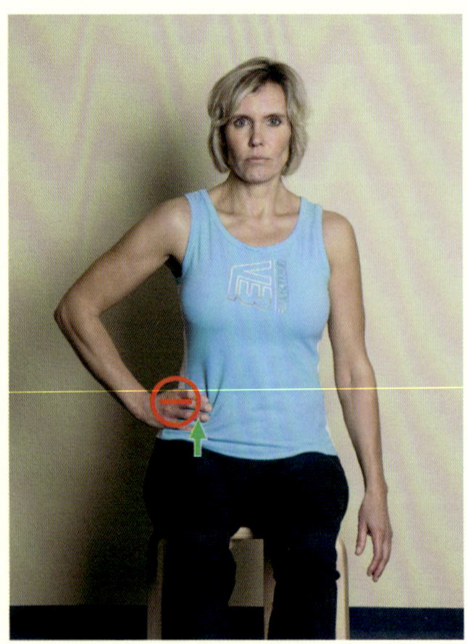

4.7.3 Entlastung des Kreuzbeindarmgelenks durch Anspannungsübungen

Das Kreuzbeindarmgelenk stellt die Verbindung von der Wirbelsäule zum Becken dar. Es handelt sich dabei um zwei relativ große Gelenkflächen, die durch einen festen Bandapparat miteinander verbunden sind. Das Gelenk hat nur einen kleinen Spielraum für Bewegung, es handelt sich eher um eine stoßdämpfende Wirkung.

Kann das Gelenk zu viel bewegen, kann es zu Reizung und Überlastung der umliegenden Bänder kommen. Es kann auch ein Gefühl von Verklemmen entstehen, wenn die Gelenkflächen nicht optimal zueinander stehen. Durch das Festhalten des Beckens von hinten können Sie mit dieser Anspannungsübung das Gelenk selbst entlasten. Sie versuchen durch die Bewegung das Kreuzbein in die Gegenrichtung zu bewegen, gegen das Becken.

Ausführung

- ☑ Setzen Sie sich aufrecht auf einen Stuhl. Die Füße stehen hüftbreit auf dem Boden.
- ☑ Legen Sie beide Hände von hinten auf Ihren Beckenkamm (**Abb. 4.172**).
- ☑ Versuchen Sie das Becken nach hinten zu kippen, aber es kommt zu keiner Bewegung, da Sie mit Ihren Händen die Bewegung verhindern.
- ☑ Halten Sie die Anspannung für ca. 5 Sekunden.
- ☑ Wiederholen Sie die Anspannung 10-mal.

Versuchen Sie folgende Punkte zu beachten:

- Versuchen Sie das Becken nur so stark nach hinten zu kippen, wie Sie gegenhalten können.
- Sie können die Intensität der Anspannung variieren, damit Sie während der Übung keine Schmerzen haben.
- Während der ganzen Übung soll die Wirbelsäule aufrecht bleiben.
- Die Übung kann auch in eine andere Richtung durchgeführt werden. Dazu legen Sie eine Hand von oben auf den Beckenkamm (**Abb. 4.173**). Versuchen Sie das Becken seitlich hochzuziehen und halten Sie es gleichzeitig mit der Hand nach unten.
- Versuchen Sie die Übung mehrmals am Tag zu wiederholen.

Abb. 4.172 Der Patient verhindert das Nach-hinten-Kippen indem er sich selbst Widerstand gibt.

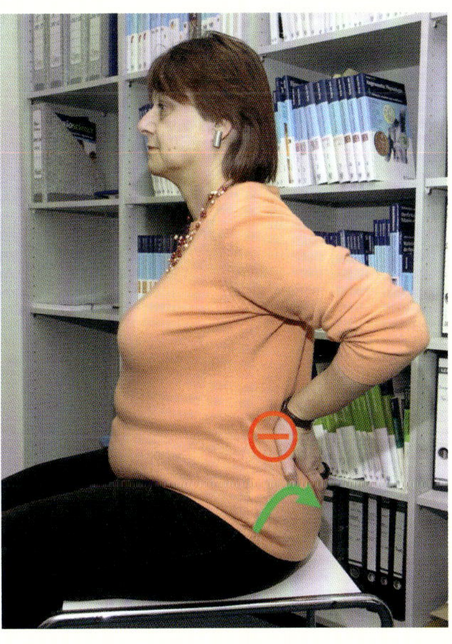

Abb. 4.173 Der Patient verhindert das Hochziehen des Beckens durch den Widerstand nach oben.

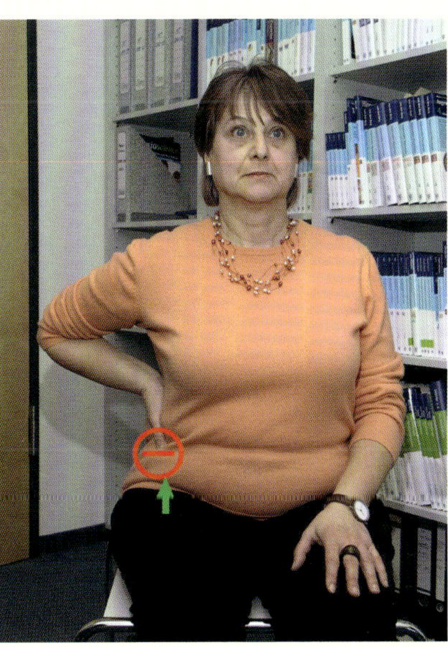

4.7.4 Selbstmassage des Tractus iliotibialis mit einem Tennisball

Ziel der Übung: Beeinflussung der Schmerzen und der Spannung des Tractus iliotibialis durch Selbstmassage und Friktion mit einem Tennisball.

Hilfsmittel: Stuhl/Hocker, Tennisball.

Ausgangsstellung: Im Sitzen, die Hüftgelenke befinden sich in ca. 90° Flexion und die beiden Femura bilden einen Winkel von 90°. In dieser Stellung ist der Tractus iliotibialis entspannt (**Abb. 4.174**).

Ausführung: Der Patient rollt den Tennisball quer über den Tractus iliotibialis und arbeitet sich dabei von proximal nach distal.

Instruktion: Der Tractus iliotibialis verläuft genau wie ein Seitenstreifen an den Hosen. Den Tennisball quer über den Streifen rollen, dabei so viel Druck ausüben, dass ein „angenehmer" Schmerz entsteht.

Fehlerquellen: Der Patient übt zu viel Druck aus.

Schlüsselpunkte: Die Ausgangsstellung erlaubt es dem Patienten, ohne Probleme selbst an seinen Tractus iliotibialis heranzukommen. Durch den Tennisball entsteht eine relativ harmonische und runde Bewegung, die den Tractus iliotibialis mit einer Quermassage behandelt. Der Patient kann selbst bestimmen, wie viel Druck er ausüben möchte. Die Druckmassage kann durch die Aktivierung von Mechanorezeptoren Schmerzen günstig beeinflussen. Auch die Durchblutungsförderung kann zur Entspannung und Schmerzreduktion führen.

Alternativen/Progression: Durch Verkleinerung des Winkels zwischen den Femura (**Abb. 4.175**) und eventuell einen höheren Sitz kann die Spannung im Tractus iliotibialis erhöht werden. Auch durch die Intensität des Drucks kann eine Progression erreicht werden.

Anwendungsmöglichkeiten: Schmerzhafte Verspannung und Verhärtungen des Tractus iliotibialis, wie sie häufig bei Hüftproblemen vorkommen. Schmerzhafte Verspannungen durch muskuläre Dysbalancen im Beckenbereich. Dies ist ein häufiger Befund bei Läufern.

Abb. 4.174 Die Selbstmassage beginnt in einer entspannten Stellung des Tractus iliotibialis.

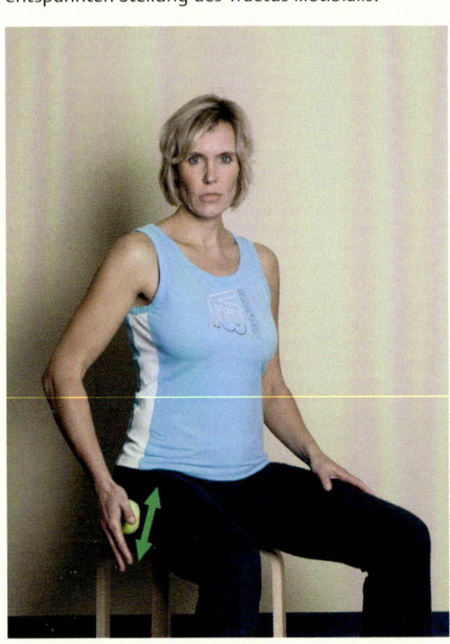

Abb. 4.175 Als Steigerung können die Beine geschlossen werden, um die Spannung zu erhöhen.

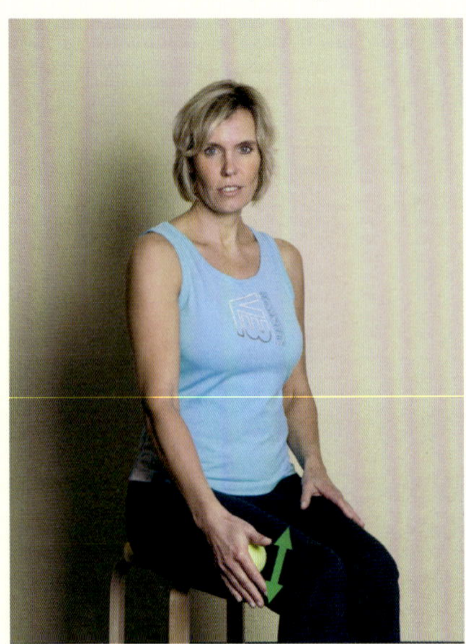

4.7.4 Selbstmassage der verspannten und schmerzhaften seitlichen Oberschenkelmuskulatur

Seitlich am Oberschenkel verläuft eine breite Sehnenplatte. Mehrere Hüftmuskeln strahlen in diese Sehne ein. Der Verlauf der Sehne ist genau wie ein seitlicher Streifen an einer Sporthose. Die Sehne verläuft vom Beckenknochen bis über das Kniegelenk und endet seitlich am Unterschenkel. Der Fachbegriff für die Sehnenplatte lautet Tractus iliotibialis.

Bei vielen Hüftproblemen – ob sie das Gelenk oder die Muskulatur betreffen – ist der Tractus iliotibialis sehr verspannt und schmerzhaft. Ihre Therapeutin hat festgestellt, dass dies bei Ihnen der Fall ist, und hat in der Behandlung vielleicht schon selbst eine Art Massagetechnik auf die Sehne angewandt.

Sie können auf relativ einfache Art eine Selbstmassage mit einem Tennisball durchführen und haben somit eine Möglichkeit, die Schmerzen, die dadurch entstehen, selbst günstig zu beeinflussen.

Ausführung

- ☑ Setzen Sie sich bequem auf einen Stuhl oder Hocker.
- ☑ Stellen Sie die Beine so auseinander, dass in etwa ein rechter Winkel zwischen Ihren Oberschenkeln entsteht (**Abb. 4.176**).
- ☑ Versuchen Sie zu tasten, wo sich die Sehnenplatte seitlich am Oberschenkel befindet.
- ☑ Nehmen Sie einen Tennisball in die Hand und rollen ihn quer über die Sehne. Beginnen Sie weit oben am Oberschenkel und arbeiten Sie sich bis zum Kniegelenk hinunter (**Abb. 4.177**).
- ☑ Rollen Sie den Tennisball mit so viel Druck über die Sehne, dass ein „angenehmer" Schmerz entsteht.

Versuchen Sie folgende Punkte zu beachten:

- Der Effekt nach der Übung soll angenehm sein, der Schmerz soll durch das wiederholte Rollen über die Sehne eher abnehmen.
- Sie sollten die Übung nicht mit zu viel Druck durchführen und dadurch zu viel Schmerzen auslösen, sonst können Sie die Sehne erneut reizen und die Spannung wird noch größer.
- Je näher Sie die Oberschenkel zueinander stellen, desto mehr Spannung entsteht auf der Sehne. Dies können Sie zur Steigerung einsetzen.
- Versuchen Sie die Übung mehrmals am Tag zu wiederholen.

Abb. 4.176 Die Selbstmassage beginnt in einer entspannten Stellung des Muskels.

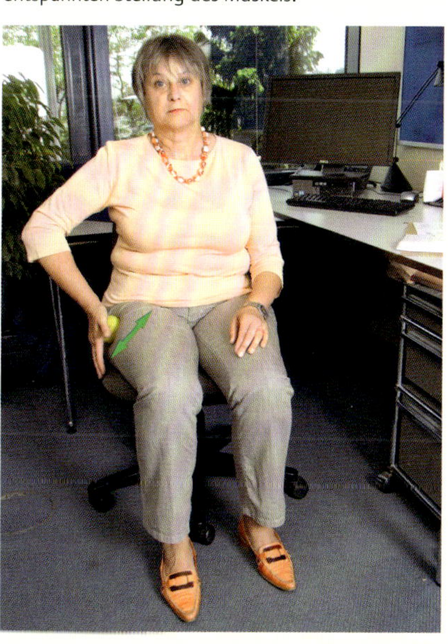

Abb. 4.177 Als Steigerung können die Beine geschlossen werden, um die Spannung zu erhöhen.

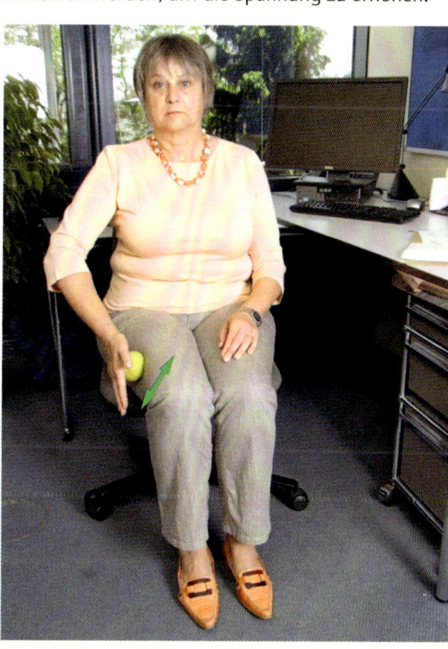

4.7.5 Training der Hüftstabilität in Vollbelastung

Ziel der Übung: Training der abduktorischen und rotatorischen Stabilität des Hüftgelenks in der Standbeinphase.

Hilfsmittel: Wand.

Ausgangsstellung: Der Patient steht mit der linken Seite an der Wand und beugt das linke Bein 90 ° in der Hüfte und 90 ° im Kniegelenk. Er steht mit dem ganzen Körpergewicht auf dem rechten Bein. Die Beinlängsachse im rechten Bein muss optimal eingestellt sein (**Abb. 4.178**).

Ausführung: Der Patient drückt mit dem linken Knie gegen die Wand, dadurch entsteht eine weiterlaufende Bewegung in der rechten Hüfte. Es darf aber keine Bewegung stattfinden, nur so erreicht man eine aktive Widerlagerung im rechten Hüftgelenk. Während 10 Sekunden den Druck halten, dann langsam loslassen. Die Übung 10-mal wiederholen.

Instruktion: Mit dem linken Knie von der Wand wegdrücken, ohne dass im rechten Bein von außen eine Bewegung zu sehen ist. Eine Linie durch den Körper vorstellen, die ihre Länge während der Übung nicht verändern darf.

Fehlerquellen: Patient drückt sich mit zu viel Kraft weg und kann die Hüfte nicht stabilisieren. Die Hüfte kommt in eine Flexionsstellung während des Spannens.

Schlüsselpunkte: Durch die Ausgangsstellung an der Wand entsteht eine zusätzliche Stabilität des Rumpfes und der Patient kann sich besser auf die Einstellung seiner Beinlängsachse und die Stellung seines Hüftgelenks konzentrieren.

Alternativen/Progression: Der Patient bestimmt selbst, mit wie viel Druck er arbeiten will, und kann so eine Progression vornehmen.

Anwendungsmöglichkeiten: Diese Übung ist eine intensive aktive Stabilisation des Hüftgelenks, die bei allen Problemen mit fehlender Hüftkontrolle angewendet werden kann. Schmerzfreie Vollbelastung ist Voraussetzung. Gut geeignet in der Rehabilitation von Gelenkersatz der Hüfte.

Eine nicht korrekte Belastung im Einbeinstand ist häufig ein beitragender Faktor bei Knieproblemen. Die Übung findet somit nicht nur bei Hüftproblemen, sondern auch bei Knieproblemen Anwendung. Sie kann auch als Beinachsentraining der gesamten unteren Extremität eingesetzt werden.

Abb. 4.178 In der Ausgangsstellung müssen die Beinachsen korrekt eingestellt werden.

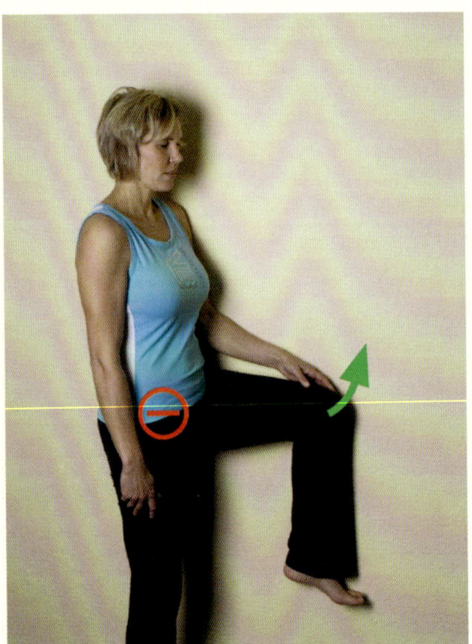

4.7.5 Stabilisation und Kräftigung der Hüftmuskulatur

Die Stabilität der Hüfte sorgt dafür, dass wir die Beinachsen richtig im Lot halten können. Das Kniegelenk kann z. B. nach innen kippen, weil die seitliche Hüftmuskulatur nicht genügend Stabilität hat. Das ist häufig ein Grund, warum es zu Knieproblemen kommen kann.

Das Hüftgelenk ist umgeben von zahlreichen Muskeln, die das Gelenk bewegen, aber auch stabilisieren. Bei einer Arthrose im Hüftgelenk kommt es immer zu Konsequenzen in der Muskulatur. Von einer Schwächung sind häufig die seitlichen Hüftmuskeln betroffen.

Die folgende Übung findet somit Anwendung bei Hüft- und Knieproblemen. Die Übung kann ohne Hilfsmittel überall im Alltag durchgeführt werden. Die Übung beschreibt das Training der rechten Hüfte.

Ausführung

- ☑ Stellen Sie sich seitlich an eine Wand. Ihre ganze linke Körperseite soll in Kontakt mit der Wand sein und Sie sollen so nah an der Wand stehen, dass Sie möglichst aufrecht stehen.
- ☑ Beugen Sie Ihre linke Hüfte an, bis der Oberschenkel waagerecht steht. Der Oberschenkel hat Kontakt mit der Wand (**Abb. 4.179**).
- ☑ Sie stehen jetzt nur auf dem rechten Bein. Achten Sie darauf, dass der rechte Fuß leicht nach rechts außen zeigt, Ihr Kniegelenk über dem Fuß steht und leicht angebeugt ist.
- ☑ Drücken Sie sich mit dem linken Knie von der Wand ab, ohne dass eine Bewegung von außen sichtbar ist.
- ☑ Um eine Bewegung zu verhindern, beginnt die Muskulatur in Ihrem rechten Gesäß intensiv zu arbeiten.

Abb. 4.179 Für das Training des rechten Beines mit der linken Seite an die Wand stellen.

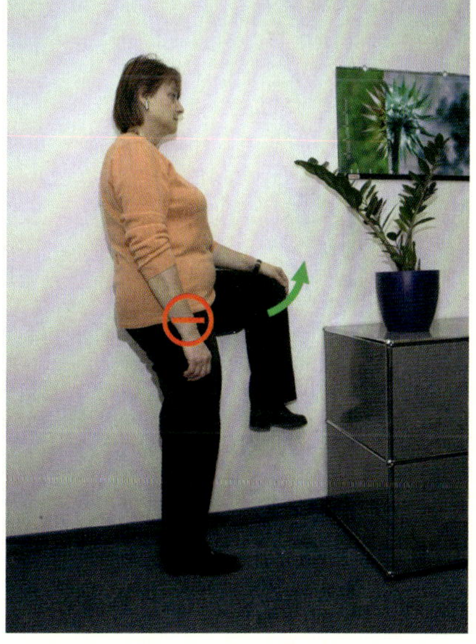

Versuchen Sie folgende Punkte zu beachten:

- Sie dürfen in der Ausgangsstellung und während des Spannens keine Schmerzen im rechten Bein spüren.
- Stellen Sie sich vor, dass während der ganzen Übung von außen nichts zu sehen ist, Sie behalten diese Stellung mit der aufrechten Haltung immer bei.
- Auch an der Position Ihres rechten Beins darf sich nichts verändern.
- Halten Sie die Spannung während 10 Sekunden und lassen langsam los. Die Anspannung 10-mal wiederholen. Eine Übungseinheit dauert 10-mal 10 Sekunden und soll am besten mit beiden Seiten durchgeführt werden. Idealerweise wiederholen Sie die Übung mehrmals am Tag.

4.7.6 Funktionelles Training der Hüftabduktoren

Ziel der Übung: Kräftigung der Hüftabduktoren in Vollbelastung durch konzentrische und exzentrische Aktivität.

Hilfsmittel: Ein Stuhl mit Lehne zum Festhalten, 1–2 Telefonbücher.

Ausgangsstellung: Der rechte Fuß steht auf einem dicken Telefonbuch, der linke Fuß hängt daneben. Mit der rechten Hand zur Sicherheit an einer Stuhllehne festhalten. Das rechte Bein steht korrekt, was die Beinachsen betrifft, das Kniegelenk darf nicht überstreckt sein. Der Oberkörper ist aufgerichtet (**Abb. 4.180**).

Ausführung: Die rechte Außenseite der Hüfte kurz machen, somit wird die linke Beckenseite angehoben (**Abb. 4.181**).

Instruktion: Die Vorstellung der Übung geht von der rechten Hüfte aus. Die Außenseite der Hüfte verlängern und verkürzen. Den rechten Hüftknochen (Trochanter) ganz leicht nach innen schieben.

Fehlerquellen: Bei dieser Übung sind zahlreiche Ausweichmechanismen möglich, da die Ausgangsstellung die Kontrolle vieler Komponenten verlangt: falsche Einstellung der Beinlängsachsen, Hyperextension im Knie, Verlust der Extensionsstellung in der Hüfte oder die Aktivität kommt aus der linken Rumpfseite, die aktiv verkürzt wird.

Schlüsselpunkte: Die Übung entspricht genau der funktionellen Aktivität der Hüftabduktoren während des Gehens. Der Fokus der Übung richtet sich auf die Aktivität in der rechten Hüfte und versucht durch Vorstellung von Verlängerung und Verkürzung die Muskulatur zu aktivieren. Die Übung stellt hohe Anforderungen an die Geschicklichkeit und Koordination und an eine selektive Aktivität der Hüfte bei gleichzeitiger Stabilität des Rumpfes.

Alternativen/Progression: Die Übung kann auch sehr gut auf einer Treppenstufe durchgeführt werden. Durch vermehrtes Abstützen kann die Belastung reduziert werden, ohne Abstützen kann der Schwierigkeitsgrad erhöht werden. Die Übung kann zusätzlich mit Hüftrotation kombiniert werden. Die Rotation wird von proximal über das Becken ausgeführt.

Anwendungsmöglichkeiten: Hüftprobleme mit fehlender abduktorischer Kontrolle. Dies zeigt sich häufig im Gangbild durch eine Duchenne oder Trendelenburg. Häufige Anwendung in der Nachbehandlung von Gelenkersatz in der Hüfte.

Abb. 4.180 Ausgangsstellung für das Training der rechten Hüfte .

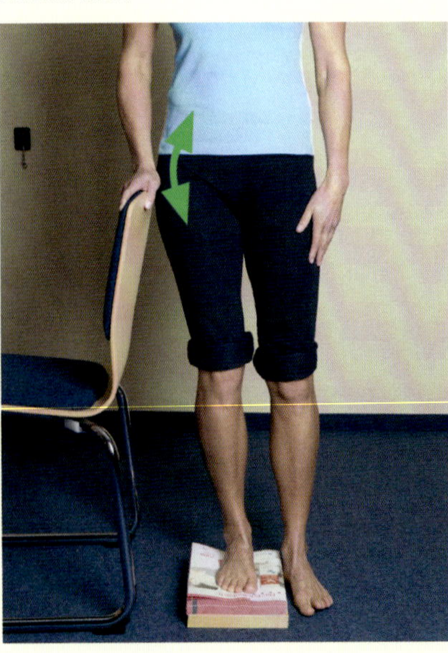

Abb. 4.181 Die Aktivität kommt aus dem rechten Hüftgelenk.

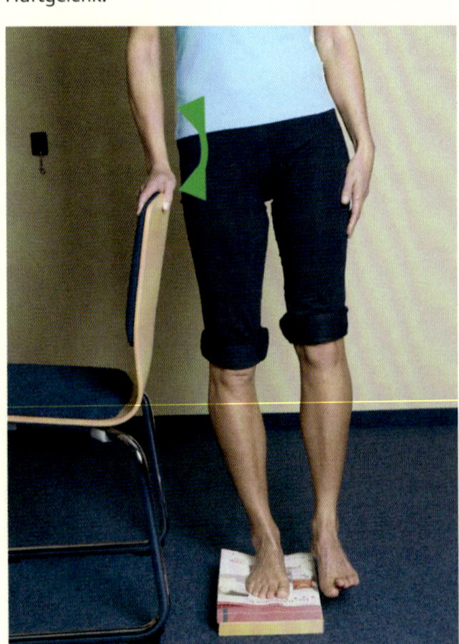

4.7.6 Kräftigung der seitlichen Hüftmuskulatur zur Verbesserung des Gangbildes

Bei einer Hüftarthrose kommt es häufig zu einer Abschwächung der seitlichen Hüftmuskulatur. Diese Schwäche kann beim Gehen zu einem typischen seitlichen Wackeln führen. Sie haben vielleicht selbst erlebt, dass es dadurch wiederum zu Überlastungen im Bereich der Lendenwirbelsäule kommt.

Selbst wenn die Hüfte operiert wird, kann diese Schwäche trotz einer Prothese weiter bestehen. Um das seitliche Schwanken oder Wackeln verringern zu können, muss die Muskulatur über längere Zeit regelmäßig trainiert werden.

Mit der folgenden einfachen Übung können Sie die Muskulatur mehrmals am Tag selbst trainieren. Die Übung beschreibt das Training der rechten Hüfte.

Ausführung

- ☑ Stellen Sie sich mit dem rechten Fuß auf ein dickes Telefonbuch, der linke Fuß hängt frei daneben. Halten Sie sich mit der rechten Hand zur Sicherheit an einer Stuhllehne fest (**Abb. 4.182**).
- ☑ Achten Sie darauf, dass Ihr Oberkörper aufgerichtet ist und Ihr rechtes Bein gut steht: Der Fuß ist leicht nach außen gedreht, das Kniegelenk nicht überstreckt und genau über dem Fuß ausgerichtet.
- ☑ Stellen Sie sich vor, wie die Muskulatur seitlich über Ihre rechte Hüfte läuft. Diese Muskulatur möchten Sie jetzt verkürzen und zusammenziehen. Anschließend lassen Sie wieder locker, bis Sie das Gefühl haben, die Muskulatur würde nun gedehnt (**Abb. 4.183**).
- ☑ Sie können sich auch vorstellen, dass beim Verkürzen der Muskulatur Ihr rechter Hüftknochen minimal nach innen geschoben wird.

Versuchen Sie folgende Punkte zu beachten:

- Die Ausgangsstellung der Übung und auch die Übung selbst dürfen keine Schmerzen verursachen. Wenn es nötig ist, können Sie sich vermehrt auf dem Stuhl abstützen, um die Belastung etwas zu verringern.
- Versuchen Sie während der Übung Ihren Oberkörper ganz ruhig zu halten.
- Denken Sie bei der Übung immer an die rechte Hüfte.
- Trainieren Sie immer in 3er-Serien. Zu Beginn sind vielleicht 3-mal 10 Wiederholungen möglich. Steigern Sie auf 3-mal 20 Wiederholungen. Diese sollten Sie mehrmals am Tag durchführen.

Abb. 4.182 Ausgangsstellung für das Training der rechten Hüfte.

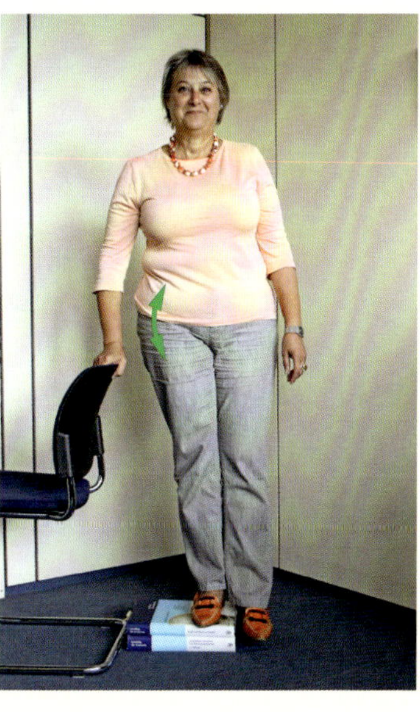

Abb. 4.183 Anspannen der seitlichen Hüftmuskulatur rechts.

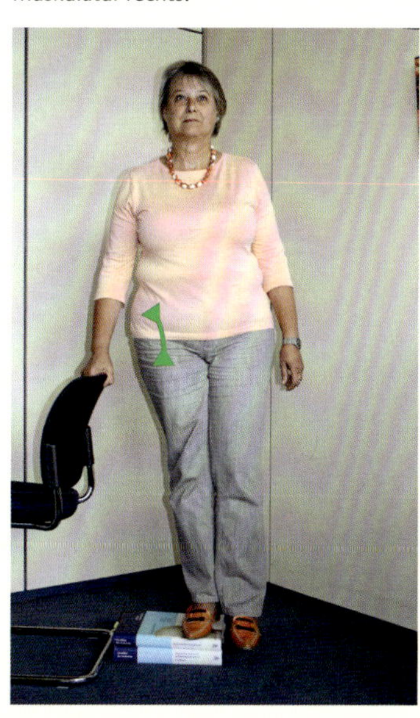

4.7.7 Rhythmische Dehnung des M. rectus femoris im Sitzen

Ziel der Übung: Verbesserung der Beckenstellung durch eine Dehnung des M. rectus femoris.

Hilfsmittel: Stuhl.

Ausgangsstellung: Aufrechter Sitz, die Lendenwirbelsäule soll neutral eingestellt sein, die Körperabschnitte Becken, Brustkorb und Kopf sollen im Lot übereinanderstehen, ein Oberschenkel liegt komplett auf dem Stuhl auf, das zu dehnende Bein ist neben dem Stuhl und wird im Kniegelenk angebeugt. Der Patient fasst den Knöchel des zu dehnenden Beins (**Abb. 4.184**).

Ausführung: Die neutrale Stellung der Lendenwirbelsäule wird beibehalten, während das Bein neben dem Stuhl langsam in Richtung Hüftextension bewegt wird (**Abb. 4.185**). Die Bewegung wird langsam oszillierend hin und her durchgeführt.

Instruktion: Bauchnabel einziehen (siehe Übung 4.6.1) mit der Vorstellung, man trägt eine enge Jeans mit einem tiefen Bund und möchte den Unterbauch ein bisschen einziehen. Die Spannung halten, während der Fuß langsam nach hinten gezogen wird. Die Stellung in der Lendenwirbelsäule muss unverändert bleiben.

Fehlerquellen: Der Fuß wird zu weit nach hinten gezogen, dadurch wird die Stellung der Lendenwirbelsäule aufgegeben oder der Rumpf wird nach vorn geneigt.

Schlüsselpunkte: Die Übung erreicht zwei Ziele: Stabilisierung der Lendenwirbelsäule bei gleichzeitiger Dehnung des M. rectus femoris. Die Ausgangsstellung im Sitzen hat Vorteile für die Ausweichbewegungen. Das Bein, das auf dem Stuhl liegt, hilft die weiterlaufende Bewegung auf die Lendenwirbelsäule zu limitieren.

Alternativen/Progression: Die Übung kann auch im Stehen ausgeführt werden. Die Kontrolle der weiterlaufenden Bewegung in der Lendenwirbelsäule ist schwieriger.

Anwendungsmöglichkeiten: Die Dehnfähigkeit des M. rectus femoris hat Einfluss auf Probleme der Lendenwirbelsäule, der Hüfte und auf das Kniegelenk. Bei Problemen der Lendenwirbelsäule können die Bewegungsfähigkeit und die Stellung des Beckens verbessert werden, bei Hüftproblemen die Beweglichkeit in Extension und bei Knieproblemen der retropatelläre Druck. Die Übung setzt eine volle und schmerzfreie Beweglichkeit in Knieflexion voraus.

Abb. 4.184 Das zu dehnende Bein befindet sich neben dem Stuhl.

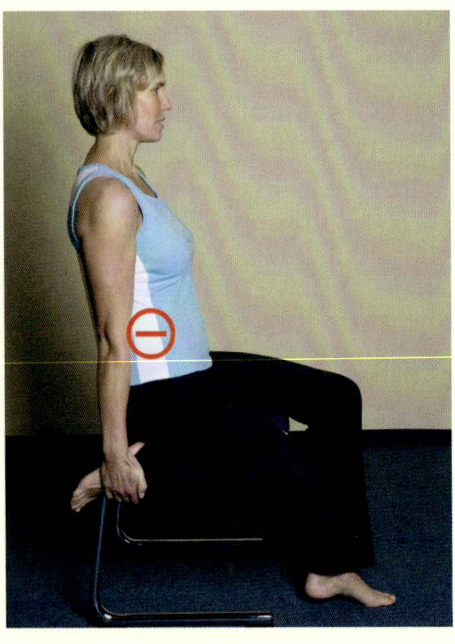

Abb. 4.185 Während des Dehnens muss die neutrale Stellung der Lendenwirbelsäule aufrecht erhalten werden.

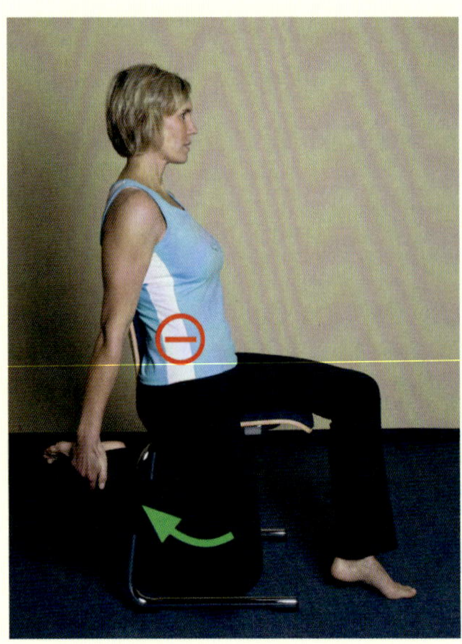

4.7.7 Dehnung des vorderen Hüft- und Kniemuskels

Verkürzte Muskeln können die Folge oder die Ursache von Problemen sein. In Ihrem Fall geht es um einen Muskel, der auf der Vorderseite der Hüfte verläuft und auch über das Kniegelenk zieht. Da dieser Muskel bereits am Becken seinen Ursprung hat, kann er die Beckenstellung beeinflussen. Die Beckenstellung ist wiederum zuständig für die Stellung und Bewegungsmöglichkeit der Lendenwirbelsäule. Die Übung kann für Sie somit im Zusammenhang mit Ihrem Rückenproblem wichtig sein.

Dort wo der Muskel auf der Vorderseite über Ihre Hüfte zieht, hat er eine Wirkung auf den Umfang, in dem Sie Ihre Hüfte strecken können. Ist Ihr Problem eher ein Hüftproblem, wird die Übung Ihre Hüftstreckung verbessern helfen.

Zum Schluss verbindet sich der Muskel mit der Kniescheibe und endet mit einer Sehne vorn am Schienbein. Ein verkürzter Muskel kann in bestimmten Stellungen den Druck hinter der Kniescheibe erhöhen. Dies kann auch ein Grund sein, warum Ihre Therapeutin diese Übung für Sie ausgesucht hat.

Ausführung

- ☑ Sie sitzen aufrecht auf einen Stuhl. Ein Oberschenkel liegt auf dem Stuhl, das andere Bein steht daneben.
- ☑ Beugen Sie das Kniegelenk des neben dem Stuhl stehenden Beins an und nehmen Sie den Fuß in Ihre Hand (**Abb. 4.186**).
- ☑ Ziehen Sie Ihren Unterbauch langsam und sanft ein, als möchten Sie Ihren Bauchnabel nach innen ziehen. Vielleicht hilft Ihnen die Vorstellung, dass Sie eine enge Jeans mit einem tiefen Bund tragen und den Unterbauch ein bisschen einziehen möchten.
- ☑ Ziehen Sie den Fuß langsam nach hinten, bis Sie vorn auf dem Oberschenkel eine Spannung spüren (**Abb. 4.187**).
- ☑ Während Sie den Fuß nach hinten ziehen, behalten Sie immer die Spannung im Bauch bei. Es ist nicht wichtig, dass Sie den Fuß möglichst weit nach hinten ziehen, sondern dass Sie den Rücken dabei nicht bewegen.

Versuchen Sie folgende Punkte zu beachten:

- Sitzen Sie aufrecht, als würden Sie von einem Faden vom Hinterkopf aus in die Länge gezogen, Ihre Lendenwirbelsäule ist nicht hohl, aber auch nicht rund.
- Durch das Ziehen des Fußes nach hinten kommt es zu einem Spannungsgefühl auf der Vorderseite des Oberschenkels. Diese Spannung sollte nicht schmerzhaft sein.
- Gehen Sie so weit, wie Sie diese Spannung aushalten können und – noch wichtiger – so weit wie Sie die Stellung Ihrer Lendenwirbelsäule beibehalten können.
- Wiederholen Sie die Übung jeweils 10-mal pro Seite. Bleiben Sie kurz in der Endstellung und bewegen Sie dann wieder zurück.
- Idealerweise wiederholen Sie die Übungseinheit mehrmals pro Tag.

Abb. 4.186 Das zu dehnende Bein befindet sich neben dem Stuhl.

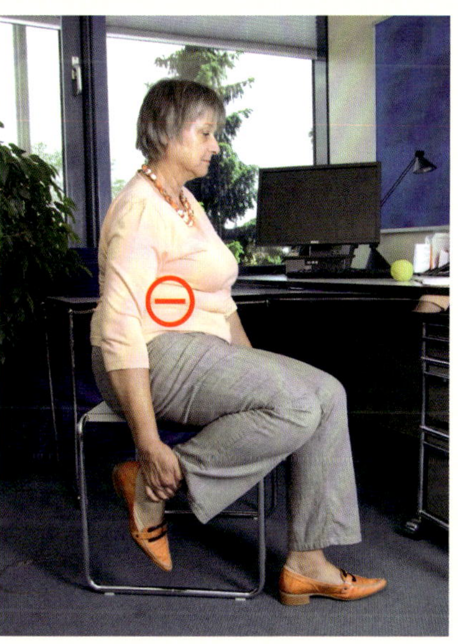

Abb. 4.187 Während des Dehnens muss die Lendenwirbelsäule fixiert bleiben.

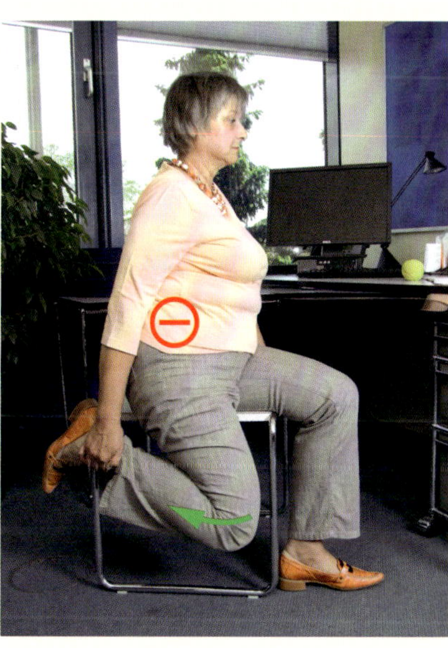

4.7.8 Hüftmobilisation in Flexion mit einer Anterior-Posterior-(AP)Bewegung auf dem Femur

Ziel der Übung: Durch die AP-Mobilisation auf dem Femur das Einklemmen (Impingement) zwischen Femur und Acetabulum/Labrum verhindern und eine schmerzfreiere Flexion erreichen.

Hilfsmittel: Stuhl oder Hocker, Schal oder Handtuch

Ausgangsstellung: Aufrechter Sitz auf der Kante eines Hockers oder Stuhls. Das Handtuch oder der Schal wird relativ schmal gerollt und soweit proximal wie möglich auf den Femur gelegt. Die Enden des Schals werden mit den Händen festgehalten (**Abb. 4.188**, **Abb. 4.190**).

Ausführung: Durch den Zug am Schal mit den Händen in Richtung Boden entsteht eine longitudinale kaudale Gleitbewegung des Femur. Die Flexionsbewegung im Hüftgelenk wird von proximal durchgeführt durch das Kippen des Beckens nach ventral und dem Vorneigen der Körperlängsachse (**Abb. 4.189**, **Abb. 4.191**).

Instruktion: Mit beiden Händen das Tuch in Richtung Boden ziehen. Das Gefühl erzeugen, den Oberschenkelkopf aus der Pfanne zu ziehen. Gleichzeitig mit dem Oberkörper nach vorne lehnen und den Rücken ganz gerade und lang halten.

Fehlerquellen: Die Ausführung der Hüftflexion von proximal bedingt, dass der Patient das Becken nach vorne kippen muss. Häufig wird anstelle des Beckenkippens die LWS flektiert.

Schlüsselpunkte: Durch die veränderte Stellung des Femurkopfes muss es sofort zu einer schmerzfreieren Flexion im Hüftgelenk kommen. Das Impingement zwischen Femur und Labrum acetabulare kann so verhindert werden.

Alternativen/Progression: Die Übung kann auch im Stehen ausgeführt werden ohne die Benutzung eines Schals. Die Ausgansstellung ist eine leichte Hocke mit Vorneigung der Körperlängsachse. Es wird eine oszillierende Bewegung des Oberkörpers nach vorne durchgeführt bei gleichzeitigem Druck auf den proximalen Femur mit beiden Händen in Richtung Boden (**Abb. 4.192**).

Anwendungsmöglichkeiten: Typischerweise bringt diese Übung bei Patienten mit Femoro-Acetabulärem-Impingement (FAI) eine sofortige Linderung der schmerzhaften Flexion, welche auch anhält, wenn die Hüfte anschließend normal flektiert wird. Geschickte Patienten können die Übung im Stehen ohne Hilfsmittel durchführen und so eine schmerzhafte Flexion auch während des Sports behandeln.

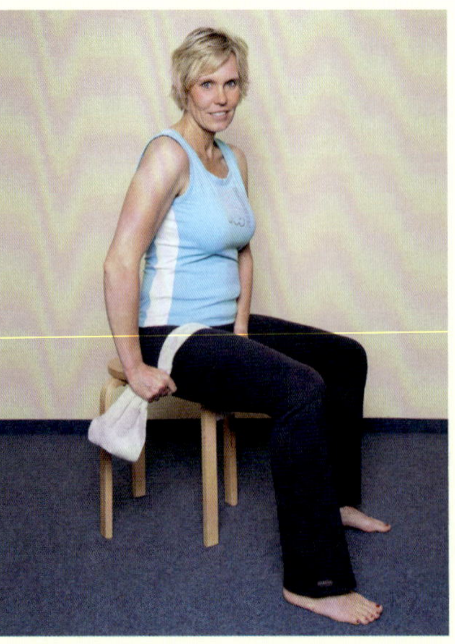

Abb. 4.188 In der Ausgangsstellung auf dem Stuhl oder Hocker, soll der betroffene Femur nicht auf der Sitzfläche aufliegen. Der Schal liegt so gelenknah wie möglich und wird mit beiden Händen straff nach unten festgehalten.

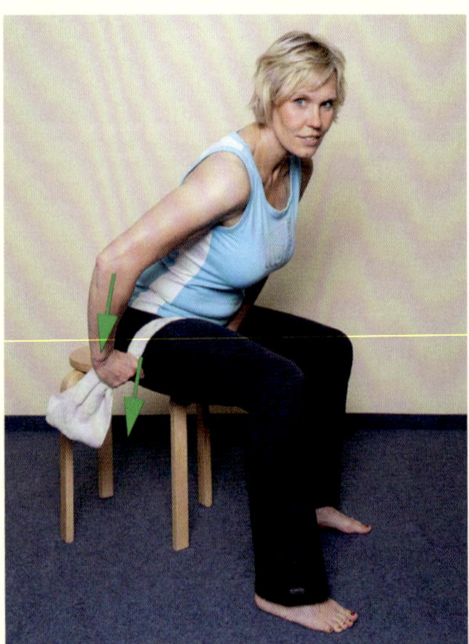

Abb. 4.189 Die Flexion im Hüftgelenk wird von proximal durchgeführt durch das Vorneigen der Körperlängsachse.

4.7.8 Mobilisation der Hüftbeugung mit einer korrigierten Oberschenkelstellung

Durch knöcherne Veränderungen am Oberschenkelhals oder am Rand der Hüftpfanne kann es beim Beugen der Hüfte, oder beim Hochziehen/Abspreizen des Beines zu einem sehr schmerzhaften Einklemmgefühl in der Hüfte kommen. Man nennt diese Problematik ein Femoro-Acetabuläres-Impingement (FAI) Durch eine einfache Übung kann etwas mehr Platz geschaffen werden zwischen dem Oberschenkelhals und dem Pfannenrand. In dieser neuen Stellung kann das Hüftgelenk weiter und schmerzfreier bewegt werden. Wenn Sie diese Bewegungen einige Male wiederholen, ist meist das Beugen der Hüfte für längere Zeit wieder angenehmer. Die folgende Übung im Sitzen und Stehen zeigt Ihnen, wie Sie dabei vorgehen sollen:

Ausführung

- ☑ Sie sitzen aufrecht auf einem Stuhl. Der Oberschenkel des betroffenen Beines soll nicht auf dem Stuhl aufliegen, sondern nur der Sitzhöcker.
- ☑ Rollen Sie ein kleines Handtuch und legen Sie dieses in Ihre Leiste (**Abb. 4.190**).
- ☑ Halten Sie die Enden des Handtuches mit beiden Händen fest und ziehen Sie das Handtuch in Richtung Boden. Dabei stellen Sie sich vor, der Oberschenkelkopf wird etwas aus der Pfanne herausgezogen.
- ☑ Nun lehnen Sie sich mit dem Oberkörper langsam nach vorne. Die Wirbelsäule soll dabei ganz gerade bleiben. Gehen Sie so weit Sie können und führen Sie am Ende der Bewegung kleine sanfte Wippbewegungen mit dem Oberkörper aus (**Abb. 4.191**).

Versuchen Sie folgende Punkte zu beachten:

- Sitzen Sie aufrecht, als würden Sie von einem Faden am Hinterkopf aus in die Länge gezogen, Ihre Lendenwirbelsäule ist nicht hohl, aber auch nicht rund.
- Der Oberschenkel darf nicht auf dem Stuhl aufliegen, damit er frei ist und mit dem Tuch nach unten gezogen werden kann.
- Wippen Sie sanft ca. 10-mal und wiederholen es 2-4mal. Anschließend testen Sie kurz, wie sich das Beugen in der Hüfte ohne Handtuch anfühlt.
- Wiederholen Sie die Übung 2-4mal über den Tag verteilt und immer dann, wenn Sie beim Hochziehen das Beines dieses „Klemmgefühl" haben.
- Versuchen Sie, die Übung auch im Stehen ohne Handtuch zu machen. Beugen Sie leicht die Kniegelenke und lehnen Sie sich mit geradem Rücken nach vorne. Drücken Sie mit beiden Händen den Oberschenkel ganz nah an der Leiste in Richtung Boden und wippen Sie gleichzeitig mit dem Oberkörper nach vorne (**Abb. 4.192**).

Abb. 4.190 Im Sitz soll der Oberschenkel Ihrer betroffenen Hüfte nicht auf dem Stuhl aufliegen. Legen Sie das Handtuch oder den Schal so tief in Ihre Leiste wie möglich.

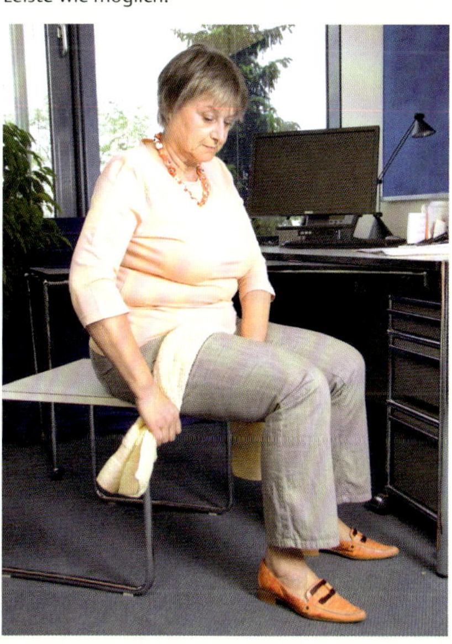

Abb. 4.191 Lehnen Sie sich nach vorne und halten Sie Ihren Rücken dabei ganz lang und gerade.

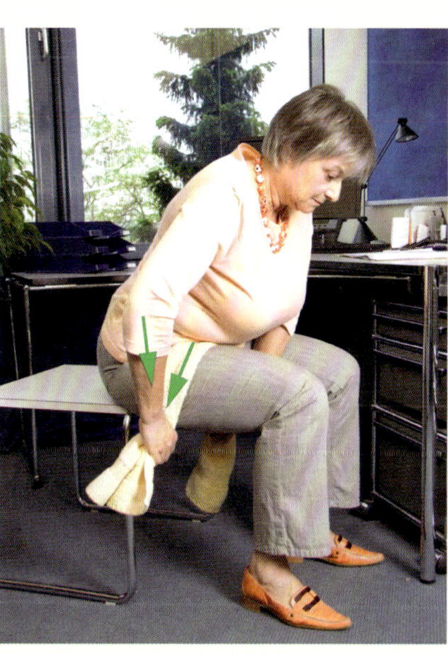

Abb. 4.192 Die Übung kann auch im Stehen durchgeführt werden und ermöglicht dadurch, ein Klemmgefühl in der Hüfte auch während des Sports zu beeinflussen.

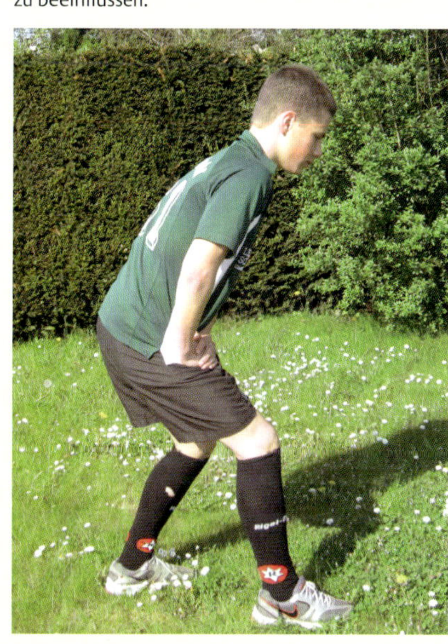

4.7.9 Sanfte Rotationsmobilisation des Hüftgelenks

Ziel der Übung: Schmerzreduktion durch sanfte Drehbewegungen im Hüftgelenk

Hilfsmittel: keine

Ausgangsstellung: Stehend, das Hauptgewicht befindet sich auf dem nicht betroffenen Bein. Der Oberkörper kann zusätzlich mit beiden oder mit einer Hand abgestützt werden. Das betroffene Bein wird auf dem Fußballen aufgestellt, in einer möglichst angenehmen Stellung. In der Regel befindet sich dabei das Hüftgelenk in leichter Flexion, Abduktion und Außenrotation. Das Kniegelenk befindet sich in leichter Flexion (**Abb. 4.193**, **Abb. 4.195**).

Ausführung: Der Fußballen bleibt am Ort stehen, während das Bein aus der Hüfte sanft gedreht wird.

Instruktion: Obwohl das betroffene Bein auf dem Fußballen aufgestellt ist, soll es möglichst wenig belastet und so passiv wie möglich sein. Mit einem minimalen Aufwand aus der Hüfte heraus das Bein sanft drehen. Dabei beschreibt die Kniescheibe eine Kurve. Es entsteht eine Bewegung, als wenn eine Zigarettenkippe ausgetreten wird.

Fehlerquellen: Das Bein wird mit zu viel Kraft gedreht, es kommt zu einer unnötigen Aktivierung der Muskulatur. Das Becken wird ebenfalls gedreht, die Bewegung findet in der LWS statt, anstatt im Hüftgelenk.

Schlüsselpunkte: Durch die Ausgangsstellung befindet sich das Hüftgelenk in der sogenannten Ruhestellung und hat somit die beste Voraussetzung, sanfte Bewegungen zuzulassen. Sanfte Rotationsbewegungen haben bei sehr schmerzhaften Gelenken häufig eine positive Wirkung.

Alternativen/Progression: Das Körpergewicht kann individuell abgestützt werden. Als Progression kann die Übung auch ohne zusätzliches Stützen durchgeführt werden und ist somit auch ein Gleichgewichts- und Geschicklichkeitstraining. Am Anfang können die Drehbewegungen nur in Richtung Außenrotation durchgeführt werden, was in der Regel schmerzfreier möglich ist. Die Bewegungen können je nach Situation vergrößert und durch unterschiedliche Geschwindigkeiten zusätzlich variiert werden.
Eine weitere Variation besteht in der Veränderung der Ausgangsstellung der Hüfte, die im Sinne einer Extension zum Beispiel verändert werden kann (**Abb. 4.194**).

Anwendungsmöglichkeiten: Hüftprobleme, bei denen der Schmerz im Vordergrund steht. Wenn in der Behandlung sanfte Schaftrotationen zur Schmerzreduktion geführt haben. Zum Beispiel bei Osteoarthrose der Hüfte in einem fortgeschrittenen Stadium.

Abb. 4.193 Das betroffene Bein ist so entlastet wie möglich und in einer angenehmen Stellung auf dem Fußballen aufgestellt.

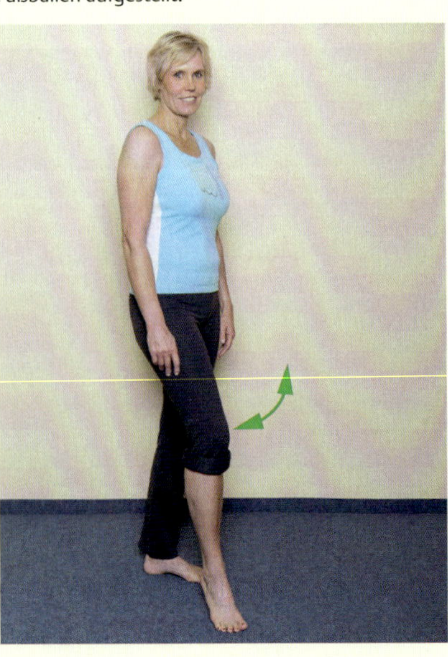

Abb. 4.194 Die Ausgangsstellung der Hüfte kann als Progression auch in Extension erfolgen.

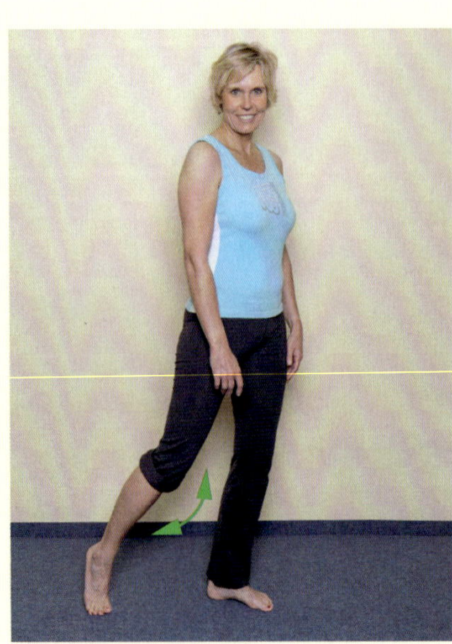

4.7.9 Entlastung und Schmerzlinderung der Hüfte durch sanfte Drehbewegungen

Wenn Sie starke Schmerzen im Hüftgelenk haben, können sanfte kleine Drehbewegungen sehr angenehm sein. Durch das Aufstellen des Beines auf dem Fußballen besteht wenig Gewichtsbelastung. Auch die Verspannungen der umliegenden Hüftmuskulatur, die oft die Folge starker Schmerzen sind, werden durch die rhythmischen Bewegungen günstig beeinflusst.
Diese Übung kann ohne jegliche Hilfsmittel durchgeführt werden und gibt Ihnen die Möglichkeit, überall und zu jeder Zeit selbst auf Ihre Hüftschmerzen Einfluss zu nehmen.

Ausführung

- ☑ Stellen Sie sich aufrecht auf Ihr gesundes Bein. Das betroffene Bein stellen Sie nur auf dem Fußballen auf.
- ☑ Bringen Sie den Fußballen in eine Stellung, die Ihnen angenehm ist in der Hüfte. Meist bedeutet es, dass der Fuß leicht vorne und etwas seitlich steht.
- ☑ Versuchen Sie nun, das Bein möglichst entspannt zu halten und führen kleine Drehbewegungen aus der Hüfte aus (**Abb. 4.195**).
- ☑ Es ist eine Bewegung, als wenn Sie eine Zigarettenkippe austreten wollen.
- ☑ Wenn Sie von oben auf Ihre Kniescheibe schauen, beschreibt diese einen Bogen nach rechts und links.

Versuchen Sie folgende Punkte zu beachten:

- Diese Übung soll der Schmerzlinderung und Muskelentspannung dienen. Deswegen ist es wichtig, dass Sie sich so viel Abstützen, wie es für Sie nötig ist.
- Sie können sich vor einen Tisch stellen und sich mit beiden Händen abstützen, oder Sie können sich nur seitlich abstützen. Stützen Sie sich in diesem Fall auf der Seite ab, auf der Sie das Körpergewicht haben. So ist Ihre schmerzhafte Hüfte bessere entlastet.
- Zu Beginn kann es angenehmer sein, wenn Sie die Drehung nur nach außen durchführen. Mit der Zeit können Sie auch nach innen drehen.
- In jedem Fall soll Ihnen die Bewegung angenehm sein.
- Sie können auch versuchen, die Position des Beines zu verändern, indem Sie es in eine andere Stellung bringen, zum Beispiel leicht hinter Ihrem Körper.
- Wiederholen Sie die Übung so oft es Ihnen angenehm ist, am besten jede Stunde für 1-2 Minuten.

Abb. 4.195 Der Fußballen wird so aufgestellt, dass die Hüftstellung als angenehm empfunden wird. Dabei soll das Bein so entspannt wie möglich sein.

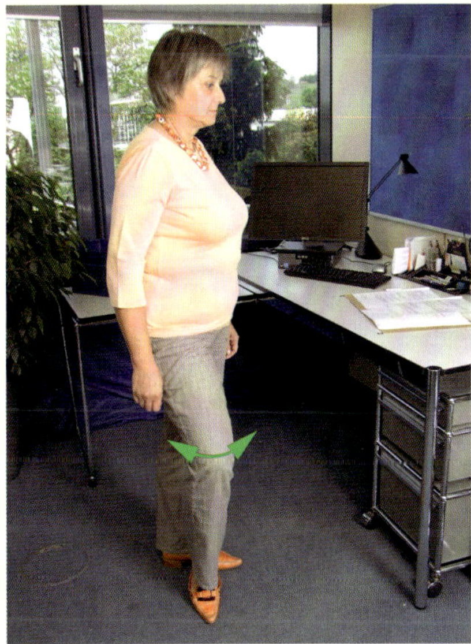

4.8 Region Knie und Fuß

4.8.1 Flexionsmobilisation durch Pendeln

Ziel der Übung: Sanfte Mobilisation des Kniegelenks in Flexionsrichtung bei Einschränkungen bei ca. 90°.

Hilfsmittel: Tisch, auf dem der Patient sitzen kann.

Ausgangsstellung: Sitzend auf dem Tisch, der gesamte Oberschenkel ist unterstützt.

Ausführung: Unterschenkel mit dem Eigengewicht hängen lassen und leicht in der Sagittalebene durch das Kniegelenk pendeln lassen (**Abb. 4.196**).

Instruktion: Unterschenkel hängen lassen und wie ein Uhrpendel leicht nach vorn und hinten schwingen.

Fehlerquellen: Der Patient bewegt den Unterschenkel aktiv.

Schlüsselpunkte: Der Unterschenkel führt eine leichte Traktion auf das Kniegelenk aus. In dieser Stellung kann das Kniegelenk sicher und schonend in die Flexion mobilisiert werden. Der Patient muss genau informiert werden, wie viele Symp tome er bei der Übung haben darf.

Alternativen/Progression: Wenn der Patient eine Gewichtsmanschette oder einen schwereren Schuh trägt, kann der Traktionseffekt noch verstärkt werden.

Anwendungsmöglichkeiten: Diese ausgesprochen einfache und wirkungsvolle Übung kann als Flexionsmobilisation bei schmerzhaften Einschränkungen angewandt werden. Die Knieflexion sollte ca. 90° betragen. Gut geeignet auch für ältere Patienten in der Rehabilitation, z. B. nach Knie-Totalprothese.

Abb. 4.196 Der Unterschenkel pendelt mit seinem Eigengewicht.

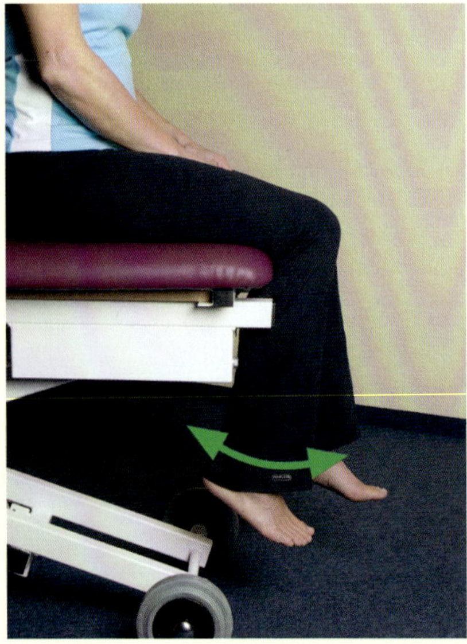

4.8.1 Verbesserung der Kniebeugung

Die Beweglichkeit Ihres Kniegelenks in die Beugung ist eingeschränkt und eventuell auch schmerzhaft. Es ist wichtig, dass Ihr Kniegelenk regelmäßig in diese Richtung bewegt wird, aber ohne es zu reizen. Wenn die Bewegung übertrieben wird, kann das Kniegelenk sehr leicht reagieren, indem es anschwillt, wärmer wird und mehr Schmerzen verursacht.

Bei dieser Übung geht es nicht unbedingt darum, die Beweglichkeit bewusst zu vergrößern, sondern darum, dass die Beweglichkeit, die Sie haben, unter günstigen Bedingungen immer wieder wiederholt wird. Die Übung soll Ihnen angenehm sein, so dass Sie sie gern wiederholen.

Ausführung

- ☑ Setzen Sie sich auf einen Tisch oder einen hohen Stuhl. Der gesamte Oberschenkel soll aufliegen. Ihre Unterschenkel müssen frei hängen können.
- ☑ Lassen Sie den Unterschenkel bewusst nach unten hängen, damit Sie das Gewicht spüren.
- ☑ Lassen Sie den Unterschenkel ohne Kraft mit einer kleinen Bewegung nach hinten und vorn schwingen (**Abb. 4.197**).
- ☑ Die Bewegung soll sich wie das Schwingen eines Uhrpendels anfühlen. Das Schwingen soll mit einem Minimalaufwand an Kraft in Gang gehalten werden.

Versuchen Sie folgende Punkte zu beachten:

- Das Wichtigste ist, dass sich die Bewegung in Ihrem Kniegelenk angenehm anfühlt.
- Wenn Sie ein Spannungsgefühl haben, sollte auch dies nicht unangenehm sein.
- Versuchen Sie sich vorzustellen, dass das Gewicht des Unterschenkels das Kniegelenk leicht auseinanderzieht.
- Ist das für Sie ein angenehmes Gefühl, können Sie den Effekt verstärken, indem Sie eine Gewichtsmanschette um das Fußgelenk legen oder einen schweren Schuh tragen.
- Versuchen Sie möglichst jede Stunde 20–30-mal zu pendeln.

Abb. 4.197 Der Unterschenkel pendelt mit seinem Eigengewicht.

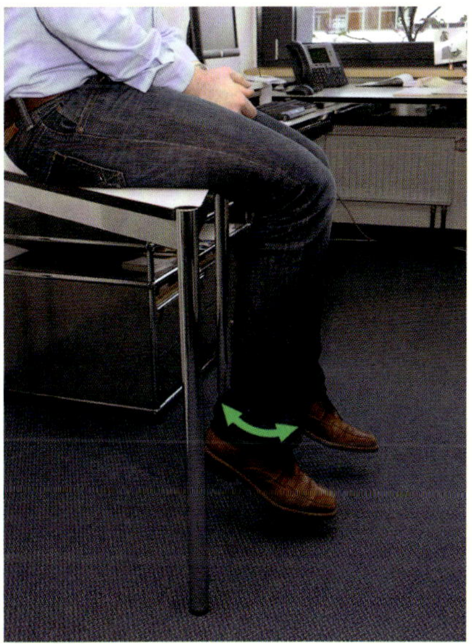

4.8.2 Intensive endgradige Flexionsmobilisation

Ziel der Übung: Beweglichkeitsverbesserung in der Knieflexion.

Hilfsmittel: Stuhl, zwei kleine Handtücher.

Ausgangsstellung: Stehend, der Unterschenkel des eingeschränkten Kniegelenks wird auf dem Stuhl gelagert. Ein Handtuch wird gerollt und unter die Tibia gelegt, das andere Handtuch wird als kleine Rolle in der Kniekehle platziert. Das Körpergewicht befindet sich auf dem Standbein (**Abb. 4.198**).

Ausführung: Der Patient bewegt sein Gesäß in Richtung Ferse, bis er ans Ende seiner Flexionsmöglichkeit kommt. Jetzt führt er kleine Oszillationen durch und verlagert etwas Gewicht auf den Unterschenkel auf dem Stuhl (**Abb. 4.199**).

Instruktion: Gesäß in Richtung Ferse bewegen, bis eine Spannung im Kniegelenk spürbar wird. Kleine Wippbewegung in der Spannung durchführen. Etwas Gewicht auf den Unterschenkel bringen.

Fehlerquellen: Der Patient macht zu große Wippbewegungen, er geht nicht ans Ende seiner Beweglichkeit oder er übertreibt die Bewegung.

Schlüsselpunkte: Diese Mobilisation wird vom proximalen Partner durchgeführt. Mit dem Handtuch kann eine zusätzliche Gleitbewegung erzeugt werden. Durch das Handtuch unter der Tibia entsteht eine anteroposteriore Bewegung. Wird eine kleine feste Rolle ganz dicht in die Kniekehle gelegt, entsteht eine zusätzliche Distraktion.

Der Patient kann selbst ausprobieren, mit welcher zusätzlichen Gleitbewegung er besser flektieren kann.

Der Patient muss genau informiert werden, welche Symptome er spüren darf.

Alternativen/Progression: Wird die Übung im Stand durchgeführt, ist es wichtig, dass sich der Patient aus Sicherheitsgründen festhalten kann. Die Übung kann zum Beispiel auch im Vierfüßlerstand durchgeführt werden, das bedeutet mehr Sicherheit, aber weniger Alltagstauglichkeit.

Anwendungsmöglichkeiten: Diese Flexionsmobilisation wird bei Einschränkungen mit deutlicher Steifigkeit durchgeführt. Der Schmerz darf nicht im Vordergrund stehen. Das können z. B. postoperative Zustände sein, bei denen die Beweglichkeit in Flexion ein Problem ist. Auch als intensive Mobilisation nach Mobilisationen in Narkose, wo das Ziel ganz klar die Verbesserung der Beweglichkeit ist.

Abb. 4.198 Durch die Platzierung der Handtücher können zusätzliche Gleitbewegungen entstehen.

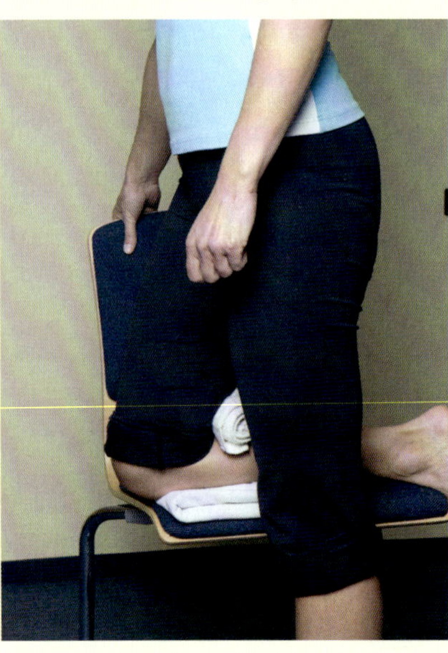

Abb. 4.199 Die Kniemobilisation wird von proximal ausgeführt.

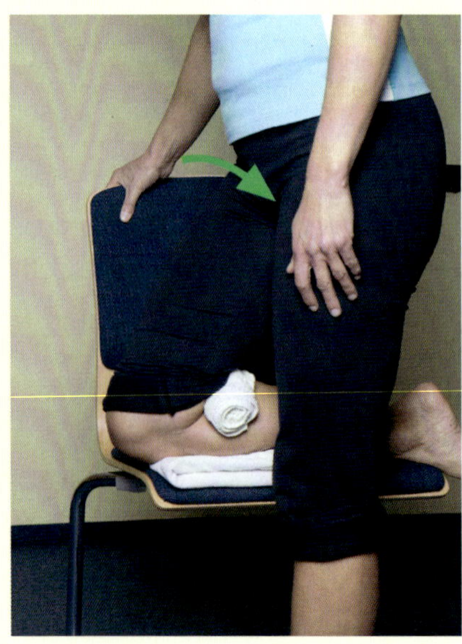

4.8.2 Intensive Beugemobilisation für steife Kniegelenke

Die Beweglichkeit Ihres Kniegelenks in die Beugung ist eingeschränkt und es ist ein Steifigkeitsgefühl vorhanden. Um die Beweglichkeit auf Dauer verbessern zu können, ist es notwendig, dass die Mobilisationen mehrmals am Tag durchgeführt werden. Die Mobilisationen in der Physiotherapie 2–3-mal wöchentlich sind nicht ausreichend.

Vielleicht haben Sie auch erfahren, dass nach den Mobilisationen das Kniegelenk deutlich besser zu bewegen ist, aber dass ein Teil des Effekts zwischen den Behandlungen wieder verloren geht.

Mit der folgenden Übung haben Sie die Möglichkeit, selbst das eingeschränkte Knie zu mobilisieren.

Zur Durchführung der Übung brauchen Sie 2 kleine Handtücher, die Sie zu einer festen Rolle rollen.

Ausführung

- ☑ Stellen Sie sich neben einen Stuhl. Das zu mobilisierende Knie legen Sie mit dem Unterschenkel auf den Stuhl.
- ☑ Ihr Körpergewicht ist hauptsächlich auf dem Standbein. Halten Sie sich aus Sicherheitsgründen an der Stuhllehne fest.
- ☑ Legen Sie ein zusammengerolltes Handtuch unter den Unterschenkel und eine kleine Handtuchrolle ganz dicht in die Kniekehle (**Abb. 4.200**).
- ☑ Jetzt geben Sie etwas Gewicht auf den Unterschenkel und bewegen sich mit dem Gesäß langsam nach hinten, bis Sie eine Spannung/Steifigkeit im Kniegelenk spüren (**Abb. 4.201**).
- ☑ Bleiben Sie an dieser Stelle und führen Sie kleine wippende Bewegungen aus.

Versuchen Sie folgende Punkte zu beachten:

- Das Wippen sollte am Ende Ihrer Beweglichkeit sein, aber kontrolliert und mit Gefühl durchgeführt werden.
- Wenn Sie ein Spannungsgefühl haben oder auch etwas Schmerzen, sollte das nicht intensiver sein als während der Behandlung in der Physiotherapie.
- Es ist wichtig, dass Sie etwas Gewicht auf den Unterschenkel bringen. Dadurch wird Ihr Unterschenkel etwas nach hinten gedrückt, was Ihre Kniebeugung verbessern kann.
- Durch die Handtuchrollen entstehen zusätzliche Bewegungen in Ihrem Kniegelenk. Sie können beide Rollen gleichzeitig verwenden oder nur eine. Probieren Sie aus, mit welcher Möglichkeit Sie das Knie weiter beugen können.
- Versuchen Sie möglichst jede Stunde 20–30-mal zu wippen.
- Anschließend lockern Sie das Kniegelenk, indem Sie es etwas ausschütteln.

Abb. 4.200 Die Handtücher können eine zusätzliche Dehnung auf das Gelenk bewirken.

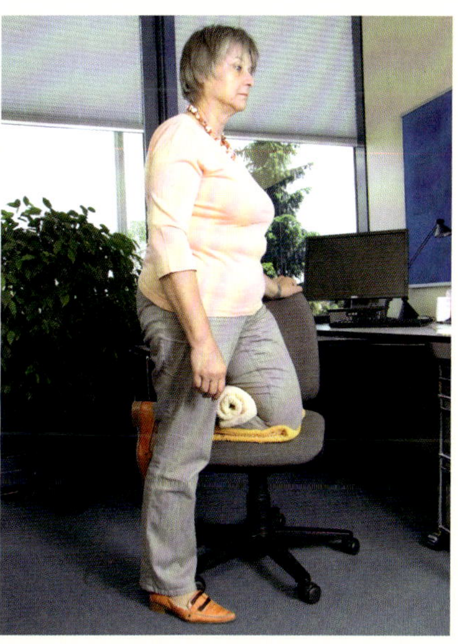

Abb. 4.201 Das Kniegelenk wird in die Beugung bewegt.

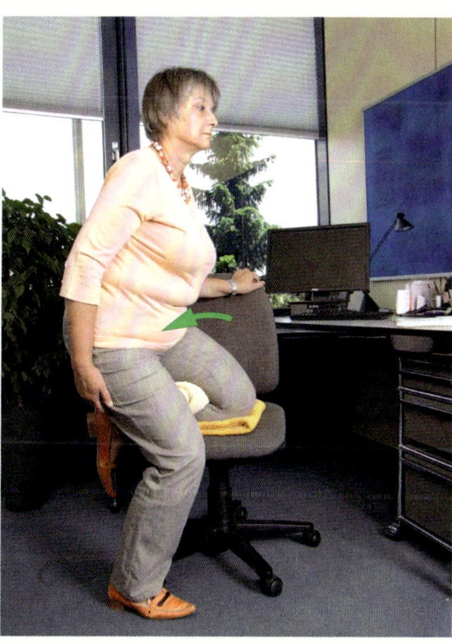

4.8.3 Patellamobilisation und Quadrizeps-Aktivierung

Ziel der Übung: Mobilisation der Patella in verschiedenen Richtungen, Aktivierung des Quadrizeps durch leichte Widerstände an der Patella.

Hilfsmittel: Zwei Stühle oder Sofa, kleine Handtuchrolle.

Ausgangsstellung: Sitzend auf einem Stuhl, das betroffenen Bein auf den zweiten Stuhl oder ein Sofa legen und das Kniegelenk mit der Rolle in einer leichten Flexionsstellung lagern (ca. 20 °).

Alternative: Seitlich sitzend auf einem Sofa, das betroffene Bein wird auf dem Sofa gelagert, das andere Bein steht neben dem Sofa.

Ausführung: Zur Vorbereitung auf die Patellamobilisation können vorher die umliegenden Weichteile massiert werden (**Abb. 4.202**).

Patient mobilisiert seine Patella mit seinen Händen/Fingern in die gewünschten Richtungen. Wichtige Richtungen sind longitudinal kaudal und transveral medial (**Abb. 4.203**). Anschließend die Patella leicht nach kaudal halten und den Quadrizeps anspannen. Durch die Anspannung verschiebt sich die Patella nach kranial.

Zur Betonung der Aktivität des M. vastus medialis obliquus kann die Patella leicht nach kaudal lateral gehalten werden. Der Patient soll nun die Patella nach kranial medial ziehen (**Abb. 4.204**).

Instruktion: Zuerst das Gewebe um die Kniescheibe sanft massieren. Anschließend mit den Händen/Fingern versuchen, die Kniescheiben in verschiedene Richtungen zu schieben. Zum Schluss die Kniescheiben leicht nach unten schieben und mit dem Muskeln nach oben ziehen.

Fehlerquellen: Bei fehlender Entspannung und Angst kann die Patella nicht bewegt werden.

Schlüsselpunkte: Durch Eigenmobilisation der Patella und Quadrizeps-Aktivierung werden zwei wesentliche Bestandteile der Knierehabilitation kombiniert und können so durch den Patienten mehrmals am Tag durchgeführt werden.

Alternativen/Progression: Eine Progression entsteht, wenn der Patient die Patella intensiver zu bewegen versucht und auch mehr Widerstand gibt, wenn er die Patella mit dem Quadrizeps hochzieht.

Anwendungsmöglichkeiten: Patellamobilisation und Quadrizeps-Aktivierung sind nach jedem Eingriff am Kniegelenk nötig. Die verbesserte Patellamobilität hat einen Einfluss auf die Beweglichkeit in Flexion. Die Aktivierung des Quadrizeps hilft Schwellungen abzubauen. Da die Übung absolut sicher und ohne Belastung ist, kann wenige Tage nach der Operation damit begonnen werden.

Abb. 4.202 Massage um die Patella.

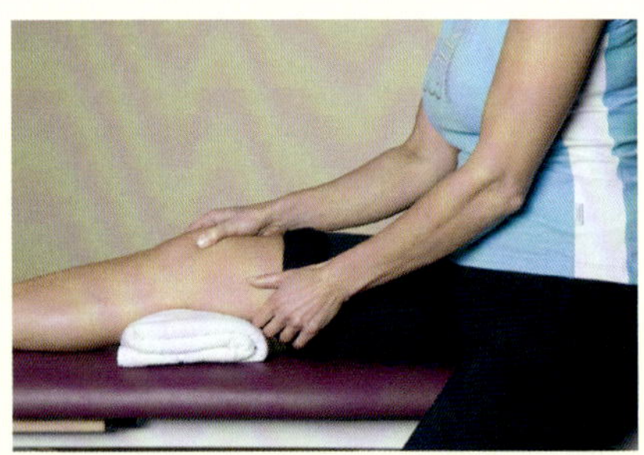

Abb. 4.203 Mobilisation nach longitudinal kaudal und transversal medial.

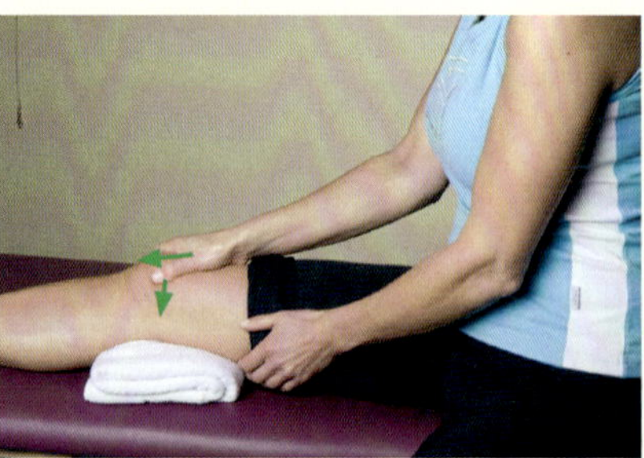

Abb. 4.204 Aktivierung des M. vastus medialis durch Widerstand an der Patella.

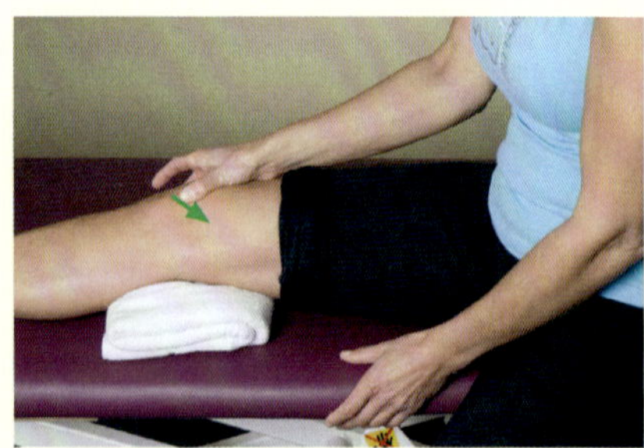

4.8.3 Verbesserung der Beweglichkeit der Kniescheibe und Aktivierung des Oberschenkelmuskels

Nach jedem operativen Eingriff am Kniegelenk muss der Oberschenkelmuskel möglichst früh wieder aktiviert werden. Eine andere Maßnahme nach einer Operation ist, die Beweglichkeit der Kniescheibe möglichst schnell und vollständig wieder zu erreichen.

Die Beweglichkeit der Kniescheibe ist sehr wichtig, damit Sie das Knie wieder gut anbeugen können. Außerdem hilft das Anspannen der Muskulatur auch eine mögliche Schwellung abzubauen.

Der große Muskel an der Vorderseite des Oberschenkels ist aus 4 verschiedenen Muskeln zusammengesetzt. Die 4 Anteile vereinen sich zu einer gemeinsamen Sehne und die Sehne geht dann in die Kniescheibe über. Wenn der Oberschenkelmuskel anspannt, bewegt sich die Kniescheibe nach oben. So kann die Kniescheibe also mobilisiert werden, indem man den Muskel anspannt und wieder entspannt.

Mit der folgenden Übung können Sie die Beweglichkeit der Kniescheibe verbessern und den Oberschenkelmuskel trainieren, ohne das Kniegelenk zu belasten.

Zur Durchführung der Übung brauchen Sie ein kleines Handtuch, das Sie zu einer festen Rolle rollen.

Ausführung

- ☑ Setzen Sie sich auf einen Stuhl. Das zu behandelnde Bein lagern Sie auf einem zweiten Stuhl oder auf dem Sofa. Legen Sie eine kleine Rolle unter das Knie, damit es leicht gebeugt ist.
- ☑ Massieren Sie zuerst das Gewebe rund um die Kniescheibe.
- ☑ Beginnen Sie die Kniescheibe langsam zu verschieben, Richtung Fuß und Richtung Kopf und auch seitlich nach rechts und links (**Abb. 4.206**).
- ☑ Um den Muskel zu aktivieren, schieben Sie die Kniescheibe leicht fußwärts und ziehen dann die Kniescheibe mit dem Muskel nach oben.
- ☑ Sie können die Kniescheibe auch fußwärts und leicht nach außen schieben. Mit dem Oberschenkelmuskel ziehen Sie die Kniescheibe nach oben und innen (**Abb. 4.207**). Damit aktivieren Sie einen ganz bestimmten Anteil dieses Muskels.

Versuchen Sie folgende Punkte zu beachten:

- Nehmen Sie sich Zeit für diese Übung, denn es braucht Geduld, bis Sie sich wohlfühlen, Ihre Kniescheibe zu bewegen.
- Wenn Sie bereits wieder berufstätig sind und tagsüber nicht die Gelegenheit haben, die ganze Übung durchzuführen, versuchen Sie nur das Anspannen des Muskels zu machen.
- Versuchen Sie tagsüber jede Stunde den Muskel 20-mal anzuspannen.
- Versuchen Sie morgens und abends die komplette Übung durchzuführen, jedes Mal kombiniert mit 20-maligem An- und Entspannen des Muskels.

Abb. 4.205 Massage um die Kniescheibe herum
.

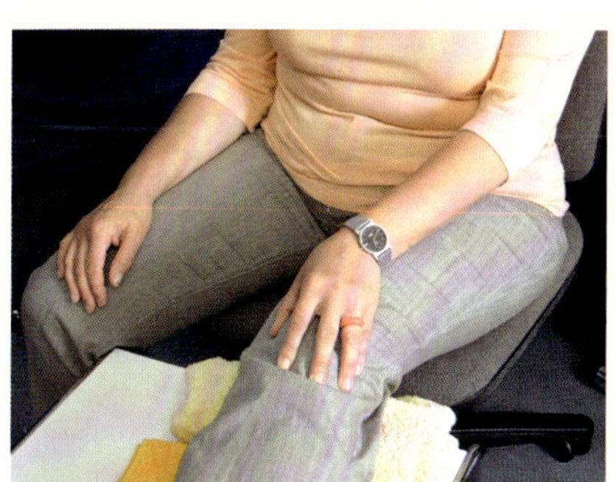

Abb. 4.206 Verschieben der Kniescheibe nach unten, oben und seitlich.

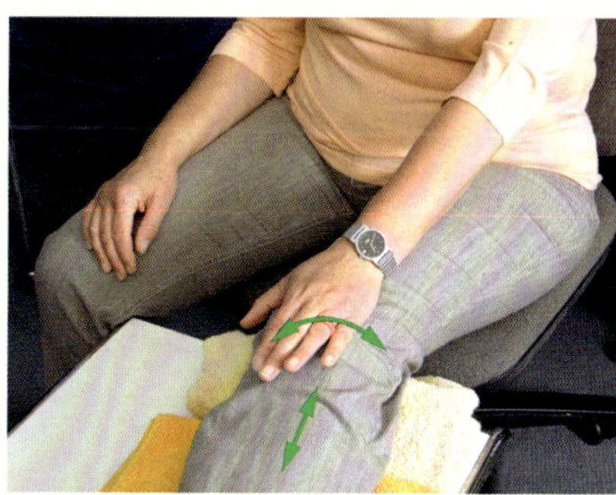

Abb. 4.207 Die Kniescheibe wird mit dem Muskel nach innen und oben gezogen.

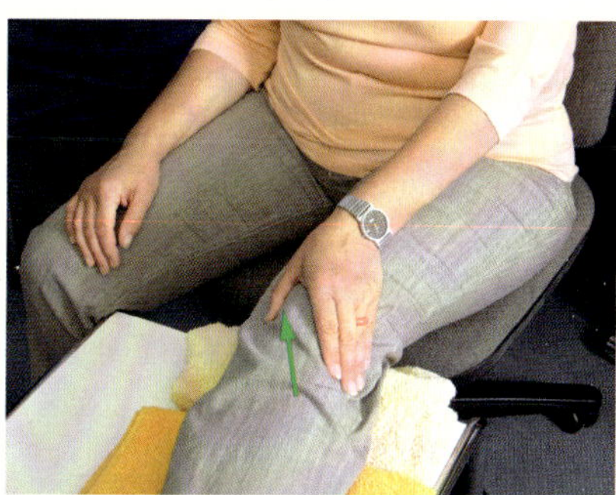

4.8.4 Mobilisation des Kniegelenks in Extension

Ziel der Übung: Beweglichkeitsverbesserung in die Knieextension, wenn die Steifigkeit das Hauptproblem ist.

Hilfsmittel: Stuhl.

Ausgangsstellung: Stehend, die Ferse des eingeschränkten Kniegelenks wird auf den Stuhl gelegt. Das Körpergewicht befindet sich auf dem Standbein. Das Kniegelenk soll so weit wie möglich gestreckt werden.

Ausführung: Der Patient geht mit beiden Händen an seinen Unterschenkel, möglichst nah am Kniegelenksspalt, und führt oszillierende anteroposteriore Bewegungen durch (**Abb. 4.208**). Die Bewegungen sollen klein sein und im Widerstandsbereich der Extension durchgeführt werden.

Instruktion: Mit dem Oberkörper über das Bein lehnen, den Unterschenkel nah am Gelenkspalt fassen und gegen den Widerstand nach unten wippen lassen.

Fehlerquellen: Der Patient macht zu große Wippbewegungen, er geht nicht ans Ende seiner Beweglichkeit, er übertreibt die Bewegung oder versucht das Knie aktiv zu strecken.

Schlüsselpunkte: Wenn der Patient im Stehen mit seinem Oberkörper über das Kniegelenk geneigt ist, kann er die anteroposteriore Bewegung mit seinem Körpergewicht unterstützen. Es kommt somit zu einem ähnlichen Effekt wie bei einer passiven Mobilisation. Im Kniegelenk entsteht eine Kombination von Gleiten und physiologischer Extensionsbewegung. Der Patient hat so die Möglichkeit, sein Kniegelenk in einem Bereich zu mobilisieren, den er mit aktiven Bewegungen nicht erreicht.

Alternativen/Progression: Der Patient kann die anteroposterioren Bewegungen auch auf dem Femur (nahe dem Gelenkspalt) durchführen (**Abb. 4.209**). Ist die Ausgangstellung im Stehen zu unsicher, kann die Übung auch im Sitzen durchgeführt werden. Dazu wird das Bein im Sitzen ausgestreckt und auf der Ferse aufgestellt (**Abb. 4.212**).

Anwendungsmöglichkeiten: Diese Extensionsmobilisation wird bei Einschränkungen mit deutlicher Steifigkeit durchgeführt, der Schmerz darf nicht im Vordergrund stehen. Das können z. B. postoperative Zustände sein, bei denen die Beweglichkeit in Extension ein Problem ist. Auch bei osteoarthrotischen Veränderungen im Kniegelenk und eingeschränkter Extensionsmöglichkeit. Funktionell hat das Erreichen der vollen Extension eine hohe Priorität, um ein gutes Gangbild zu erzielen.

Abb. 4.208 Anteroposteriore Bewegungen auf der Tibia.

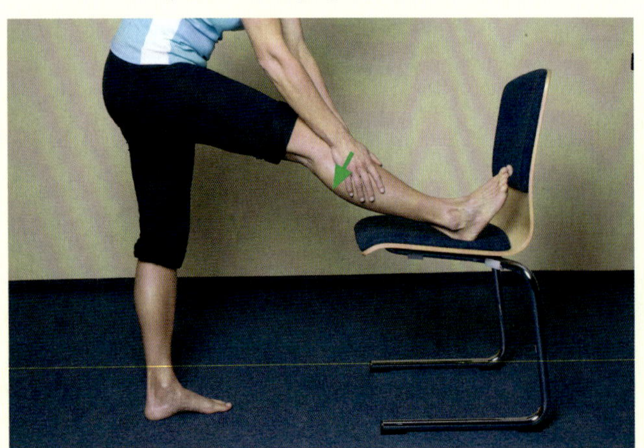

Abb. 4.209 Anteroposteriore Bewegungen auf dem Femur.

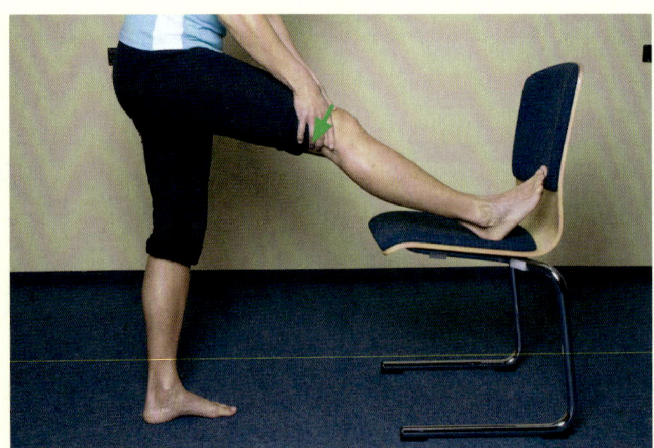

4.8.4 Verbesserung der Kniestreckung

Die Beweglichkeit Ihres Kniegelenks in die Streckung ist eingeschränkt und es ist ein Steifigkeitsgefühl vorhanden. Um die Beweglichkeit auf Dauer verbessern zu können, ist es notwendig, dass die Mobilisationen mehrmals am Tag durchgeführt werden. Die Mobilisationen in der Physiotherapie 2–3-mal wöchentlich sind nicht ausreichend.

Vielleicht haben Sie auch erfahren, dass nach den Mobilisationen das Kniegelenk deutlich besser zu bewegen ist, dass aber ein Teil des Effekts zwischen den Behandlungen wieder verloren geht. Damit Sie normal gehen können, benötigen Sie die volle Streckung im Kniegelenk.

Mit der folgenden Übung haben Sie die Möglichkeit, selbst das eingeschränkte Knie zu mobilisieren.

Ausführung

- ☑ Stellen Sie die Ferse des zu behandelnden Kniegelenks auf einen Stuhl und strecken Sie das Knie so weit wie Sie können.
- ☑ Entspannen Sie die Beinmuskulatur, damit das Bein möglichst passiv aufliegt.
- ☑ Fassen Sie mit beiden Händen Ihren Unterschenkel, möglichst nah am Kniegelenk.
- ☑ Wippen Sie mit dem Unterschenkel mit kleinen Bewegungen Richtung Boden (**Abb. 4.210**).
- ☑ Anstatt den Unterschenkel zu greifen, können Sie das Wippen auch über den Oberschenkel ausführen (**Abb. 4.211**).

Versuchen Sie folgende Punkte zu beachten:

- Das Wippen sollte am Ende Ihrer Beweglichkeit sein, aber kontrolliert und mit Gefühl durchgeführt werden.
- Wenn Sie ein Spannungsgefühl haben oder auch etwas Schmerzen, sollte das nicht intensiver sein als während der Behandlung in der Physiotherapie.
- Wenn Sie sich im Stehen unsicher fühlen oder wenn es im Alltag nicht möglich ist, können Sie die Übung auch im Sitzen durchführen. Strecken Sie das Bein so weit Sie können und stellen es auf der Ferse auf. Jetzt können Sie die Übung genauso durchführen wie im Stehen (**Abb. 4.212**).
- Versuchen Sie möglichst jede Stunde 20–30-mal zu wippen.
- Anschließend lockern Sie das Kniegelenk, indem Sie es etwas ausschütteln.

Abb. 4.210 Die Wippbewegungen werden über den Unterschenkel ausgeführt.

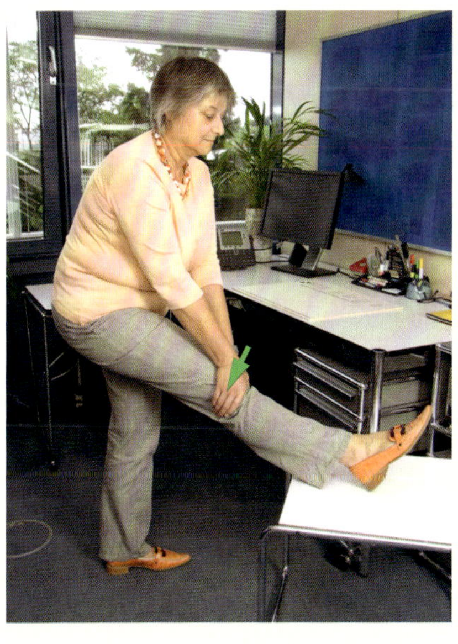

Abb. 4.211 Als Alternative können sie auch über den Oberschenkel ausgeführt werden.

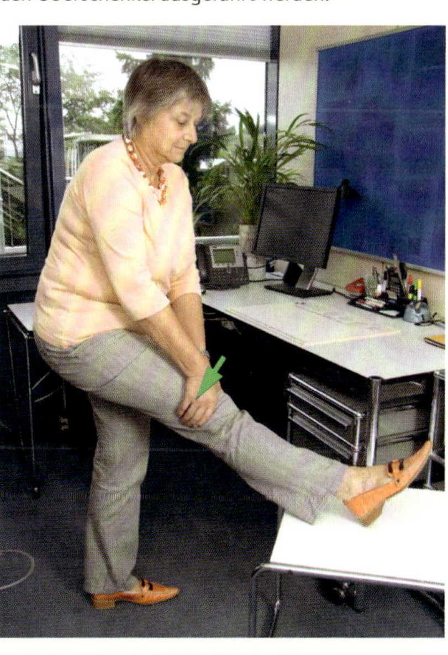

Abb. 4.212 Die Übung kann auch im Sitzen ausgeführt werden.

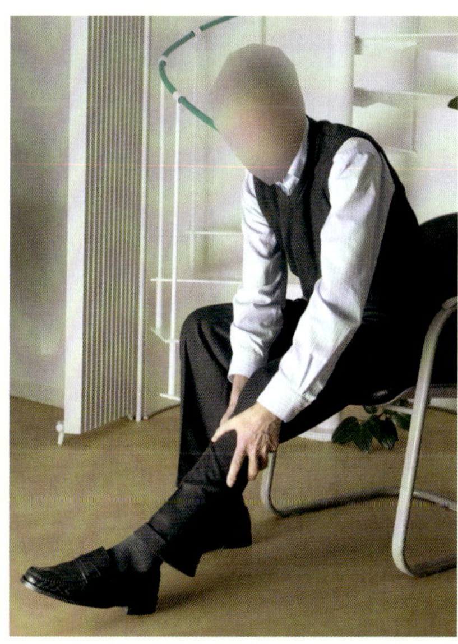

4.8.5 Aktivierung des M. tibialis posterior

Ziel der Übung: Aktivierung und Kräftigung des M. tibialis posterior zur Verbesserung der Fußstellung.

Hilfsmittel: Stuhl.

Ausgangsstellung: Beide Füße stehen in einem angenehmen Abstand auf dem Boden. Die Patella befindet sich über dem Großzehengrundgelenk. Beide Füße sind leicht nach außen gedreht.

Ausführung: Der Patient versucht das Längsgewölbe zu verspannen, indem er das Calcaneus lateral und das Großzehengrundgelenk medial belastet und dann das Großzehengrundgelenk Richtung Calcaneus zieht (**Abb. 4.213**).

Instruktion: Das Großzehengrundgelenk gegen die Ferse ziehen, den Fuß kurzmachen mit der Vorstellung, Sie tragen einen zu kleinen Schuh und möchten den Fuß im Schuh verkürzen.

Fehlerquellen: Aktivierung des M. tibialis anterior, der Vorfuß kommt dabei in Supination, das Großzehengrundgelenk hat keinen Druck.

Schlüsselpunkte: Die Korrektur der Fußstellung kann der Schlüsselpunkt für Probleme an der unteren Extremität sein, z.B. bei Achillessehnenproblemen oder beim patellafemoralen Schmerzsyndrom. Der nach medial kollabierte Fuß verändert die Zugrichtung der Achillessehne und führt am Knie zu einer Verstärkung der Valgusstellung.

Alternativen/Progression: Hat der Patient kein Gefühl für die Bewegung, kann ein Tape in die Zugrichtung des M. tibialis posterior so angebracht werden, dass es den Fuß leicht verkürzt. So entsteht ein Gefühl wie ein Stretch-Reflex, wenn der Patient den Fuß auf den Boden stellt.

Als Progression kann die Übung im Stand durchgeführt werden, dann im Einbeinstand in der Kombination mit einer korrekten Knie- und Hüftstellung.

Anwendungsmöglichkeiten: Bei lokalen Fußproblemen, die durch die Fehlstatik mitbeeinflusst werden. Wichtige Übung im Zusammenhang mit dem patellafemoralen Schmerzsyndrom, wenn durch die Fußstellung die Zugrichtung des Quadrizeps verändert wird.

Abb. 4.213 Aktivierung des M.tibialis posterior.

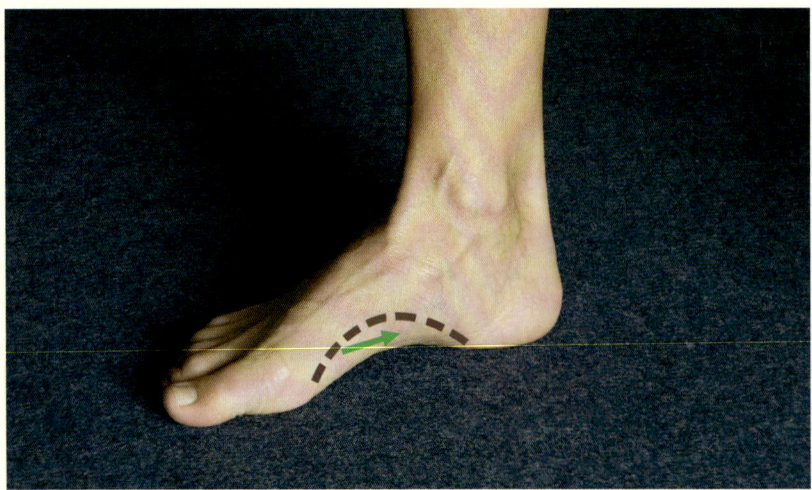

4.8.5 Verbesserung der Fußstellung durch das Aufrichten des Längsgewölbes

Bei Ihnen ist in der Physiotherapie eine Fehlstellung des Fußes festgestellt worden. Er knickt zu stark nach innen ab, was auch Knick-Senkfuss genannt wird. Diese Fußstellung kann zu Überlastungsschmerzen an anderen Stellen des Fußes führen, z.B. an der Achillessehne, sie kann aber auch die Stellung Ihres Kniegelenks ungünstig beeinflussen, was Schmerzen im Knie auslösen kann.

In der Abbildung können Sie sehen, welchen Einfluss die Fußstellung auf das gesamte Bein hat. Aus diesem Grund ist es wichtig, dass eine Korrektur von unten her erfolgt.

Die Korrektur Ihrer Fußstellung kann auch durch eine Einlage oder spezielle Laufschuhe unterstützt werden. Ob dies in Ihrem speziellen Fall infrage kommt, muss Ihre Therapeutin beurteilen.

Auf jeden Fall können Sie durch das Training des Muskels, der das Längsgewölbe aufrichten kann, Ihre Fußstellung verbessern.

Die folgende Übung zeigt Ihnen, wie Sie diesen Muskel trainieren können.

Ausführung

- ☑ Setzen Sie sich auf einen Stuhl, die Füße stellen Sie in einem bequemen Abstand auf den Boden.
- ☑ Ihre Kniegelenke müssen den gleichen Abstand haben wie Ihre Füße. Ihre Füße sollen leicht nach außen gedreht sein (**Abb. 4.214a**).
- ☑ Versuchen Sie die Außenseite Ihrer Fersen und auch Ihren Großzehenballen bewusst auf den Boden zu bringen.
- ☑ Jetzt ziehen Sie den Großzehenballen Richtung Ferse. Es entsteht dabei fast keine sichtbare Bewegung (**Abb. 4.214b**).
- ☑ Sie können Sich auch vorstellen, Sie möchten Ihren Fuß in einem zu kurzen Schuh etwas zurückziehen.

Versuchen Sie folgende Punkte zu beachten:

- Versuchen Sie die Übung zuerst nur mit einem Fuß zu machen, weil es Ihre ganze Konzentration erfordert.
- Wichtig ist, dass Ihr Großzehenballen immer etwas Druck gegen den Boden hat und auf keinen Fall abhebt.
- Sie können Sich mit Ihrem Oberkörper etwas auf Ihr Knie stützen, damit Sie den Fuß besser auf dem Boden spüren.
- Versuchen Sie dieses Anspannen jede Stunde 20–30-mal zu wiederholen. Mit der Zeit wird es Ihnen auch im Schuh gelingen, ohne dass Sie Ihren Fuß sehen.
- Sobald Sie ein Gefühl für die korrigierte Fußstellung haben, versuchen Sie das Anspannen auch im Stehen.

Abb. 4.214a–b Fußgewölbetraining im Sitzen. **a** Korrekte Aussgangsstellung Knie-Fuß. **b** Die aktive Verkürzung des Fußes ist kaum sichtbar.

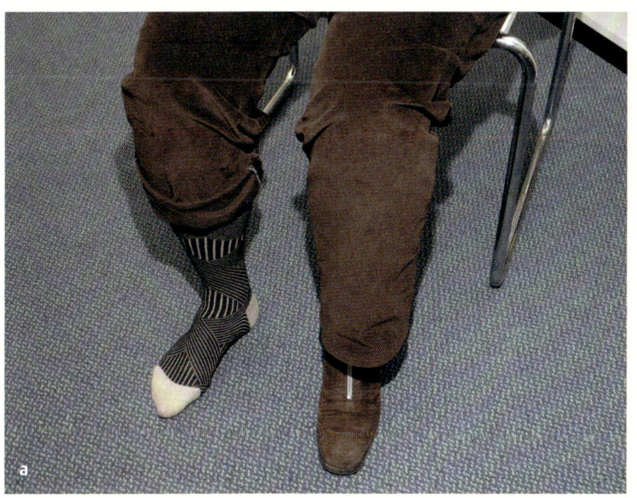

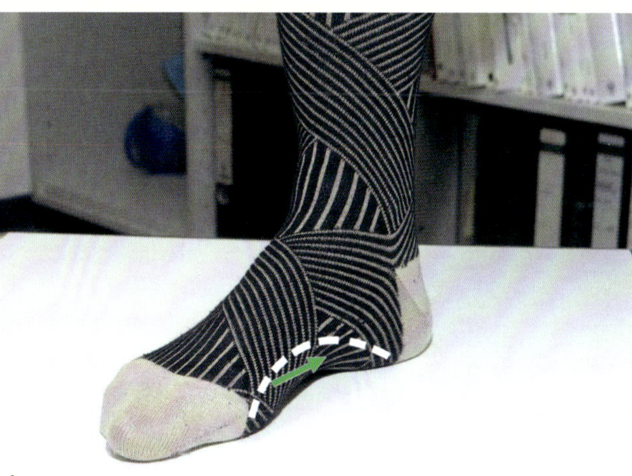

4.8.6 Exzentrisches Training der Wadenmuskulatur

Ziel der Übung: Exzentrisches Training der Wadenmuskulatur, um die Belastbarkeit der Achillessehne zu erhöhen.

Hilfsmittel: Treppenstufe.

Ausgangsstellung: Die Übung kann zu Beginn im normalen Stand durchgeführt werden. Zur Entlastung oder Sicherheit eine Gelegenheit zum Festhalten.

Ausführung: Der Patient bringt sein Gewicht so hoch wie möglich auf die Vorfüße. Dann lässt er die Fersen langsam zu Boden sinken (**Abb. 4.215**).

Instruktion: Auf die Fußballen hochgehen und langsam mit der Ferse nach unten sinken.

Fehlerquellen: Die Übungsanweisung ist so einfach, dass eigentlich keine Fehler entstehen können, höchstens ein zu schnelles Absinken oder fehlendes Berücksichtigen der Schmerzgrenze.

Schlüsselpunkte: Das exzentrische Training kommt durch das langsame Absinken der Ferse zustande. Die Achillessehne kommt dabei unter eine dosierte Zugbelastung, was die Sehne zur Kollagensynthese anregt und ihre Belastbarkeit erhöht. Grundidee des Trainings ist niedrige Intensität, große Anzahl Wiederholungen, mehrmals pro Tag.

Alternativen/Progression: Der Radius der Progression ist sehr groß. Die unterste Intensitätsstufe ist das Hochgehen und Absinken im Zweibeinstand, unter Umständen sogar mit Abstützen des Körpergewichts. Mit der Übung kann also sehr früh begonnen werden, die Symptome dürfen sich durch das Training auf keinen Fall verschlechtern.

In der Progression wird die Übung im Absinken auf einem Bein durchgeführt. Dann wird der Fuß nur mit dem Vorfuß auf der Treppenstufe aufgestellt, das Absinken geht dann bis in die Dehnstellung. Durch das Tragen einer Gewichtsweste oder eines Rucksacks kann noch mehr als das eigene Köpergewicht eingesetzt werden.

Die Wiederholungen werden immer in 3er-Serien gemacht und auf 10–50 Wiederholungen gesteigert.

Anwendungsmöglichkeiten: Überlastungssyndrome an der Achillessehne und Plantarfaszie.

Abb. 4.215 Langsames Absenken der Ferse Richtung Boden.

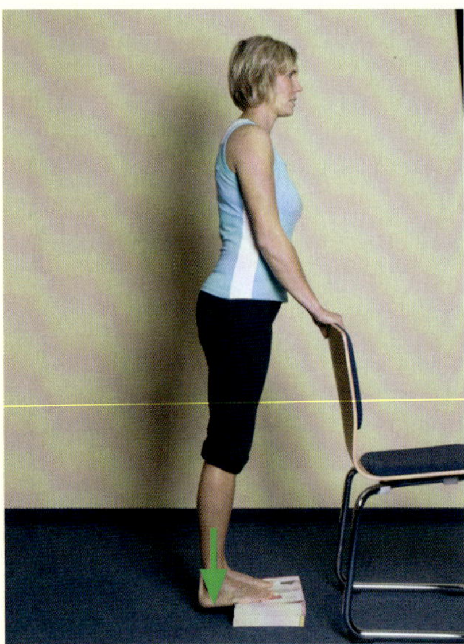

4.8.6 Kräftigung der Wadenmuskulatur zur Entlastung der Achillessehne

Sie haben Schmerzen an der Achillessehne. Meistens sind mehrere Faktoren dafür verantwortlich, dass die Sehne schmerzhaft wird. Ein Hauptfaktor kann ein Ungleichgewicht zwischen Belastung und Belastbarkeit sein, wenn Sie Ihre Achillessehne in einem Ausmaß belastet haben, für das sie nicht trainiert war.

Die erste und einfachste Maßnahme ist die Reduktion der Belastung. So früh wie möglich soll aber die Belastbarkeit der Sehne verbessert werden. Die Sehne wird gekräftigt, indem sie durch die Wadenmuskulatur sehr dosiert unter Spannung gesetzt wird. Dieses Training wird die Sehne dazu bringen, mehr Fasern zu produzieren, und dadurch wird die Zugfestigkeit der Sehne erhöht.

Das Training kann auf einer sehr geringen Intensitätsstufe begonnen werden, was ein großer Vorteil ist. Nicht in jedem Fall müssen Sie aber mit der untersten Stufe beginnen. Ihre Therapeutin wird mit Ihnen besprechen, auf welcher Stufe Sie beginnen sollen.

Ausführung

- ☑ Stellen Sie sich auf beide Füße, so dass Sie sich an einer Stuhllehne oder einem Geländer festhalten können.
- ☑ Das Festhalten kann der Sicherheit dienen oder dem Abstützen des Körpergewichts, wenn das nötig ist.
- ☑ Bringen Sie das Gewicht so hoch wie möglich auf Ihre Fußballen (**Abb. 4.216a**).
- ☑ Senken Sie die Fersen langsam ab, soweit wie die Spannung angenehm ist (**Abb. 4.216b**).

Versuchen Sie folgende Punkte zu beachten:

- Die Übung wird grundsätzlich immer in 3 Serien gemacht. Eine Serie soll minimal 10, maximal 50 Wiederholungen haben.
- Ihre Anfangsintensität soll so sein, dass Sie die ganze Übungseinheit 3–5-mal am Tag wiederholen können, ohne dass Ihre Schmerzen zunehmen.
- Sie beginnen z. B. mit der obigen Übungsbeschreibung und können dabei 3 Serien à 20 Wiederholungen durchführen. Vielleicht spüren Sie während der Übung leichte Schmerzen, aber insgesamt verschlechtert sich der Zustand dadurch nicht. Das erste Ziel ist, die Wiederholungen auf 3 Serien à 50 zu steigern. Wie schnell Sie diese Steigerung machen können, ist sehr individuell.
- In der nächsten Steigerungsstufe gehen Sie mit dem Körpergewicht auf beiden Beinen hoch, aber das Absinken machen Sie nur auf einem Bein.
- Eventuell müssen Sie zu Beginn die Anzahl der Wiederholungen etwas reduzieren.
- Haben Sie auch mit dieser Stufe wieder 3 Serien à 50 Wiederholungen (mehrmals pro Tag) erreicht, können Sie zur nächsten Stufe übergehen.
- In der nächsten Stufe führen Sie die Übung auf einer Treppenstufe aus, dabei befindet sich nur der Fußballen auf der Treppenstufe und beim Absinken kann die Ferse tiefer als der Fußballen sinken, was die Achillessehne auf Spannung bringt (**Abb. 4.217**).

Abb. 4.216a–b Training der Wadenmuskulatur. **a** Mit dem Gewicht auf die Fussballen hoch gehen. **b** Das Gewicht langsam absenken.

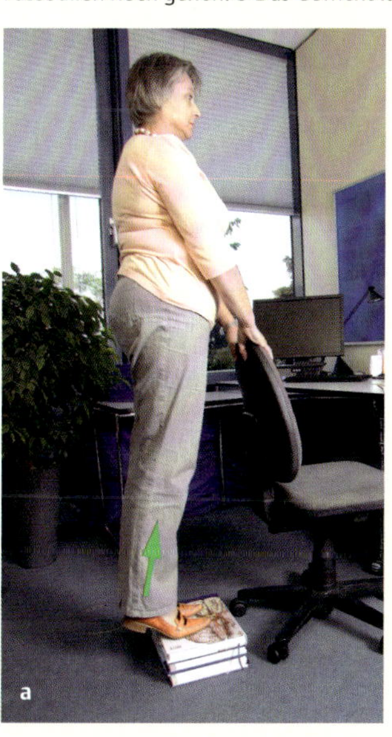

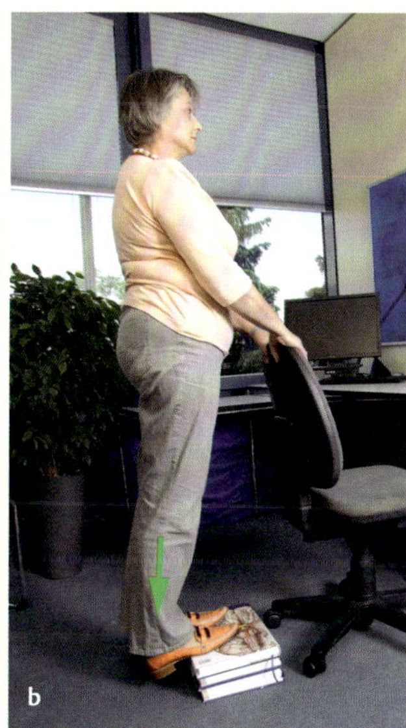

Abb. 4.217 Training auf der Treppe auf einem Bein.

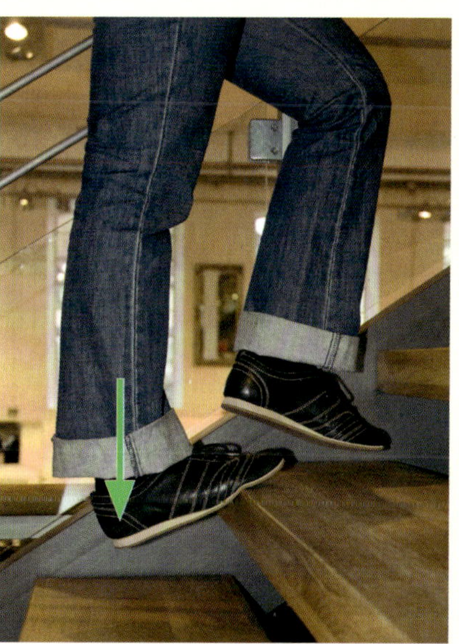

4.8.7 Globale Kräftigung der gesamten plantaren Fußmuskeln

Ziel der Übung: Globale Aktivierung und Kräftigung der gesamten plantaren Fußmuskeln.

Hilfsmittel: Stuhl, Handtuch.

Ausgangsstellung: Beide Füße stehen in einem angenehmen Abstand auf dem Boden. Die Patella befindet sich über dem Fuß. Beide Füße sind leicht nach außen gedreht. Der zu trainierende Fuß steht auf einem Handtuch (**Abb. 4.218**).

Ausführung: Der Patient versucht mit seiner Fußmuskulatur das Handtuch zusammenzuschieben (**Abb. 4.219**). Zum Schluss versucht er das Tuch mit dem Fuß hochzuheben (**Abb. 4.220**, **Abb. 4.221**).

Instruktion: Das Tuch mit dem Fuß zusammenschieben und klein machen, der Fuß soll immer auf dem Boden bleiben. Das Knie soll während der Übung immer über dem Fuß ausgerichtet bleiben.

Fehlerquellen: Das Knie kann nicht über dem Fuß gehalten werden.

Schlüsselpunkte: Die Übung hat den großen Vorteil, dass sie sehr einfach ist und keine Schwierigkeiten in der Durchführung auftreten. Der Patient kann bei dieser Übung seine Fortschritte sehr gut beobachten. Die Übung kann auch mit Patienten durchgeführt werden, die den Fuß oder das Bein noch nicht belasten dürfen.

Alternativen/Progression: Die Übung kann auch mit beiden Füßen gleichzeitig durchgeführt werden.

Anwendungsmöglichkeiten: Lokale Fußprobleme mit fehlender Aktivität der plantaren Muskeln. Alle statischen Fußprobleme. Sehr gut geeignet für postoperative Zustände, bei älteren Patienten und auch für Kinder mit einer allgemeinen Laxität im Fußbereich.

Abb. 4.218 Den zu trainierenden Fuß auf ein Handtuch stellen.

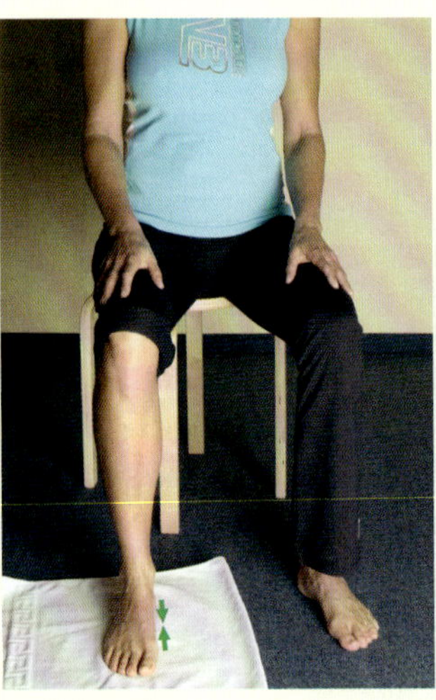

Abb. 4.219 Die Aktivität der Fußmuskulatur schiebt das Tuch zusammen.

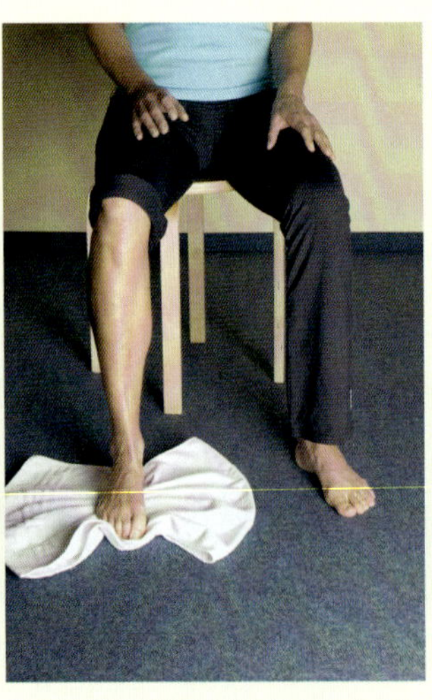

Abb. 4.220 Hochheben des Handtuches.

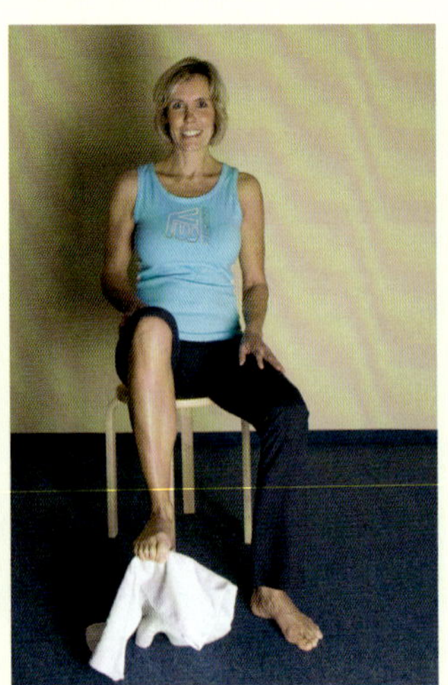

Abb. 4.221 Globale Aktivierung der plantaren Fußmuskeln.

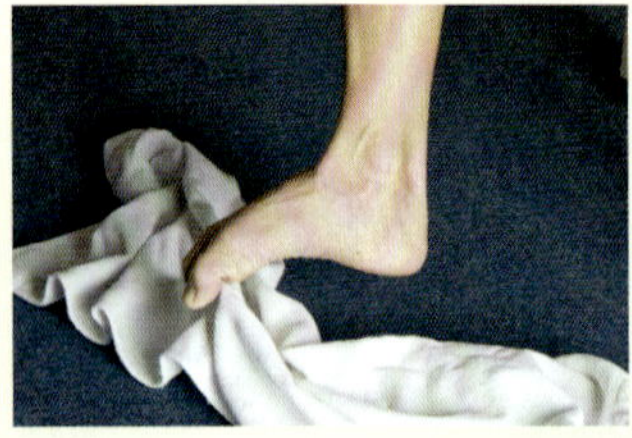

4.8.7 Aktivierung und Kräftigung der Muskulatur auf der unteren Seite des Fußes

Fußprobleme, Operationen im Fußbereich und auch Fußdeformitäten können dazu führen, dass die Fußmuskulatur inaktiv wird. Diese Inaktivität unterstützt die Problematik in Ihrem Fuß zusätzlich.

Sie haben vielleicht schon die Erfahrung gemacht, wie angenehm eine Fußmassage ist. Die Massage bewirkt eine Verbesserung der Durchblutung und führt zu einem angenehmen Gefühl im Fuß. Genauso kann eine allgemeine Aktivierung und Kräftigung Ihrer Fußmuskeln eine Verbesserung der Durchblutung bewirken und Ihnen ein angenehmes Gefühl vermitteln. Dazu ist die folgende Übung geeignet.

Ausführung

- ☑ Setzen Sie sich auf einen Stuhl, die Füße stellen Sie in einem bequemen Abstand auf den Boden.
- ☑ Ihre Kniegelenke müssen den gleichen Abstand haben wie Ihre Füße, diese sollen leicht nach außen gedreht sein.
- ☑ Legen Sie ein Handtuch unter einen oder unter beide Füße (**Abb. 4.222**).
- ☑ Versuchen Sie das Tuch mit Ihren Fußmuskeln zusammenzuschieben, ohne den Fuß anzuheben (**Abb. 4.223**).
- ☑ Wenn das Tuch zusammengeschoben ist, versuchen Sie es mit dem Fuß zu packen und anzuheben (**Abb. 4.224**).

Versuchen Sie folgende Punkte zu beachten:

- Führen Sie die Übung zuerst nur mit einem Fuß durch, weil es Ihre ganze Konzentration erfordert. Später können Sie natürlich mit beiden Füßen gleichzeitig trainieren.
- Wenn es Ihre Arbeit erlaubt, kann es sehr angenehm sein, auch mal während des Tages die Schuhe auszuziehen und die Fußmuskulatur arbeiten zu lassen.
- Diese Übung kann ein Begleitprogramm zum Fernsehen sein.

Abb. 4.222 Den zu trainierenden Fuß auf ein Handtuch stellen.

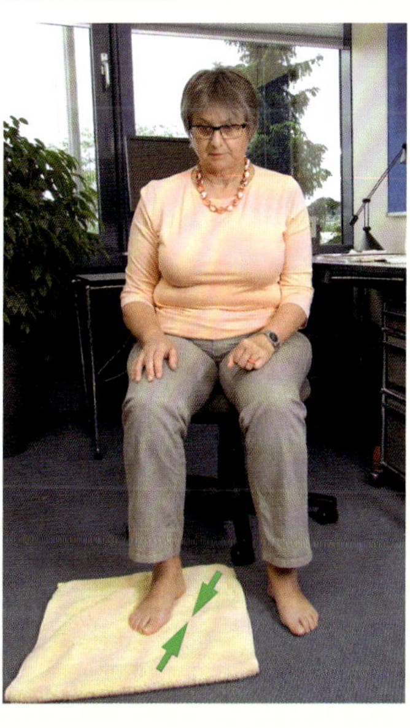

Abb. 4.223 Die Aktivität der Fußmuskulatur schiebt das Tuch zusammen.

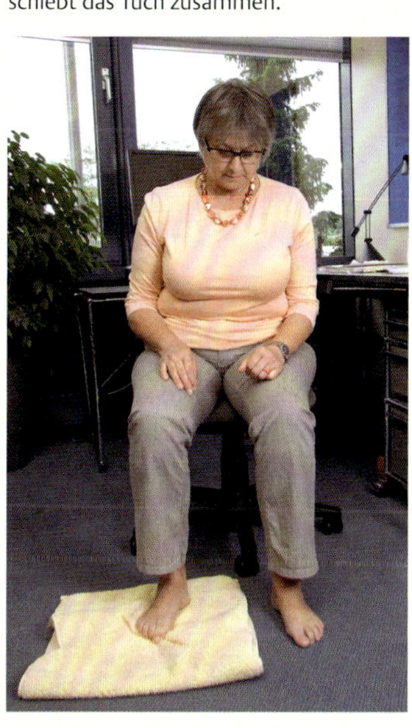

Abb. 4.224 Hochheben des Handtuches.

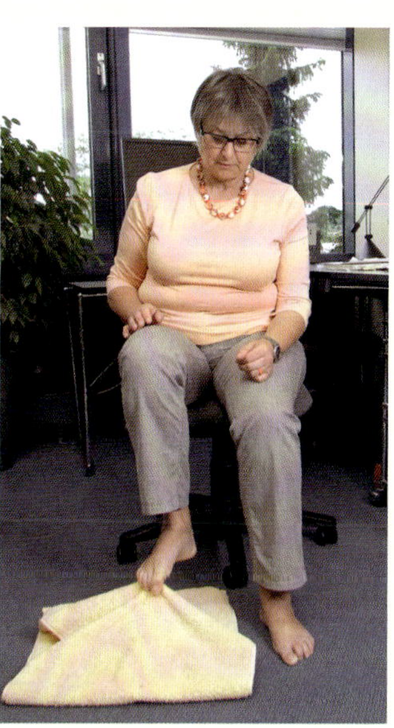

Wiesner, Übungen in der Physiotherapie, 978-3-13-245273-2

4.8.8 Rhythmische Dehnung der Wadenmuskulatur

Ziel der Übung: Verbesserung der Dehnfähigkeit der Mm. gastrocnemii beidseits.

Hilfsmittel: Wand.

Ausgangsstellung: Der Patient stützt sich mit beiden Händen an der Wand ab. Die Füße stehen parallel und zeigen gerade gegen die Wand. Die Ferse bleibt auf dem Boden. Der Abstand der Füße von der Wand bestimmt, wie intensiv die Dehnung sein wird. Die Körperlängsachse von Kopf bis Fuß bleibt eine Linie, auch wenn eine deutliche Vorneigung stattfindet.

Ausführung: Eine Ferse vom Boden lösen (**Abb. 4.225**, **Abb. 4.227**). Mit der nächsten Bewegung wird die Ferse wieder auf den Boden gedrückt und gleichzeitig wird die andere Ferse gelöst. Der Vorfuß bleibt immer am Ort. Es entsteht eine gangtypische Bewegung.

Instruktion: Abwechselnd einen Fuß mit der Ferse vom Boden lösen, während sich der andere wieder zum Boden bewegt. Es ist eine rhythmische und federnde Bewegung, die in einem Tempo wie beim normalen Gehen durchgeführt wird.

Fehlerquellen: Der Patient kann die Körperlängsachse nicht stabil halten und knickt in Hüftflexion. Dies reduziert die Spannung auf der Wadenmuskulatur.

Schlüsselpunkte: Die Dehnübung basiert auf dem Prinzip einer rhythmischen ballistischen Dehnung ohne statische Dehnstellung. Die Ausgangsstellung und Durchführung ist äußerst alltagsgerecht und es können gleichzeitig beide Beine behandelt werden. Die Bewegungsdurchführung entspricht gangtypischen Aspekten. Durch die unterschiedliche Vorneigung kann die Übung sehr gut dosiert werden (**Abb. 4.225**, **Abb. 4.226**). Die Therapeutin kann die Dosierung sehr exakt bestimmen, indem sie dem Patienten genaue Instruktion gibt, wie weit die Fußspitzen von der Wand entfernt sein dürfen.

Alternativen/Progression: Die Progression erfolgt über den Abstand von der Wand. Ist eine zusätzliche Dehnung der Plantarfaszie erwünscht, kann die Übung auf einer Treppenstufe oder auf Telefonbüchern durchgeführt werden.

Anwendungsmöglichkeiten: Die Übung kann in allen Situationen, in denen eine Dehnung der Wadenmuskulatur erwünscht ist, angewandt werden, z. B. bei Überlastungssyndromen an der Achillessehne und Plantarfaszie, zur dosierten Dehnung in der Nachbehandlung von muskulären Problemen der Wadenmuskulatur oder bei Nachbehandlungen nach operativen Eingriffen an der Achillessehne. In diesem Fall muss sich die Therapeutin genau an die Vorgaben des Nachbehandlungsschemas halten.

Abb. 4.225 Leichte Vorneigung = geringe Dehnung.

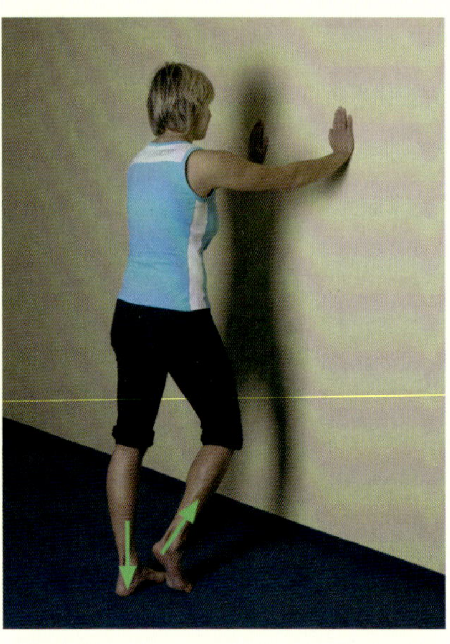

Abb. 4.226 Deutliche Vorneigung = intensive Dehnung.

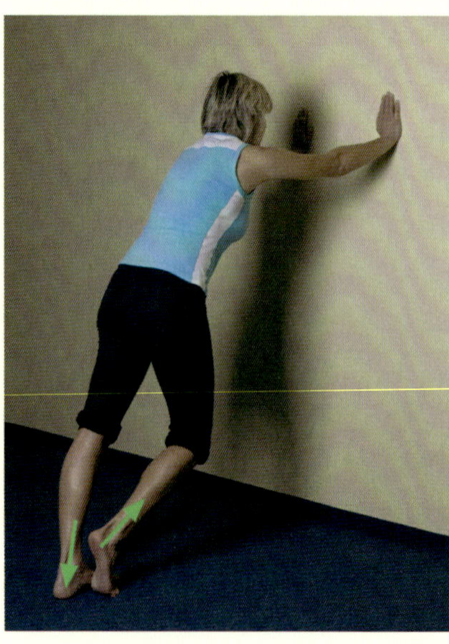

Abb. 4.227 Dehnung linke Wadenmuskulatur, Fußballen bleiben am Ort.

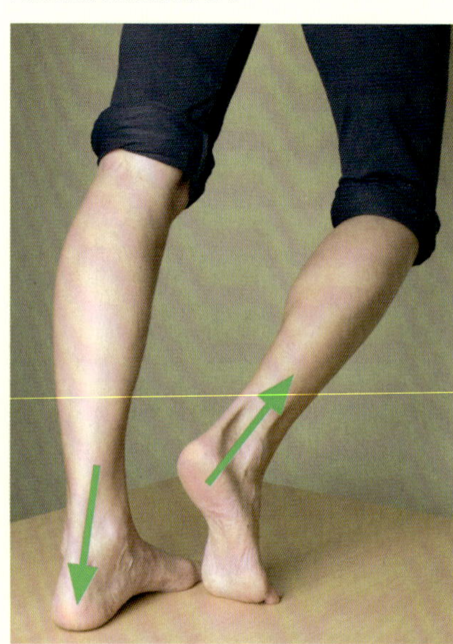

4.8.8 Dehnung der Wadenmuskulatur

Ihre Therapeutin hat festgestellt, dass Ihre Wadenmuskulatur verkürzt ist. Solche Verkürzungen können ganz unterschiedliche Ursachen haben, sie können beispielsweise eine Begleiterscheinung bei Problemen an der Achillessehne oder bei einem Fersensporn sein. Auch wenn eine muskuläre Verletzung in der Wadenmuskulatur vorhanden war, ist es wichtig, dass die Wadenmuskulatur anschließend wieder vorsichtig gedehnt wird. Es ist auch nötig, nach einer Operation am Fuß oder an der Achillessehne, wenn der Fuß in einer bestimmten Stellung ruhiggestellt worden ist.

Mit der folgenden Übung können Sie gleich beide Seiten dehnen. Allerdings ist es keine herkömmliche Stretching-Übung, bei der Sie eine gewisse Zeit in der gedehnten Stellung bleiben, sondern es ist eine rhythmisch federnde Dehnübung.

Ausführung

☑ Stellen Sie sich auf beide Füße vor eine Wand, an der Sie sich abstützen können. Die Fußspitzen schauen beide zur Wand.

☑ Ihre Therapeutin wird Ihnen genau sagen, wie weit die Fußspitzen von der Wand entfernt sein dürfen. Stehen Sie nah an der Wand, ist die Dehnung sehr leicht (**Abb. 4.228**), stehen Sie weiter von der Wand entfernt, wird die Dehnübung intensiver (**Abb. 229**).

☑ Stützen Sie sich mit beiden Händen an der Wand ab. Ihre Körperachse neigt sich jetzt nach vorn. Achten Sie darauf, dass die Fersen auf dem Boden bleiben und dass Ihre Körperachse ganz gerade bleibt. Stellen Sie sich vor, Sie möchten so gerade bleiben wie ein Bügelbrett, das an der Wand abgestellt wird.

☑ Lösen Sie eine Ferse vom Boden, der Vorfuß bleibt auf dem Boden stehen (**Abb. 4.230**). Nun machen Sie einen fliegenden Wechsel: Während Sie die eine Ferse wieder zum Boden schieben, lösen Sie gleichzeitig die andere Ferse.

Versuchen Sie folgende Punkte zu beachten:

- Die Übung soll sich wie ein federndes Gehen anfühlen und auch in einem normalen Gangtempo ausgeführt werden.
- Es darf ein Spannungsgefühl in der Wade entstehen, aber kein unangenehmer Schmerz.
- Beginnen Sie mit der Übung immer etwas näher an der Wand als vorgegeben und rücken dann langsam etwas weiter ab. So können Sie die Spannung langsam steigern.
- Machen Sie die Übung ca. 1–2 Minuten und versuchen Sie sie oft am Tag zu wiederholen. Ideal wäre jede Stunde.

Abb. 4.228 Leichte Vorneigung = geringe Dehnung.

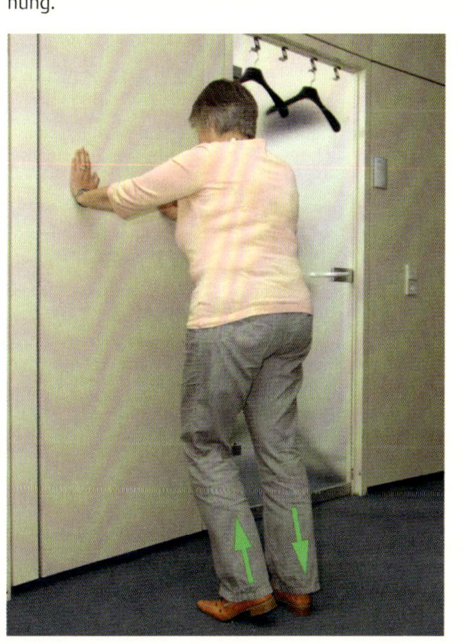

Abb. 4.229 Deutliche Vorneigung = intensive Dehnung.

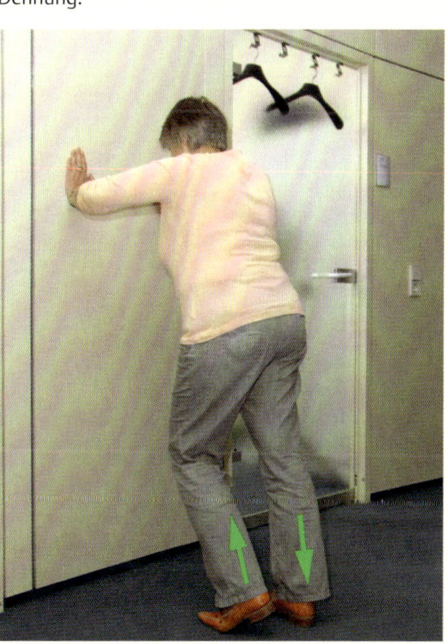

Abb. 4.230 Dehnung rechte Wadenmuskulatur, Fußballen bleiben am Ort.

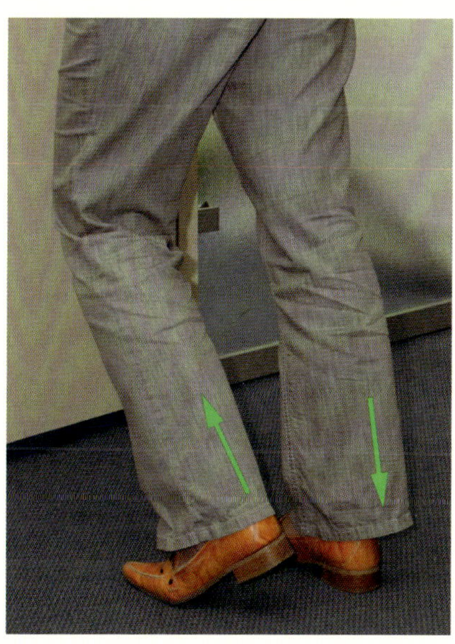

4.8.9 Kräfigung des Quadrizeps durch Beinstreckung (Legextension)

Ziel der Übung: Kräftigung des Quadrizeps in offener Kette mit einem Gewicht.

Hilfsmittel: Stuhl, Gewicht von ca. 1 kg, z. B. eine Tüte, die mit Reis gefüllt wird.

Ausgangsstellung: Sitzend auf dem Stuhl, beide Oberschenkel liegen vollständig auf dem Stuhl auf. Der Fuß wird in Dorsalextension gebracht, sodass das Gewicht stabilisiert werden kann. Zu Beginn kann die Tüte mit 1 kg gefüllt werden (**Abb. 4.231**).

Ausführung: Das Kniegelenk wird langsam in die maximale Streckung geführt (**Abb. 4.232**). Es dürfen keine Schmerzen auftreten.

Instruktion: Das Kniegelenk strecken, das Gewicht wird nach oben bewegt.

Fehlerquellen: Die Übung ist so einfach, dass eigentlich keine Fehler auftreten können.

Schlüsselpunkte: Die Übung bietet eine einfache und sichere Möglichkeit, den Quadrizeps zu trainieren. Sie erfüllt weder das Kriterium der Funktionalität noch fördert Sie die Geschicklichkeit und Koordination. Die Übung ist ideal, wenn aus unterschiedlichen Gründen eine sehr einfache und sichere Trainingsmöglichkeit für zuhause und den Arbeitsplatz gefunden werden muss.

Alternativen/Progression: Der Patient beginnt mit einem Gewicht von 1 kg und führt 3-mal 10 Wiederholungen durch. Zuerst wird die Wiederholungszahl bis auf 3-mal 30 gesteigert. Anschließend kann das Gewicht erhöht werden.

Anwendungsmöglichkeiten: Das Spektrum der Anwendung ist sehr breit, da die Übung bei jeder Schwäche des Quadrizeps eingesetzt werden kann. Sie ist sehr gut geeignet für ältere Patienten in der Rehabilitation nach Knie-Totalprothese oder jeder anderen Operation am Knie. Eine anderer Bereich können Patienten sein, bei denen aus unterschiedlichen Gründen ein funktionelles Training mit korrekt eingestellten Beinachsen in Belastung nicht möglich ist.

Die Übung bietet aber auch eine Alternative, wenn sonst während des Tages keine andere Ausgangsstellung möglich ist und trotzdem eine intensive Kräftigung angestrebt wird.

Vorsicht bei Operationen am vorderen Kreuzband, da die Übung einen distalen Widerstand beinhaltet.

Abb. 4.231 Das Gewicht wird über den Fuß gelegt.

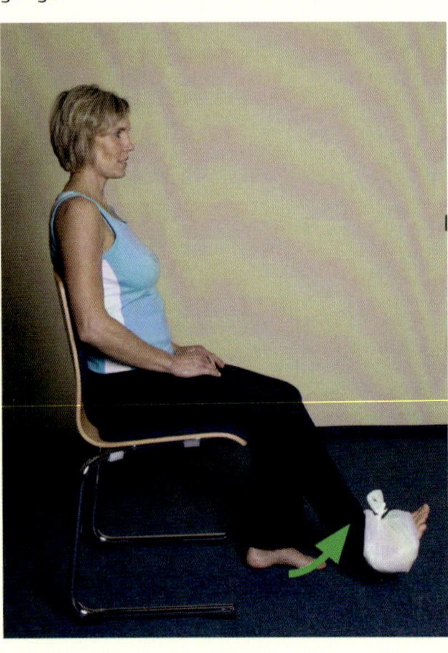

Abb. 4.232 Quadrizepstraining in offener Kette.

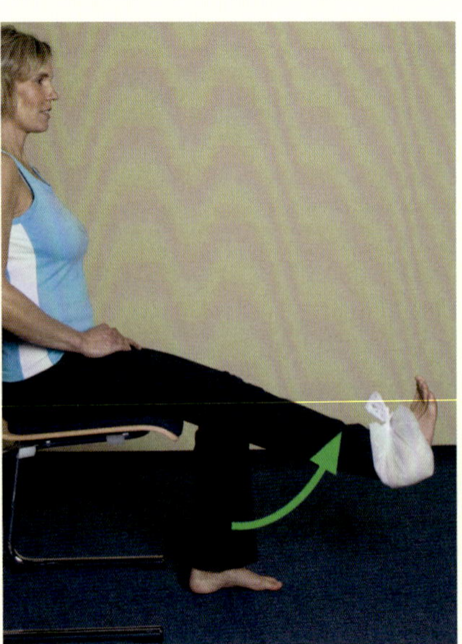

4.8.9 Kräftigung der vorderen Oberschenkelmuskulatur

Die meisten Probleme am Kniegelenk führen dazu, dass die Muskulatur an Kraft verliert. Besonders schwerwiegend ist der Kraftverlust nach einer Operation am Kniegelenk. Schon nach kurzer Zeit ist deutlich sichtbar, dass die Muskulatur auf der Vorderseite des Oberschenkels dünner wird. Dieser Muskel auf der Vorderseite heißt mit Fachausdruck Quadrizeps, weil er aus vier Teilen besteht.

Der Quadrizeps ist sehr wichtig für das Kniegelenk, denn er ist bei jeder Belastung (Gehen) aktiv und stabilisiert unser Bein in einer gestreckten Stellung. Ohne diesen Muskel würden wir im Knie einsacken oder wir könnten nur mit ständig überstreckten Kniegelenken gehen. Wenn man ständig mit überstreckten Kniegelenken steht, schaltet man den Muskel aus und hängt passiv im überstreckten Knie.

Auf jeden Fall bedeutet weniger Muskulatur mehr Belastung auf das Gelenk.

Mit der folgenden Übung können Sie einfach und wirkungsvoll den Quadrizeps trainieren. Sie brauchen dazu ein Gewicht, am einfachsten nehmen Sie eine Plastiktüte und füllen Sie mit 1 kg Reis.

Ausführung

- ☑ Setzen Sie sich so auf einen Stuhl, dass beide Oberschenkel ganz auf dem Stuhl aufliegen.
- ☑ Ziehen Sie bei dem zu trainierenden Bein den Fuß nach oben, so dass Sie die Plastiktüte auf den Fuß legen können, ohne dass sie herunterrutscht.
- ☑ Jetzt strecken Sie das Kniegelenk langsam durch und bewegen den Fuß mit dem Gewicht nach oben (**Abb. 4.233a–b**). Sie dürfen das Kniegelenk so weit strecken, wie es geht. Es dürfen auf keinen Fall Schmerzen dabei auftreten.
- ☑ Beginnen Sie mit 3-mal 10 und steigern Sie langsam bis auf 3-mal 30 Wiederholungen.

Versuchen Sie folgende Punkte zu beachten:

- Die Übung können Sie am Tag mehrmals wiederholen, idealerweise 3–4-mal.
- Erst wenn Sie 3-mal 30 Wiederholungen mehrmals am Tag ohne Probleme machen können, wird das Gewicht erhöht.
- Bitte fragen Sie Ihre Therapeutin, wie viel Gewicht Sie verwenden sollen.

Abb. 4.233a–b **a** Das Gewicht wird über den Fuß gelegt. **b** Die vordere Oberschenkelmuskulatur wird trainiert.

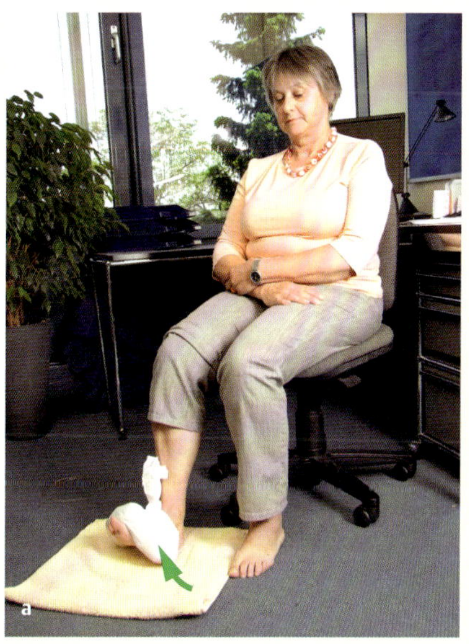

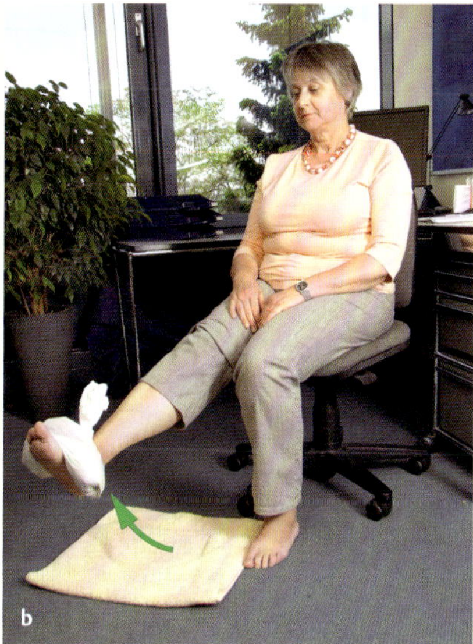

4.8.10 Training der kleinen Einbeinhocke

Ziel der Übung: Training einer korrekten Beinachsenstellung mit Kontrolle der Fuß-, Knie- und Hüftstellung.

Hilfsmittel: Stuhl zum Festhalten zur Sicherheit.

Ausgangsstellung: Die Übung wird im normalen Einbeinstand durchgeführt. Zur eventuellen Entlastung oder Sicherheit eine Gelegenheit zum Festhalten. Der Übungsbeginn ist in leichter Knieflexion. Die Fußstellung in leichter Außenrotation, Belastungspunkte am Fuß sind die Außenseite des Calcaneus und der Großzehenballen, das Kniegelenk steht über dem Fuß und das Hüftgelenk ist abduktorisch am Standbein verankert (**Abb. 4.234**).

Ausführung: Unter Beibehaltung der korrekten Fuß-, Knie- und Hüftstellung langsam in die Kniebeugung (ca. 30°) gehen (**Abb. 4.235**) und wieder zurück in die Ausgangsstellung. Kniegelenk beim Hochkommen nicht hyperextendieren. Beginn mit 3-mal 10 Wiederholungen, Steigerung auf 3-mal 20. Es dürfen keine Schmerzen auftreten.

Instruktion: Die Betonung liegt auf der langsamen Kniebeugung, die Kniescheibe bleibt immer genau über dem Fuß mit der Vorstellung, dass eine Wasserwaage auf dem Becken liegt. Die Wasserwaage muss während der ganzen Übung genau im Lot bleiben. Die Kontaktpunkte unter dem Fuß dürfen sich nicht verändern.

Fehlerquellen: Die Übung verlangt Fuß-, Knie- und Hüftkontrolle. Im Fuß kann ein mediales Absinken im Rückfuß stattfinden, das Kniegelenk kann nach medial knicken und im Hüftgelenk kann eine Adduktion und/oder Innenrotation stattfinden.

Schlüsselpunkte: Durch das langsame Absinken wird die exzentrische Aktivität im Quadrizeps betont. Dies entspricht der funktionellen Belastung. Während der gesamten Übung muss die abduktorische und außenrotatorische Verankerung der Hüfte ebenso kontrolliert werden wie die korrekte Belastungslinie durch den Fuß.

Alternativen/Progression: Die Übung kann durch stärkeres oder schwächeres Festhalten variiert werden. Keine Steigerung in mehr Knieflexion, da dies das Kniegelenk unnötig belastet. Eine Progression dieser Übung wird unter 4.8.11 durch eine veränderte Unterstützungsfläche beschrieben.

Anwendungsmöglichkeiten: Funktionelles Training im fortgeschrittenen Bereich für alle Probleme der unteren Extremität.

Abb. 4.234 Ausgangsstellung mit korrekter Einstellung der Beinachsen.

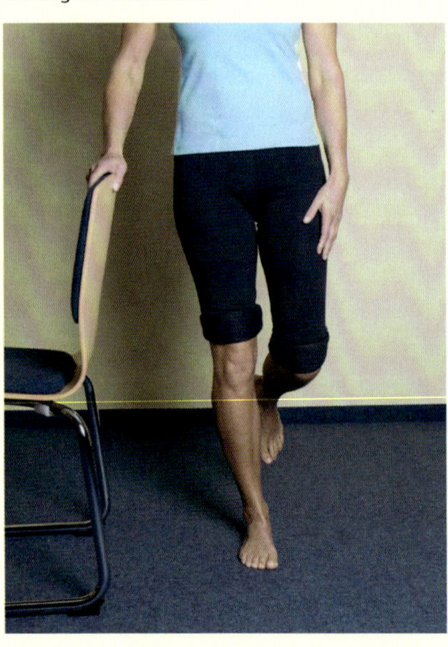

Abb. 4.235 Langsame Knieflexion bis ca. 30°.

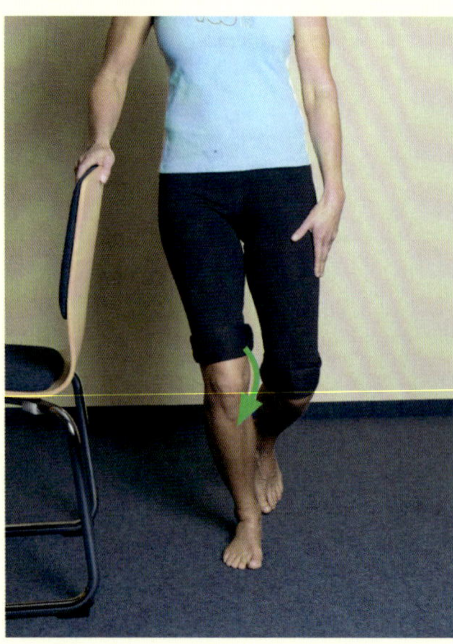

4.8.10 Training der korrekten Belastung von Hüfte–Knie–Fuß im Einbeinstand

Wenn mithilfe der Physiotherapie Ihre Schmerzen nachgelassen und die Beweglichkeit und Kraft im Bereich der Hüfte, im Kniegelenk oder Fuß wieder größer geworden sind, geht es in einer nächsten Phase darum, das gesamte Bein in einer korrekten Belastung zu trainieren. Jetzt soll vor allem auch das Zusammenspiel der drei Gelenke in einer Situation trainiert werden, wie sie bei Alltagsbewegungen vorkommt.

Sie haben die Übung bereits mit Ihrer Therapeutin zusammen gemacht und sie hat Ihnen geholfen, die richtige Stellung zu finden und auch während der Übung beizubehalten. Um diese korrekte Belastung zu verfestigen, muss die Übung möglichst in unterschiedlichen Alltagssituationen immer wieder trainiert werden. Nur so kann sich dieses neue Bewegungsmuster automatisieren.

Die folgende Beschreibung kann Ihnen helfen, eine Selbstkontrolle bei dieser Bewegungsübung zu erlangen.

Ausführung

- ☑ Stellen Sie sich auf ein Bein neben einen Stuhl, damit Sie sich zur Sicherheit festhalten können (**Abb. 4.236**).
- ☑ Entscheidend ist nun, dass Sie sich korrekt auf das Bein stellen. Der Fuß soll leicht nach außen zeigen, die Kontaktpunkte mit dem Boden sind auf der Außenseite der Ferse und auf dem Großzehenballen. Ihre Kniescheibe zeigt genau über den Fuß, das Kniegelenk ist minimal gebeugt und Ihr Becken soll ganz waagerecht sein.
- ☑ Um diese Stellung halten zu können, arbeiten bereits die Muskulatur unter Ihrer Fußsohle und die Gesäßmuskulatur.
- ☑ Jetzt beugen Sie langsam das Kniegelenk, bis es etwa 30° angewinkelt ist. Dann kehren Sie wieder zurück in die Ausgangsstellung (**Abb. 4.237**).

Versuchen Sie folgende Punkte zu beachten:

- Bei dieser Übung dürfen keine Schmerzen entstehen.
- Das Beugen ist betont langsam. Kontrollieren Sie dabei, dass die Kontaktpunkte unter dem Fuß unverändert sind, das Kniegelenk genau über dem Fuß bleibt und das Becken nicht abknickt oder dreht.
- Beginnen Sie mit 3-mal 10 Wiederholungen und steigern Sie auf 3-mal 20.
- Versuchen Sie die Übung mehrmals am Tag zu machen.
- Sie können auch z. B. in der Straßenbahn üben. Heben Sie das Bein dann nur ganz leicht an und gehen Sie nicht in die Beugung, sondern versuchen Sie einfach, in dieser Stellung die Balance zu halten.

Abb. 4.236 Ausgangsstellung mit Abstützen und guter Beinstellung.

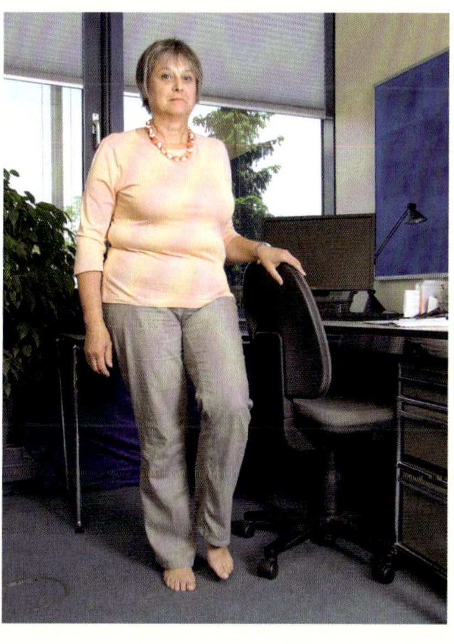

Abb. 4.237 Langsame Kniebewegung bis ca. 30° Beugung.

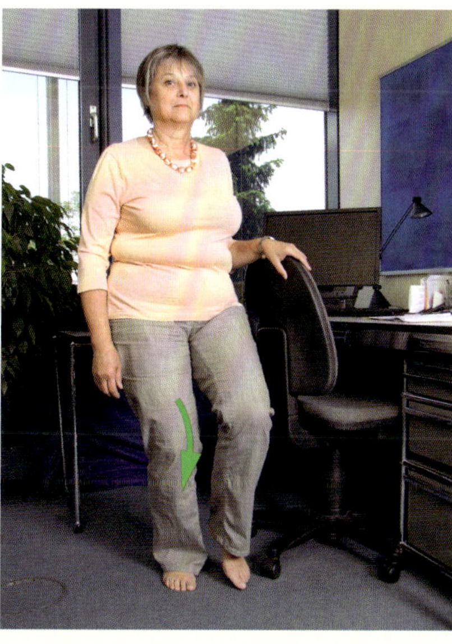

4.8.11 Training von Gleichgewichtsreaktionen in der Einbeinbelastung

Ziel der Übung: Training einer korrekten Beinachsenstellung mit Kontrolle der Fuß-, Knie- und Hüftstellung unter erschwerten Gleichgewichtsbedingungen.

Hilfsmittel: Stuhl zum Festhalten zur Sicherheit, fest gerollte Wolldecke.

Ausgangsstellung: Die Übung wird im Einbeinstand auf einer Wolldecke ausgeführt. Zur Sicherheit eine Gelegenheit zum Festhalten. Der Übungsbeginn ist in leichter Knieflexion. Die Fußstellung in leichter Außenrotation, das Kniegelenk steht über dem Fuß und das Hüftgelenk ist abduktorisch am Standbein verankert (**Abb. 4.238**).

Ausführung: Unter Beibehaltung der korrekten Fuß-, Knie- und Hüftstellung wird das Spielbein in unterschiedliche Positionen gebracht. Es dürfen keine Schmerzen auftreten.

Instruktion: Während das freie Bein hin und her bewegt wird, bleibt die Kniescheibe immer genau über dem Fuß (**Abb. 4.239**, **Abb. 4.240**). Das Bein darf Wackelbewegungen machen, aber nicht die Stellung verändern.

Fehlerquellen: Die Übung verlangt Fuß-, Knie- und Hüftkontrolle. Im Fuß kann ein mediales Absinken im Rückfuß stattfinden, das Kniegelenk kann nach medial knicken und im Hüftgelenk kann eine Adduktion und/oder Innenrotation stattfinden.

Schlüsselpunkte: Die Fähigkeit, die korrekte Beinachsenstellung kontrollieren zu können (siehe Übung 4.8.10), muss nun unter erschwerten Bedingungen – mit einer veränderten Unterstützungsfläche – eingehalten werden können. Durch unterschiedliche Bewegungen des Spielbeins werden zusätzlich funktionelle Aspekte trainiert.

Alternativen/Progression: Die Übung kann durch unterschiedliche Kniepositionen variiert werden. Nur bis maximal 30° Knieflexion gehen. Eine andere Progressionsmöglichkeit besteht im unterschiedlichen Ausmaß und in veränderter Geschwindigkeit der Bewegung des Spielbeins.

Anwendungsmöglichkeiten: Funktionelles Training im fortgeschrittenen Bereich für alle Probleme der unteren Extremität.

Abb. 4.238 Korrekter Einbeinstand auf einer beweglichen Unterstützungsfläche.

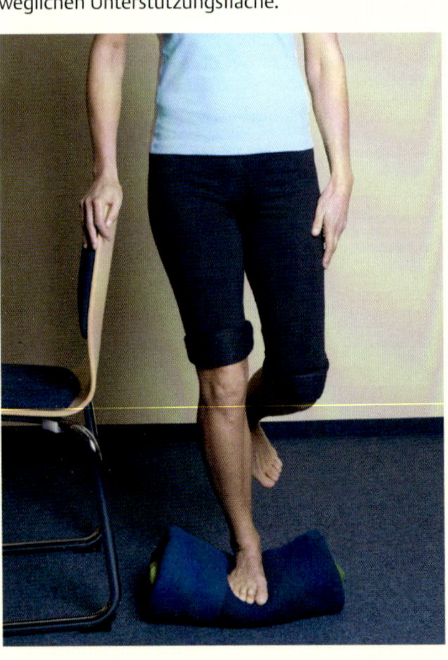

Abb. 4.239 Training der Einbeinbelastung mit Bewegungen des Spielbeins.

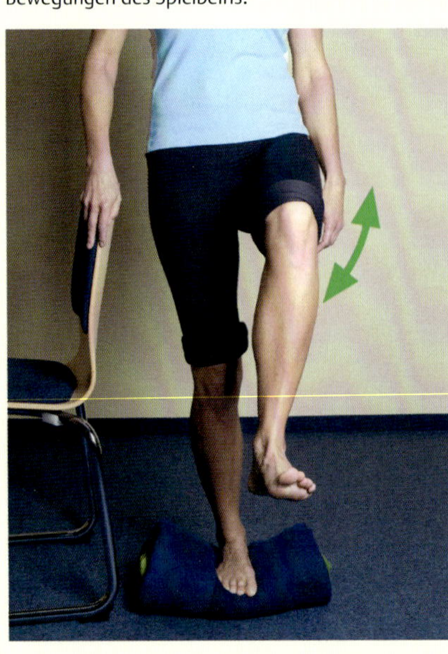

Abb. 4.240 Unterschiedliche Bewegungsrichtungen des Spielbeins.

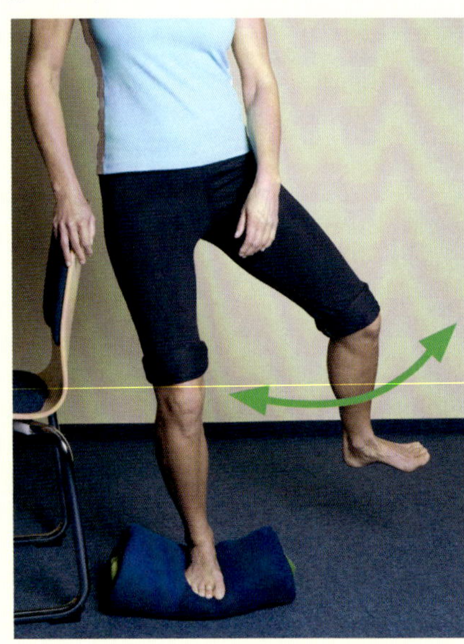

4.8.11 Gleichgewichtstraining im Einbeinstand

Wenn mithilfe der Physiotherapie Ihre Schmerzen nachgelassen haben und die Beweglichkeit und Kraft im Bereich der Hüfte, im Kniegelenk oder Fuß wieder größer geworden sind, geht es in einer nächsten Phase darum, das gesamte Bein in einer korrekten Belastung zu trainieren. Jetzt soll vor allem auch das Zusammenspiel der drei Gelenke in einer Situation trainiert werden, wie sie bei Alltagsbewegungen vorkommt.

In Alltagssituationen muss die Stabilität im Einbeinstand auch unter erschwerten Gleichgewichtsbedingungen funktionieren. Deshalb ist es wichtig, dass das Training nicht nur immer auf einer glatten und sicheren Fläche stattfindet, sondern auch bei unsicheren Bodenverhältnissen. In der Physiotherapie werden solche Übungen häufig mit kleinen Hilfsmitteln wie Kreisel, Wackelbrett oder unterschiedlichen Kissen durchgeführt.

Auch wenn Sie zuhause oder am Arbeitsplatz keine solchen Mittel zur Verfügung haben, können Sie eine ähnliche Situation mit einer fest gerollten Wolldecke oder Isomatte erreichen.

Ausführung

- ☑ Stellen Sie sich mit einem Fuß auf die gerollte Wolldecke neben einen Stuhl, damit Sie sich zur Sicherheit festhalten können.
- ☑ Entscheidend ist nun, dass Sie sich korrekt auf das Bein stellen. Der Fuß soll leicht nach außen zeigen, Ihre Kniescheibe zeigt genau über den Fuß, das Kniegelenk ist minimal gebeugt und Ihr Becken soll ganz waagerecht sein (**Abb. 4.241**).
- ☑ Um diese Stellung halten zu können, arbeitet bereits die Muskulatur in Ihrem ganzen Bein. Ihr Bein darf durch diese Reaktionen leicht wackeln, aber nicht die Stellung der Gelenke verändern.
- ☑ Jetzt bewegen Sie das freie Bein vor und hinter Ihrem Körper langsam in verschiedene Stellungen (**Abb. 4.242, Abb. 4.243**).

Versuchen Sie folgende Punkte zu beachten:

- Bei dieser Übung dürfen keine Schmerzen entstehen.
- Versuchen Sie so lange wie möglich auf einem Bein zu balancieren. Wechseln Sie die Seite und trainieren Sie unbedingt mit beiden Beinen.
- Versuchen Sie die Übung mehrfach am Tag zu machen, während 2–3 Minuten.
- Je nachdem, wie groß und wie schnell Sie die Bewegungen mit dem freien Bein machen, können Sie selbst den Schwierigkeitsgrad der Übung variieren.
- Sie kennen vielleicht aus der Therapie auch noch andere Variationen, indem Sie z. B. während der Übung einen Ball an die Wand oder auf den Boden prellen. Versuchen Sie noch weitere Möglichkeiten zu finden, die Übung in Ihrem Alltag zu variieren. Sie können z. B. auch in dieser Stellung Telefongespräche führen.

Abb. 4.241 Auf einer beweglichen Fläche mit guter Beinstellung.

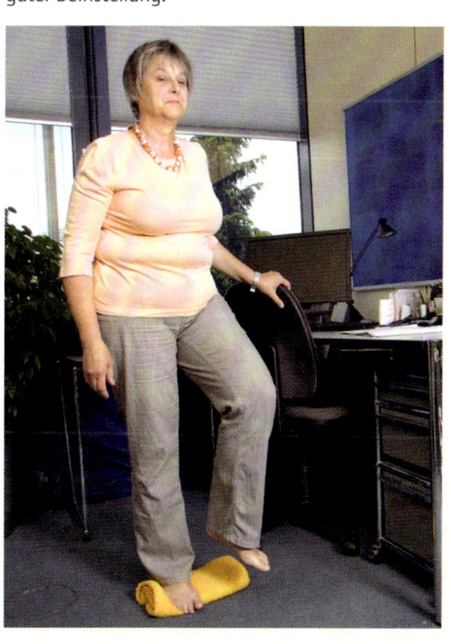

Abb. 4.242 Das Bein in der Luft führt Bewegungen nach vorn und hinten durch.

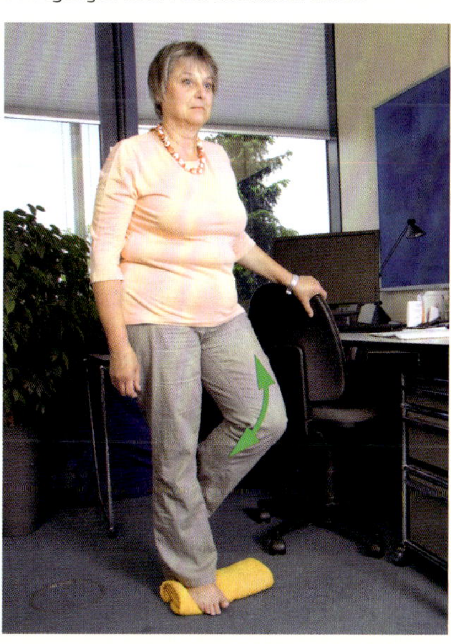

Abb. 4.243 Das Bein führt seitliche Bewegungen aus.

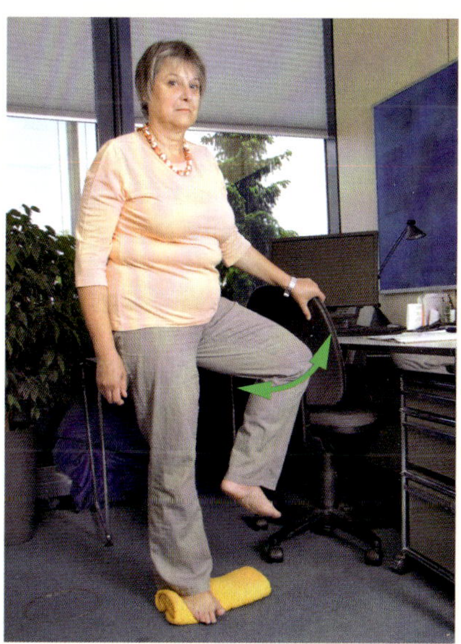

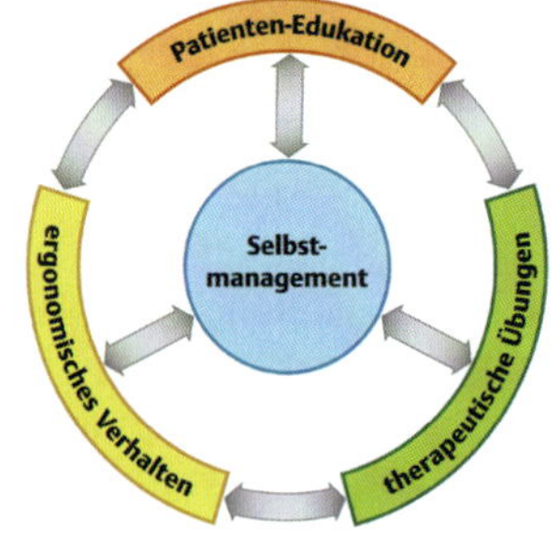

5 Patientenbeispiel

Anhand eines Patientenbeispiels wird in diesem Kapitel beschrieben, wie das im Buch vorgestellte Konzept des Selbstmanagements in der Praxis angewandt wird. Eine Patientin mit der Diagnose *Tennisellbogen* wird auf den Grundlagen des Maitland-Konzepts untersucht und behandelt.

Anhand der 6 Behandlungseinheiten wird dargestellt, wie die unterschiedlichen Aspekte des Selbstmanagements in die Behandlung integriert werden.

5.1 Vorstellung der Patientin

- Die Patientin ist eine 44-jährige Ernährungsberaterin.
- Hauptproblem sind die lokalen Schmerzen am lateralen linken Ellbogen ①, ein ziehender Schmerz im linken Unterarm ② und gelegentliche Nackenschmerzen, ebenfalls auf der linken Seite ③ (**Abb. 5.1**).
- Die Beschwerden verschlechtern sich im Alltag durch die Arbeit am PC und das Heben von Töpfen beim Kochen (Kochunterricht bei Diätschulungen).
- Auslöser des Problems war vor 8 Monaten das Sportklettern, das die Patientin in den Ferien intensiv betreibt. Außerhalb der Ferien trainiert sie unregelmäßig in einer Kletterhalle. In den letzten Wochen hat sie nicht mehr trainiert, weil die Beschwerden dadurch wieder zugenommen haben.
- Die bisherigen Behandlungen bestanden aus 12 Sitzungen Physiotherapie mit dem Schwerpunkt lokale Weichteiltechniken, Eis und Ultraschall. Leichte Besserung der Beschwerden im Alltag. Erneute Verschlechterung der Probleme beim Klettern.
- Die Patientin befindet sich in einem sehr guten Allgemeinzustand, sie nimmt keine Medikamente und hat keine zusätzlichen Erkrankungen. Außer den gelegentlichen Nackenschmerzen hat sie sonst keine Probleme mit dem Bewegungsapparat.
- Die Patientin ist Linkshänderin.

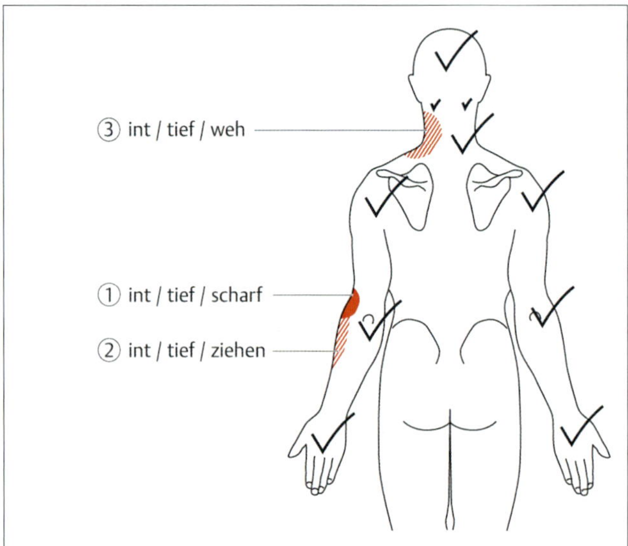

Abb. 5.1 Lokalisation der Symptome der Patientin mit der Diagnose Tennisellbogen links.

5.2 Hypothese nach der Anamnese

- Die Beschwerden der Patientin sind belastungsabhängig, deshalb gehe ich davon aus, dass sie ein mechanisches Problem am linken Ellbogen hat.
- Der Auslöser passt zu einem Überlastungssyndrom („overuse injury") der periartikulären Strukturen des lateralen Ellbogens. Wahrscheinlich hat das Missverhältnis zwischen Belastung (intensive Aktivität der Unterarmmuskulatur durch das Klettern) und Belastbarkeit (Trainingszustand der Muskulatur durch unregelmäßiges Training) dazu geführt.
- Da die lokalen Techniken nur kurzfristigen Erfolg gebracht haben, gehe ich davon aus, dass durch den längeren Verlauf und die zusätzlichen Nackenprobleme nicht nur ein lokales Weichteilproblem vorhanden ist, sondern dass mehrere Strukturen betroffen sind (lokale Gelenkstrukturen, lokale neurale Strukturen, entfernte Strukturen wie die Halswirbelsäule, die thorakalen Austrittsstellen, die Brustwirbelsäule und die Rippen). Dies passt zum klinischen Muster eines chronischen Tennisellbogens.
- Beitragende Faktoren sind: unregelmäßige hohe Belastung der Unterarmmuskulatur, zusätzliche Nackenprobleme, PC-Arbeit und das Kochen.
- Es bestehen keine Vorsichtsmaßnahmen für eine physiotherapeutische Behandlung.

5.3 Planung der ersten Untersuchung

Das Ziel der Untersuchung ist es, die Symptome der Patientin reproduzieren zu können. In diesem Fall werde ich zuerst die artikulären und die periartikulären Strukturen des Ellbogens und die Mechanosensibilität des peripheren Nervensystems um den Ellbogen herum untersuchen (neurodynamischer Test des N. radialis). Ich analysiere also die lokalen Zeichen im neuromuskuloskelettalen System.

5.4 Verlauf der 1. Behandlungssitzung (Tag 1)

Nach der Anamnese und dem Erstellen der ersten Hypothesen beginne ich die Funktionsuntersuchung gemäß meinem Plan. Dabei komme ich zu folgenden Ergebnissen:

- Zu Beginn der Untersuchung hat die Patientin keine aktuellen Symptome in Ruhe.
- Bei der Inspektion ist eine verstärkte Kyphose in der Brustwirbelsäule, eine vorgeschobene Kopfstellung und eine Protraktion des Schultergürtels zu erkennen.
- **Untersuchung des Ellbogens:**
  - Alle aktiven Bewegungen des Ellbogens sind unauffällig.
  - Durch die isometrische Dorsalextension des Handgelenks kann das Hauptsymptom ① reproduziert werden.
  - Die Palpation lokal am Epicondylus lateralis ist schmerzhaft und auch in der Unterarmmuskulatur sind schmerzhafte Punkte palpierbar.
  - Bei der Untersuchung des Ellbogens mit passiven Bewegungen wird das Hauptsymptom ① mit der Bewegungskombination von Extension/Adduktion (**Abb. 5.2**) ausgelöst.
- Der **neurodynamische Test des N. radialis** (**Abb. 5.3**) der betroffenen Seite zeigt einen relevanten Befund. Dabei werden die Symptome ① und ② reproduziert.
- Als **erste Behandlungstechnik** wird die endgradige passive Mobilisation der Bewegungskombination Extension/Adduktion des linken Ellbogens ausgeführt. Anschließend werden alle auffälligen Tests nochmals überprüft (Wiederbefund). Bei dieser Patientin bedeutet das ein erneutes Durchführen des neurodynamischen und isometrischen Tests sowie eine Überprüfung der lokalen Druckempfindlichkeit.
- Das **Selbstmanagement** beginnt **im Bereich der Patienten-Edukation**:
  - Ich erkläre der Patientin die Ergebnisse meiner Untersuchung des Ellbogens und die Wirkungsweise der Technik Extension/Adduktion.
  - Ich zeige der Patientin mögliche Faktoren auf, die zu Entstehung und Weiterbestehen des Problems geführt haben können. Dazu benutze ich das Modell Belastung/Belastbarkeit.
  - Zum Schluss weise ich auf die Möglichkeit hin, dass die Halswirbelsäule eine Rolle spielen könnte und aus diesem Grund in die nächste Untersuchung miteinbezogen wird.
- Ebenso gebe ich der Patientin im Bereich **ergonomisches Verhalten** die ersten Tipps für den Alltag:
  - Sie soll beim Kochunterricht auf bilateralen Gebrauch der Hände beim Heben von Töpfen achten.
  - Ich bitte sie, ihren PC-Arbeitsplatz anzuschauen – besonders wie die Unterarme und das linke Handgelenk aufliegen und welche Stellung die Tastatur hat.

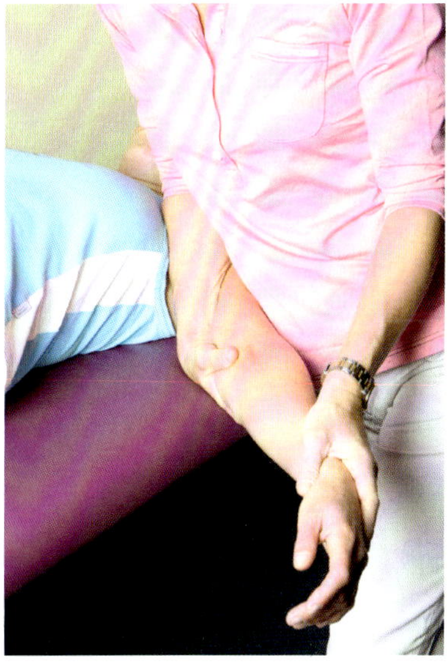

Abb. 5.2 Untersuchung Ellbogen mit der passiven Bewegungskombination Extension/Adduktion.

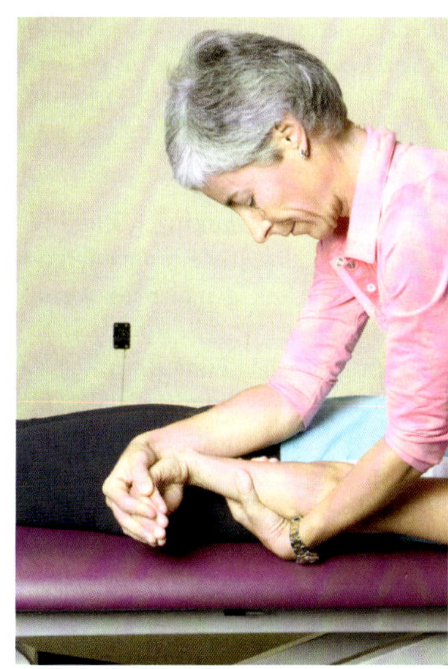

Abb. 5.3 Neurodynamischer Test des N. radialis.

5.5 Verlauf der 2. Behandlungssitzung (Tag 5)

- Zu Beginn der Behandlung frage ich die Patientin nach dem subjektiven Befinden seit der letzten Behandlung, wie sich die Schmerzen im Alltag verhalten haben und wie es ihr beim Kochen ergangen ist. Ich erkundige mich über die Situation des PC-Arbeitsplatzes.
- Anschließend überprüfe ich die positiven Tests der Funktionsuntersuchung: lokale Druckempfindlichkeit, isometrische Dorsalextension der Hand, neurodynamischer Test N. radialis, passive Bewegung Ellbogen Extension/Adduktion.
- Ich beginne die eigentliche Behandlung mit dem **Selbstmanagement im Bereich ergonomisches Verhalten**: Gemeinsam mit der Patientin versuche ich zu analysieren, wo eventuelle Mängel am Bildschirmarbeitsplatz bezüglich der Normvorgaben sein könnten (siehe auch Kap. 3.4). Wir besprechen auch die anderen Tätigkeiten im Alltag, die eventuell zu einer Belastung ihres Ellbogens führen könnten.
- Wie in der ersten Behandlungssitzung angekündigt, untersuche ich die **Halswirbelsäule** auf eine Mitbeteiligung an der Ellbogenproblematik:
  - Bei den aktiven Bewegungen der Halswirbelsäule stelle ich eine schmerzhafte Einschränkung der Extension, Lateralflexion links und Rotation links fest. Dabei tritt endgradig das Symptom ③ auf.
  - Bei den passiven Bewegungen sind die posterior-anterioren Gleitbewegungen der Facettengelenke C5/6–T2/3 links steif und schmerzhaft (**Abb. 5.4**). Dadurch wird auch das Symptom ③ ausgelöst.
- Als **Behandlung der Halswirbelsäule** wähle ich die Technik „sideglide“ (Lateralgleiten, Vicenzino et al. 1996) nach rechts. Die Mobilisation wird mit einer großen Bewegungsamplitude auf dem Segment C5/6 durchgeführt (**Abb. 5.5**). Anschließend führe ich einen Wiederbefund der Ellbogen- und der Halswirbelsäulen-Parameter durch.

Clinical Reasoning: Die Entscheidung, die „sideglide“-Technik zu wählen, beruht auf der wissenschaftlichen Evidenz dieser Technik bei Patienten mit lateralen Ellbogenschmerzen. Die Studie von Vicenzino et al. (1996) zeigte unter anderem eine positive Wirkung auf den neuralen Test des N. radialis und die lokale Druckempfindlichkeit.

- **Wiederholung der lokalen Ellbogenbehandlung:** Da die Patientin nach der ersten Behandlung subjektiv ein angenehmes Gefühl im Ellbogen hatte, wird die Technik genauso wiederholt wie in der ersten Behandlung.
- **Selbstmanagement im Bereich Patienten-Edukation:** Ich erkläre der Patientin, dass der Effekt der Ellbogenmobilisation nur erhalten bleibt, wenn das Gelenk regelmäßig in diesem endgradigen Bereich bewegt wird. Die kurze Behandlungsdauer während der Therapie reicht nicht aus, damit der Effekt dauerhaft bestehen bleibt (Motivation und Erläuterung, warum die therapeutische Übung im Alltag regelmäßig durchgeführt werden muss).
- **Selbstmanagement im Bereich therapeutische Übungen:** Ich zeige der Patientin die *Übung 4.5.1 Rhythmische Eigendehnung der Unterarm-Streckmuskulatur.* Diese Übung erzeugt einen ähnlichen Effekt wie die passive Behandlungstechnik. Die Patientin erhält eine schriftliche Unterstützung in Wort und Bild. Anschließend an die Instruktion und Durchführung der Übung überprüfe ich nochmals die relevanten Tests.

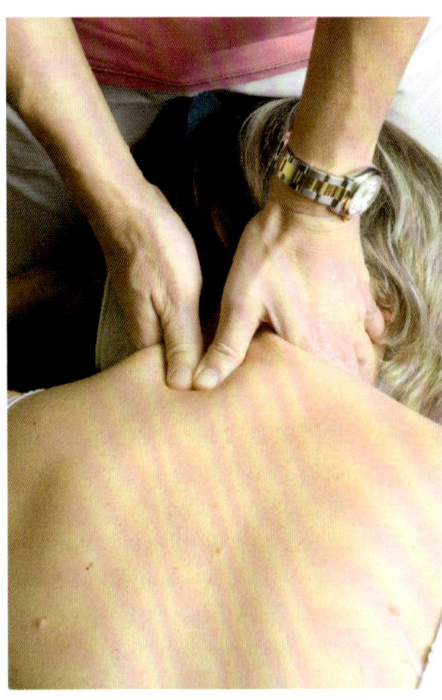

Abb. 5.4 Posterioranteriore Gleitbewegungen der Facettengelenke C5/6–T2/3 links.

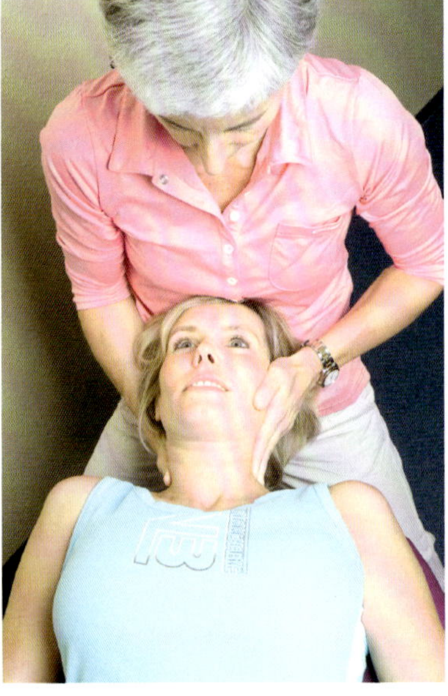

Abb. 5.5 „sideglide“-Technik nach rechts auf dem Segment C5/6.

5.6 Verlauf der 3. Behandlungssitzung (Tag 8)

- Zu Beginn der Behandlung stelle ich wieder Fragen nach dem subjektiven Befinden seit der letzten Behandlung und nach dem Verhalten der Schmerzen im Alltag. Wie ist es mit der Übung gegangen? Konnten die kleinen Veränderungen am PC-Arbeitsplatz umgesetzt werden?
- Bevor ich mit der Behandlung fortfahre, wiederhole ich alle bisherigen positiven Tests (Ellbogen, neurodynamischer Test und Halswirbelsäule).
- **Selbstmanagement im Bereich therapeutische Übungen:** Die Übung, die ich bei der letzten Behandlung instruiert habe

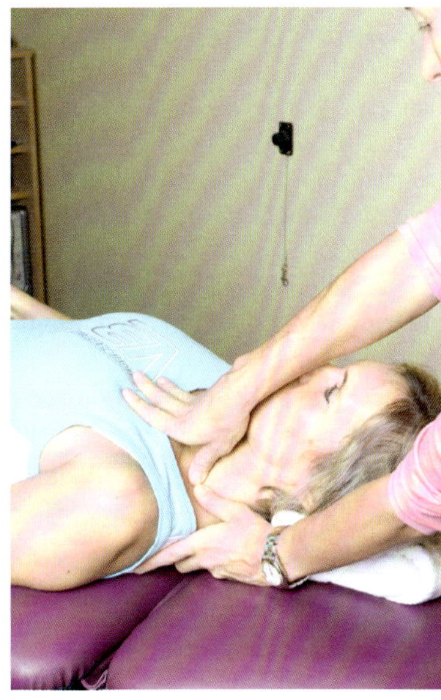

Abb. 5.6 Untersuchung der Beweglichkeit der 1. Rippe nach longitudinal kaudal.

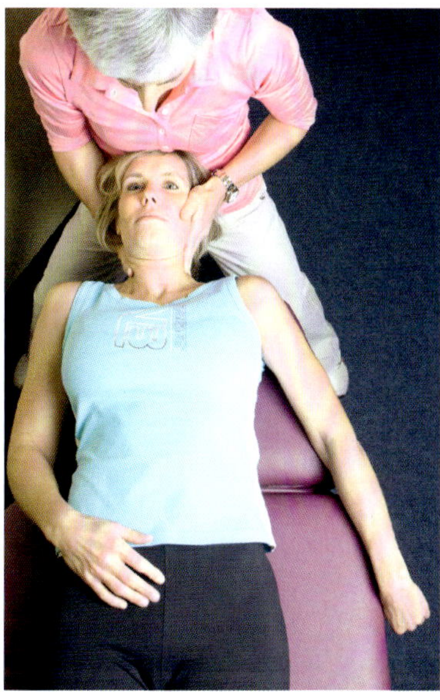

Abb. 5.7 „sideglide"-Technik mit neuraler Vordehnung.

(Übung 4.5.1), lasse ich von der Patientin vorführen, bringe eventuelle Korrekturen an und bespreche mit ihr gemeinsam nochmals die Möglichkeiten der Durchführung im Alltag.

- **Selbstmanagement im Bereich ergonomisches Verhalten:** Der PC-Arbeitsplatz der Patientin muss leicht verändert werden. Wir besprechen die verschiedenen Möglichkeiten und gehen sie einzeln durch. Gleichzeitig beginne ich mit den ersten Informationen zur korrekten Haltung von Brustkorb, Kopf und Schultergürtel im Sitzen und zur Einhaltung von regelmäßigen Pausen während des Arbeitstages.
- Nachdem ich die Halswirbelsäule auf eine Mitbeteiligung untersucht habe, gehe ich nun weiter mit der **Untersuchung der thorakalen Austrittsstellen**, wieder mit dem Ziel herauszufinden, welche Mitbeteiligung am Ellbogenproblem besteht.
  - Bei der Untersuchung der Beweglichkeit der 1. Rippe nach longitudinal kaudal (**Abb. 5.6**) finde ich relevante Befunde und behandle sofort. Anschließend führe ich einen Wiederbefund durch.
- Ich möchte die **„sideglide"-Technik an der Halswirbelsäule wiederholen**. Allerdings gehe ich in die Progression, da die Technik nach der letzten Behandlung nicht den gewünschten Effekt gezeigt hat. Als Progression wähle ich wegen der neuralen Beteiligung eine Lagerung mit leichter Vordehnung des Nervensystems (**Abb. 5.7**). Nach der Technik führe ich einen Wiederbefund aller relevanten Tests durch.
- Aus Zeitgründen verzichte ich auf die Wiederholung der Ellbogentechnik, da die Patientin auch bereits eine Übung durchführt, die einen ähnlichen Effekt erzielt.
- **Selbstmanagement im Bereich therapeutische Übungen:**
  - Die Patientin beherrscht und versteht die erste Übung gut, somit kann eine weitere Übung instruiert werden.
  - Da ich den beitragenden Faktor der unregelmäßigen hohen Belastung der Unterarmmuskulatur als relevant ansehe, möchte ich so früh wie möglich die Belastbarkeit erhöhen und mit einer langsamen progressiven exzentrischen Kräftigung der Unterarmmuskulatur beginnen (siehe *Übung 4.5.3 Training der Unterarmmuskulatur*). Ich steige ein mit 3-mal 10 Wiederholungen mit 0,5 kg. Der anschließende Wiederbefund zeigt, dass sich die Symptome durch die Übung nicht verschlechtern. Die Patientin erhält die Übung schriftlich.

5.7 Verlauf der 4. Behandlungssitzung (Tag 12)

- Ich erkundige mich wieder nach dem subjektiven Befinden seit der letzten Behandlung, nach dem Verhalten der Schmerzen im Alltag und wie es mit den Übungen gegangen ist.
- Der Wiederbefund der positiven Tests des Ellbogens, des neurodynamischen Tests, der Halswirbelsäule und der 1. Rippe zeigt mir, wo ich im Moment stehe.
- **Selbstmanagement im Bereich therapeutische Übungen:** Bei der Kontrolle der Übungen zur rhythmischen Eigendehnung und Kräftigung der Unterarmmuskulatur werden noch kleine Korrekturen vorgenommen. Die Kräftigung steigere ich auf 3-mal 20 Wiederholungen.
- **Selbstmanagement im Bereich ergonomisches Verhalten:** Bei der Instruktion der korrekten Sitzhaltung auf dem Bürostuhl gehe ich auf die Position des Beckens ein, ich erkläre, wie die Brustwirbelsäule aufgerichtet werden kann und korrigiere die vorgeschobene Kopfstellung (**Abb. 5.8**). Zur Verbesserung der Protraktion des Schultergürtels instruiere ich die leichte Aktivierung des M. trapezius ascendens.
- Bei der **Untersuchung des linken Schulter- und Handgelenks** auf eine mögliche Mitbeteiligung am Ellbogenproblem kann ich keine relevanten Befunde feststellen.
- Als Nächstes **untersuche ich die Brustwirbelsäule und die Rippen** auf eine Mitbeteilung an der Ellbogenproblematik:
  - Bei den aktiven Bewegungen der Brustwirbelsäule stelle ich fest, dass die Extension deutlich eingeschränkt ist.
  - Bei den passiven Bewegungen sind Gleitbewegung posteroanterior generell sehr eingeschränkt, genauso wie die Beweglichkeit der Rippen. Zur Behandlung wende ich globale Mobilisationstechniken der Brustwirbelsäule und der Rippen an, da die Steifigkeit nicht auf bestimmte Segmente limitiert ist (**Abb. 5.9**). Die Wirkung dieser Technik überprüfe ich anschließend mit dem Wiederbefund.

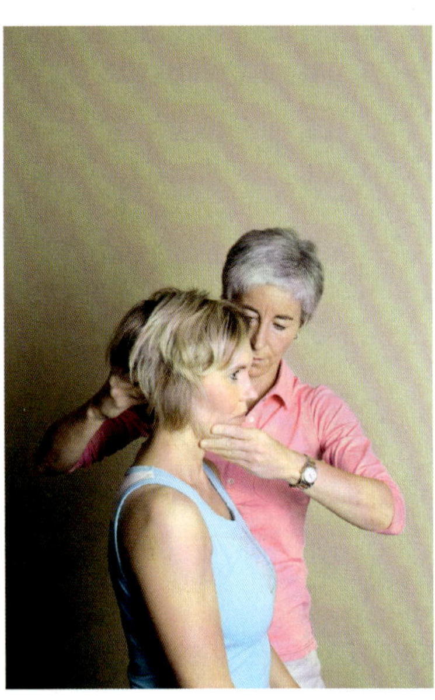
Abb. 5.8 Instruktion der korrekten Kopfstellung im Sitzen.

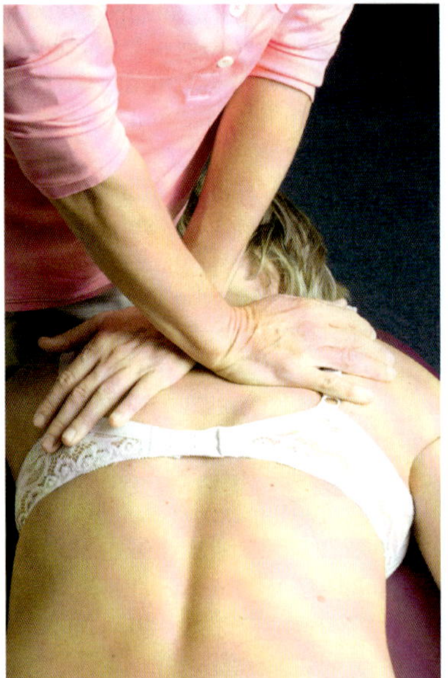
Abb. 5.9 Globale Mobilisationstechnik der Brustwirbelsäule und Rippen.

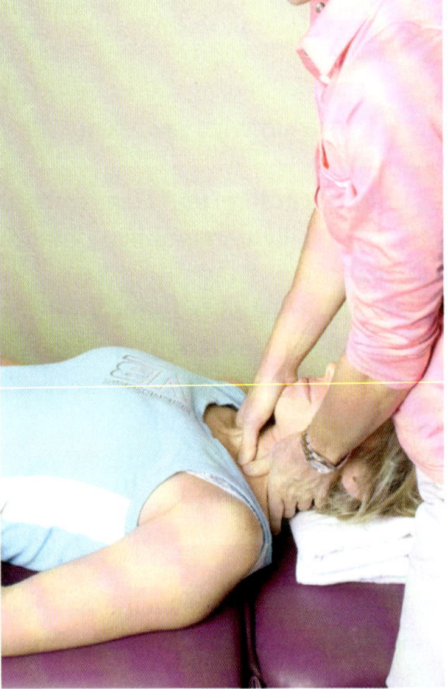
Abb. 5.10 Unilaterale anteroposteriore Zusatzbewegung C5–C7 links.

- Auf die **Weiterführung der Halswirbelsäulen-Behandlung** mit der „sideglide"-Technik verzichte ich, da auch die Progression mit neuraler Vordehnung keinen Effekt gezeigt hat. Stattdessen behandle ich die Halswirbelsäule mit einer neuen Behandlungstechnik: unilaterale anteroposteriore Zusatzbewegungen auf C5–C7 (**Abb. 5.10**). Wieder teste ich anschließend mit einem Wiederbefund.
- Da die Technik in der letzten Behandlung einen sehr guten Effekt gezeigt hat, **wiederhole ich die Mobilisation der 1. Rippe**. Anschließend erfolgt ein Wiederbefund.
- **Selbstmanagement im Bereich therapeutische Übungen:** Als neue Übung wähle ich die Instruktion der endgradigen Brustwirbelsäulen-Mobilisation über die Stuhllehne im Sitzen (Übung 4.3.1). Die Patientin erhält die Übung auch schriftlich.

Clinical Reasoning: Die Überlegung, die Übung 4.3.1 Mobilisation der Brustwirbelsäule in Extension zu instruieren, beruht auf der Tatsache, dass nicht nur die Symptomatik im Ellbogen dadurch günstig beeinflusst werden kann (dies hat sich im Wiederbefund nach der Behandlung gezeigt), sondern es hat auch eine Wirkung auf die Haltungskorrektur im Sitzen. Die andere Möglichkeit wäre Übung 4.4.3 Automobilisation der ersten Rippe. Um eine gute Compliance zu erreichen, soll die Übungsanzahl möglichst gering sein.

- **Selbstmanagement im Bereich Patienten-Edukation:** Ich erkläre der Patientin, dass sich die Hypothese des klinischen Musters eines chronischen Tennisellbogens bestätigt, da die Untersuchungen zeigen, dass Befunde in mehreren Strukturen vorhanden sind. Aus diesem Grund ist es wichtig, dass die therapeutischen Übungen auch diese Aspekte enthalten.

5.8 Verlauf der 5. Behandlungssitzung (Tag 17)

- Zu Beginn stelle ich Fragen nach dem subjektiven Befinden seit der letzten Behandlung, nach dem Verhalten der Schmerzen im Alltag und erkundige mich, wie es mit den Übungen gegangen ist.
- Es erfolgt der Wiederbefund der positiven Tests des Ellbogens, der Halswirbelsäule, der 1. Rippe und der Brustwirbelsäule und der neurodynamische Test.
- **Selbstmanagement im Bereich therapeutische Übungen:** Ich kontrolliere die Übungen zur rhythmischen Eigendehnung und Kräftigung der Unterarmmuskulatur und kann bei der Kräftigung das Gewicht auf 1 kg erhöhen. Dann lasse ich die Patientin die Automobilisation der Brustwirbelsäule in Extension vorzeigen und gebe ihr noch ein paar Tipps, wie die Übung ersetzt werden kann, wenn kein Stuhl mit geeigneter Lehne vorhanden ist.
- **Selbstmanagement im Bereich ergonomisches Verhalten:** Bei der Kontrolle der korrekten Aufrichtung versuche ich besonders den Unterschied zur Gewohnheitshaltung darzustellen. Die neue Haltung ist wie eine Übung: Die Patientin soll versuchen, jede Stunde 10-mal 10 Sekunden in der neuen Haltung zu bleiben. Ich betone nochmals die Wichtigkeit von regelmäßigen Pausen, bei der Arbeit am PC sollen die Arme immer wieder gelockert und bewegt werden.
- **Weiterführung der Halswirbelsäulen-Behandlung:** Da die unilateralen anteroposterioren Zusatzbewegungen auf C5–C7 einen sofortigen positiven Effekt gezeigt haben und dieser auch ca. 1 Tag angehalten hat, wiederhole ich die Technik mit neuraler Vordehnung. Anschließend erfolgt ein Wiederbefund.
- Auch bei der **Wiederholung der Mobilisation der 1. Rippe** gehe ich in Progression durch eine neurale Vordehnung. Anschließend prüfe ich mit einem Wiederbefund.
- Bei der **Wiederholung der globalen Brustwirbelsäulen-Mobilisation** verändere ich nichts an der Technik, da das Resultat in der letzten Behandlung positiv war. Anschließend prüfe ich mit dem Wiederbefund.
- **Selbstmanagement im Bereich Patienten-Edukation:** Ich erkläre der Patientin anhand des Modells Belastung/Belastbarkeit, dass wir bereits in der Phase sind, in der die Belastbarkeit mit dem exzentrischen Training aufgebaut wird. Für das weitere Vorgehen ist es wichtig, dass Belastungsspitzen in Zukunft vermieden werden, es wäre somit sinnvoll, wenn die Patientin regelmäßig in der Kletterhalle trainiert, um auf die hohe Belastung in den Kletterferien vorbereitet zu sein. Das Training in der Kletterhalle kann begonnen werden, wenn die Kräftigungsübung mit 2 kg mehrmals am Tag ohne Probleme durchgeführt werden kann.

5.9 Verlauf der 6. Behandlungssitzung (Tag 21)

- Ich frage die Patientin, wie sie die Verbesserung im subjektiven Befinden einschätzt, wenn sie vergleicht, wie es ihr zu Beginn der 6 Behandlungen gegangen ist und wie es ihr heute geht. Ich frage sie, wie sie mit den Übungen im Alltag zurechtkommt und ob es irgendwelche Probleme oder Fragen gibt. Ich erkundige mich auch nach dem PC-Arbeitsplatz und versuche herauszufinden, inwieweit die Patientin ihre Gewohnheiten verändern konnte.
- Anschließend teste ich nochmals alle relevanten Befunde des Ellbogens, der Halswirbelsäule, der 1. Rippe und der Brustwirbelsäule und führe den neurodynamischen Test des N. radialis durch. Ich versuche zu ermitteln, inwieweit sich die physischen Befunde insgesamt im Behandlungsverlauf verändert haben.
- **Selbstmanagement im Bereich therapeutische Übungen:** Ich kontrolliere und bespreche alle Übungen, die ich der Patientin gezeigt habe, und verweise noch einmal auf die schriftlichen Informationen, die ich ihr mitgegeben habe.
- **Selbstmanagement im Bereich ergonomisches Verhalten:** Bei der Kontrolle der Haltungsinstruktion lege ich Wert auf eine ökonomische Muskelaktivität. Die Patientin soll verstehen, dass sie mit dem geringsten Aufwand die optimale Stellung einnehmen soll.
- Im Bereich der **passiven Techniken** führe ich nur die 3 Techniken aus, die einen guten Erfolg gezeigt haben. Dies sind:
  - die anteroposteriore Mobilisation der Halswirbelsäule,
  - die Mobilisation der 1. Rippe,
  - die Mobilisation der Brustwirbelsäule.

  Nach jeder einzelnen Technik erfolgt ein Wiederbefund.
- **Selbstmanagement im Bereich Patienten-Edukation:** Zuerst gebe ich der Patientin Gelegenheit, alles anzusprechen, was für sie noch unklar ist. Im anschließenden Abschlussgespräch gehe ich auf folgende Punkte ein:
  - Ich fasse nochmals die therapeutischen Übungen zusammen, die ich der Patientin gezeigt habe, und erkläre die stufenweise Steigerung der Kräftigungsübung bis zu 2 kg.
  - Ich gehe die wichtigen Punkte aus dem ergonomischen Verhalten durch und fasse zusammen, warum die Haltung im Allgemeinen und besonders am PC so wichtig ist.
  - Für einen erfolgreichen Wiedereinstieg in den Klettersport erörtere ich die Planung eines regelmäßigen Trainings in der Kletterhalle.
  - Zum Schluss spreche ich über die Strategien, welche die Patientin wählen kann, falls sich die Symptome trotzdem wieder verschlechtern sollten.

Literatur

Alfredson H, Pietilä T, Jonsson P, Lorentzon R. Heavy-Load Eccentric Calf Muscle Training for the Treatment of Chronic Achilles Tendinosis. Am J Sports Med 1998; 26: 360–366

Andersen NH, Sojbjerg JO, Johannsen HV et al. Self-training versus physiotherapist-supervised rehabilitation of the shoulder in patients treated with arthroscopic subacromial decompression. A clinical randomized study. J Shoulder Elbow Surg 1999; Vol 8, No 2: 99–101

Baker KR, Nelson ME, Felson DT et al. The efficacy of home based progressive strength training in older adults with knee osteoarthritis: a randomized controlled trail. The Journal of Rheumatology 2001; 28: 1655–1665

Ballantyne BT, O'Hare SJ, Paschall JL, Pavia-Smith MM et al. Electromyographic activity of selected shoulder muscles in commonly used therapeutic exercises. Physical Therapy 1993; 73(10): 668–682

Bass MJ, McWhinney, Dempsey JB et al. Predictors of outcome in headache patients presenting to family physicians – a one year prospective study. Headache 1986; 26: 285–294

Biedert R, Meyer S. Überlastungsschäden im Sport und deren physiotherapeutische Behandlung. SPV 1997; 2: 5–11

Bircher J, Wehkamp KH. Das ungenutzte Potential der Medizin: Analyse von Gesundheit und Krankheit zu Beginn des 21. Jahrhunderts. Zürich: Rüffer&Rub; 2006

Bornatico-Valsangiacomo F. Kopfschmerzprobleme bei Frauen. Online im Internet: http://www.headache.ch/Kopfschmerzen_bei_Frauen; Stand: 07.01.2009

Brox JI, Staff PH, Ljunggren AE et al. Arthroscopic surgery compared with supervised exercises in patients with rotator cuff disease (stage II impingement syndrome). BMJ 1993; 307: 899–902

Burkhead WZ, Rockwood CA. Treatment of instability of the shoulder with an exercise program. J Bone Joint Surg1992; 74A(6): 890–896

Burton AK, Waddell G, Tillotson KM, Summerton N. Information and Advice to Patients With Back Pain can Have a Positive Effect. A Randomized Controlled Trial of a Novel Educational Booklet in Primary Care. Spine 1999; Vol 24, No 23: 2484–2491

Butler DS, Mosley GL. Schmerzen verstehen. Heidelberg: Springer Medizin; 2005

Christensen N, Jones M, Edwards I. Clinical reasoning in the diagnosis and management of spinal pain. In: Boyling JD, Jull GA, eds. Grieves modern manual therapy. The vertebral column. Edinburgh: Churchill Livingstone; 2004

Descarreaux M, Normand MC, Laurencelle L et al. Evaluation of a Specific Home Exercise Program for Low Back Pain. Journal of Manipulative and Physiological Therapeutics 2002; Vol 25, No 8: 497–503

Edwards IC, Jones MA, Carr J, Jensen GM. Clinical reasoning in three different fields of physiotherapy – A qualitative study. Fifth International Congress, Australian Physiotherapy Association 1998

Ehrsam R, Stoffel S, Mensink G et al. Übergewicht und Adipositas in den USA, Deutschland, Österreich und der Schweiz. Deutsche Zeitschrift für Sportmedizin 2004; 11: 278–285

Falla D, O'Leary S, Fagan A et al. Recruitment of the Deep Cervical Flexor Muscles during a Postural-Correction Exercise Performed in Sitting. Manual Therapy 2007; 139–143

Ferri M, Brooks D, Goldstein R. Compliance with Treatment – An Ongoing Concern. Physiotherapy (Canada) 1998; 9: 286–290

Frost H, Lamb SE, Doll AH et al. Randomised controlled trial of physiotherapy compared with advice for low back pain. BMJ 2004; 329: 708–711

Gahimer J, Domholdt E. Amount of Patient Education in Physical Therapy Practice and Perceived Effects. Physical Therapy 1996; 76(10): 1089–1096

Gesund arbeiten am PC. VGB Unfallversicherung. Online im Internet: http://www.vbg.de/bueroarbeit; Stand: 01.02.2009

Harryman DT, Sidles JA, Clark JM, McQuade KJ, Gibb TD, Matsen FA. Translation of the humeral head on the glenoid with passive motion. J Bone Joint Surg 1990; 72A: 1334–1343

Headache Classification Commettee of the International Headache Society. Classification and diagnostic criteria for headache disorders, cranial neuralgias and facial pain. Cephalalgia 1988; 8 (Suppl. 79): 1–96

Hengeveld E. Compliance und Verhaltensänderung in Manueller Therapie. Manuelle Therapie 2003; 7: 122–132

Hengeveld E. Kontinuierliches analytisches Vorgehen – Assessment und Clinical Reasoning. In: Bucher-Dollenz G, Wiesner R. Maitland: Therapiekonzepte in der Physiotherapie. Stuttgart: Thieme; 2008

Heuts PH, de Bie R, Drietelaar M et al. Self-management in osteoarthritis of hip or knee: a randomized clinical trial in a primary healthcare setting. The Journal of Rheumatology 2005; 32: 543–549

Hides JA, Richardson CA, Jull G. Long-Term Effects of Specific Stabilising Exercises for First-Episode Low Back Pain. Spine 2001; 26(11): 243–248

Hides JA, Richardson CA, Jull G. Multifidus Muscle Recovery Is Not Automatic After Resolution of Acute, First-Episode Low Back Pain. Spine 1996; 21(23): 2763–2769

Hodges PW, Richardson CA. Inefficient muscular stabilization of the lumbar spine associated with low back pain. A motor control evaluation of the transversus abdominis. Spine 1996; 21(22): 2640–2650

Jones MA. Clinical reasoning in manual therapy. Physical Therapy 1992; 72: 875–883

Jull G, Trott P, Potter H, Zito G, Niere K, Shirley D, Emberson J, Marschner I, Richardson C. A randomised controlled trial of exercise and manipulative therapy for cervicogenic headache. Spine 2002; 27(17): 1835–1843

Jull G. Deep cervical flexor muscle dysfunction in whiplash. J of Musculoskeletal Pain 2000; 8(1/2):143–154

Kelman L. The triggers or precipitants of the acute migraine attack. Cephalalgia 2007; 27: 394–402

Klein-Vogelbach S. Therapeutische Übungen zur funktionellen Bewegungslehre. Heidelberg: Springer; 1978

Liedtke D, Snétivy B. Die Eigentherapie – der vernachlässigte Eckstein. fisio active 2004; 4

Luczak H, Springer J, Becker J. Arbeitswissenschaft: Analyse und Gestaltung der Arbeit. Springer; 1998

Luczak H, Volpert W, Raeithel A et al. Arbeitswissenschaft: Kerndefinition – Gegenstandskatalog – Forschungsgebiete. Köln: TÜV Rheinland; 1989

Ludt S, Szecsenyi J. Motivation von Patienten zur Verhaltensänderung. In: DPM in der Praxis. Hausarzt Handbuch. Deutscher Hausärzteverband und AOK 2008; 41–46

Mafi N, Lorentzon R, Alfredson H. Superior short-term results with eccentric calf muscle training compared to concentric training in a randomized prospective multicenter study on patients with chronic Achilles tendinosis. Knee Surgery Sports Traumatology Arthroscopy 2001; 9(1): 42–47

Maitland GD, Hengeveld E, Banks K et al. Maitland's Vertebral Manipulation. Oxford: Butterworths-Heinemann; 2005

Maitland GD. The Maitland Concept: Assessment, Examination and Treatment by Passive Movement. In: Twomey LT, Taylor JR. Physical Therapy of the Low Back. New York: Churchill Livingstone; 1987

Maitland GD. Vertebral Manipulation. 5. Aufl. London: Butterworths; 1986

Maitland GD. Vertebral Manipulation. 5th ed. Oxford: Butterworth-Heinemann; 1986

Martin BW, Marti B. Bewegung und Sport: eine unterschätzte Gesundheitsressource. Therapeutische Umschau 1998; 55(4): 221–228

Mannion AF, Helbling D, Pulkovski N et al. Spinal segmental stabilisation exercises for chronic low back pain: programme adherence and its influence on clinical outcome. European Spine Journal 2009; DOI 10. 1007/s

McCarthy CJ, Mills PM, Pullen R et al. Supplementing a home exercise programme with a class-based exercise programme is more effective than home exercise alone in the treatment of knee osteoarthritis. Rheumatology 2004; 43: 880–866

McKinney LA, Dornan JO, Ryan M. The role of physiotherapy in the management of acute neck sprains following road-traffic accidents. Archives of Emergency Medicine 1989; 6: 26–33

Meyer C. Ist die Migräne eine psychisch bedingte Krankheit (und somit von außen beeinflussbar) oder ein genetisches Schicksal? Online im Internet: http://www.headache.ch/Migraene_Psychisch_Oder_Genetisch; Stand: 07.01.2009

Miller WR, Rollnick S. Motivational Interviewing: Preparing People for Change. 2nd ed. New York: The Guilford Press; 2002

Miller WR, Rollnick S. Motivierende Gesprächsführung. Freiburg im Breisgau: Lambertus; 2004

Moffet JK, Jackson DA, Richmond S et al. Randomised trial of a brief physiotherapy intervention compared with ususal physiotherapy for neck pain patients: outcomes and patients' preference. BMJ 2005; 330: 75–78

Moseley JB, Jobe FW, Pink M, Perry J, Tibone J. EMG analysis of the scapular muscles during a shoulder rehabilitation program. Am J Sports Med 1992; 20(2): 128–134

Mostrom E. Teaching and learning about patient education in physical therapy professional preparation: Academic and clinical considerations. Journal of Physical Therapy Education Winter 1999

Niedermann K, Maspoli Büchi L. Patient Education: Integration in der Physiotherapie. Physiotherapie 1998; 11: 13–17

Niesen-Vertommen SL, Taunton J, Clement D, Mosher R. The effect of eccentric versus concentric exercise in the management of Achilles tendonitis. Clinical Journal of Sport Medicine 1992; 2: 109–113

Ohberg L, Lorentzon R, Alfredson H. Eccentric training in patients with chronic Achilles tendinosis: normalised tendon structure and decreased thickness at follow up * Commentary. Br J Sports Med 2004; 38(1): 8–11

Pate PR, Pratt M, Blair S et al. Physical activity and public health. A recommendation from the Centers for Disease Control and Prevention and the American College of Sports Medicine. JAMA 1995; 273(5): 402–407

Physiopraxis Refresher. Motorisches Lernen Teil 1. 1.07 Supplement der Zeitschrift physiopraxis 3/07

Physiopraxis Refresher. Motorisches Lernen Teil 2. 2.07 Supplement der Zeitschrift physiopraxis 5/07

Prochaska JO , DiClemente CC. Stages and processes of self-change in smoking: towards an integrated model of change. Journal of Consulting and Clinical Psychology 1983; 51: 390–395

Prochaska JO, DiClemente CC, Norcross JC. In search of how people change: Applications to addictive behaviours. American Psychology 1992; 47: 1102–1114

Prochaska JO, DiClemente CC. Common processes of selfchange in smoking, weigth control and psychological distress. In: Shiffman S, Wills T, Hrsg. Coping and substance use. Academic Press 1985; 345–363

Prochaska JO, Velicer WF, Rossi JS. Stages of change and decisional balance for 12 problem behaviours. Health Psychol 1994; 13: 39–46

Rasmussen BK, Jensen R, Schroll M, Olesen J. Epidemiology of headache in a general population – a prevalence study. J Clin Epidemiol 1991; 44: 1147–57

Rollnick S, Miller WR. What is motivational interviewing? Behavioural and Cognitive Psychotherapy 1995; 23: 325–334

Sackett DL, Rosenberg WMC, Muir JA et al. Evidence based medicine: What it is and what it isn't. BMJ 1996; 312: 71–72

Sahrman S. Diagnosis and Treatment of Movement Impairment Syndromes. St. Louis (MO): Mosby; 2001

Schneider C. Physiotherapeuten als Berater. physiopraxis 2008; 1: 42–44

Schneider CM. Philosophische Überlegungen zu Aaron Antonovskys Konzept der Salutogenese. In: Wydler H, Kolip P, Abel T, Hrsg. Salutogenese und Kohärenzgefühl: Grundlagen, Empirie und Praxis eines gesundheitswissenschaftlichen Konzepts. München, Weinheim: Juventa; 2000

Schneiders A, Zusman M, Singer K. Exercise therapy compliance in acute low back pain patients. Manual Therapy 1998; 3: 147–152

Schneiders A, Zusman M, Singer K. Exercise therapy compliance in acute low back pain patients. Manual Therapy 1998; 3: 147–152.

Schoeb Mezzanotte V. Bedeutung des Konzeptes aus gesundheitswissenschaftlicher Perspektive. In: Bucher-Dollenz G, Wiesner R. Maitland: Therapiekonzepte in der Physiotherapie. Stuttgart: Thieme; 2008

Shalabi A, Kristoffersen-Wilberg M, Svensson L, Aspelin P, Movin T. (2004) Eccentric Training of the Gastrocnemius-Soleus Complex in Chronic Achilles Tendinopathy Results in Decreased Tendon Volume and Intratendinous Signal as Evaluated by MRI. Am J Sports Med 2004; 32: 1286–1296

Silbernagel KG, Thomeé R, Thomeé P, Karlsson J. Eccentric overload training for patients with chronic Achilles tendon pain – a randomised controlled study with reliability testing of the evaluation methods. Scand J Med Sci Sports 2001; 11: 197–206

Sluijs EM. A Checklist to Assess Patient Education in Physical Therapy Practice. Development and Reliability. Physical Therapy 1991; 71(8): 561–569

Spitzer M. Lernen. Gehirnforschung und die Schule des Lebens. Spektrum Akademischer Verlag: Heidelberg; 2007

Spitzer M. Lernen. Heidelberg: Spektrum Akademischer Verlag, 2003

Stelzenmüller W, Wiesner J. Therapie von Kiefergelenkschmerzen. Stuttgart: Thieme; 2004

Suppé B, Spirgi-Gantert I. FBL Klein-Vogelbach Functional Kinetics: Die Grundlagen. Bewegungsanalyse, Untersuchung, Behandlung. Berlin: Springer, 2007; Kapitel 2: Bewegungsanalyse

Suppé B, Spirgi-Gantert I. FBL Klein-Vogelbach Functional Kinetics: Die Grundlagen: Bewegungsanalyse, Untersuchung, Behandlung. Berlin: Springer, 2007. Kapitel 5: Motorisches Lernen, Kapitel 6: Instuktionsverhalten.

Svernlöv B, Adolfsson L. Non-operative treatment regime including eccentric training for lateral humeral epicondylalgia. Scand J Med. Sci Sports 2001; 11(6): 328–334

The International Classification of Headache Disorders. 2nd ed. Cephalalgia; Vol 24, Suppl. 1. Oxford: Blackwell; 2004

Thomas KS, Muir KR, Doherty M. Home based exercise programme for knee pain and knee osteoarthritis: randomized controlled trial. BMJ 2002; 325: 752

Townsend H, Jobe FW, Pink M, Perry J. Electromyographic analysis of the glenohumeral muscles during a baseball rehabilitation program. Am J Sports Med 1991; 19: 264–272

Vicenzino B, Collins D, Wright A. The initial effects of a cervical spine manipulative physiotherapy treatment on the pain and dysfunction of lateral epicondylalgia. Pain 1996; 68(1): 69–74

Walach H (Hrsg.). Hat das Wetter Einfluss auf Kopfschmerzen? Eine Evaluation der Biowetterklassifikation. Schmerz 2002; 16: 1–8

Watson DH, Trott PH. Cervical headache: An investigation of natural head posture and upper cervical flexor muscle performance. In: Boyling JD, Palastanga N, Eds. Grieve's Modern Manual Therapy. The Vertebral Column. 2nd ed. Edinburgh: Churchill Livingstone; 1994: 349–359

Westerhuis P. Zervikogener Kopfschmerz: Perspektive eines Klinikers. In: von Piekartz H, Hrsg. Kraniofasziale Dysfunktionen und Schmerzen. Stuttgart: Thieme; 2001

Wulf G, Höß M, Prinz W. Instructions for motor learning: Differential effects of internal versus external focus of attention. JM Behav 1998; 30: 169–179

Young DC, Rockwood CA. Complications of a failed Bristow procedure and their management. J Bone Joint Surg 1991; 73: 969–981

Sachverzeichnis

T

U

V

W

Y

Z